老年心血管常见疾病
诊断思维及临床实践

主编 田国祥 武云涛 朱润秀

LAONIAN XINXUEGUAN CHANGJIAN JIBING

ZHENDUAN SIWEI JI LINCHUANG SHIJIAN

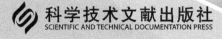

科学技术文献出版社

SCIENTIFIC AND TECHNICAL DOCUMENTATION PRESS

·北京·

图书在版编目（CIP）数据

老年心血管常见疾病诊断思维及临床实践 / 田国祥，武云涛，朱润秀主编. —
北京：科学技术文献出版社，2023.12
ISBN 978-7-5235-1055-1

Ⅰ.①老…　Ⅱ.①田…②武…③朱…　Ⅲ.①老年病—心脏血管疾病—诊疗
Ⅳ.① R54

中国国家版本馆 CIP 数据核字（2023）第 232740 号

老年心血管常见疾病诊断思维及临床实践

策划编辑：付秋玲　责任编辑：章梦婕　责任校对：张　微　责任出版：张志平

出　版　者	科学技术文献出版社
地　　　址	北京市复兴路15号　邮编　100038
编　务　部	（010）58882938，58882087（传真）
发　行　部	（010）58882868，58882870（传真）
邮　购　部	（010）58882873
官方网址	www.stdp.com.cn
发　行　者	科学技术文献出版社发行　全国各地新华书店经销
印　刷　者	北京虎彩文化传播有限公司
版　　　次	2023 年 12 月第 1 版　2023 年 12 月第 1 次印刷
开　　　本	787×1092　1/16
字　　　数	347千
印　　　张	18.75
书　　　号	ISBN 978-7-5235-1055-1
定　　　价	78.00元

《老年心血管常见疾病诊断思维及临床实践》
编审人员

主　编　田国祥　武云涛　朱润秀

副主编　白玉蓉　王玉红　高　雯　石宇杰

编写人员

王玉红　中国人民解放军总医院第七医学中心

田国祥　中国人民解放军总医院第七医学中心

白玉蓉　中国人民解放军火箭军特色医学中心

石宇杰　中国人民解放军总医院第七医学中心

刘立新　中国人民解放军总医院第七医学中心

刘　宇　北京中医药大学东直门医院

朱润秀　内蒙古自治区人民医院

张　峰　中国人民解放军总医院第七医学中心

张源波　中国人民解放军总医院第七医学中心

李　杨　首都医科大学宣武医院

邱新成　中国人民解放军火箭军特色医学中心

陈艳梅　中国人民解放军总医院第七医学中心

周志宏　巴彦淖尔市医院

武云涛　中国人民解放军总医院第七医学中心

姚　璐　中国人民解放军总医院第七医学中心

高鸿敏　中国人民解放军总医院第七医学中心

高　雯　巴彦淖尔市医院

高　萌　中国人民解放军总医院第七医学中心

雷　宁　中国人民解放军火箭军特色医学中心

翟玉翠　中国人民解放军总医院第七医学中心

主　审　李俊峡　中国人民解放军总医院第七医学中心

杜玉国　中国人民解放军总医院第七医学中心

前　言

随着年龄增长，老年人各脏器的组织结构和生理功能呈退行性改变，尤其是肝、肾功能的衰退，使老年人对药物吸收、分布、代谢和排泄以及对药物的反应性、敏感性和耐受性均不同于其他人群。增龄是心血管疾病的独立危险因素，随着年龄的增加，心血管疾病对老龄化人群的威胁将持续增加。老年心血管病的表现特点是发病急、病情危重、病情变化快、死亡率及致残率高，因此，高度重视老年心血管急危重症的诊疗理论与实践以提高急诊水平和规范诊治水平十分重要。

本书从临床实际需要和医师的实用角度出发，主要内容为老年心血管常见疾病的诊断与治疗要点。全书集学科性、时效性和实用性于一体，是临床医师学习和再提高不可或缺的参考用书。

由于编者个人学识及临床经验有限，加之编写时间较为仓促，书中若存在疏漏之处，还望广大读者不吝指正，以期再版时修订完善。

编者

目　录

第一章　老年心血管疾病总论

第一节　概述

一、心血管系统老龄化改变

随着年龄增加，人体各器官在解剖结构、生理功能等方面都会发生改变，心脏和血管也同样存在着增龄性老化改变，故了解老年心血管系统的解剖生理、功能改变对诊治老年心血管问题的临床工作是非常必要的。

（一）心脏结构和功能变化

1. 心肌

正常心脏内约有 20 亿个心肌细胞，成年后随着生理或病理情况的改变，心肌细胞会发生一系列衰老变化。

随着年龄的增长，有功能的心肌细胞逐渐减少，心肌细胞纤维化，细胞内肌原纤维容易发生溶解、疏松，肌丝排列紊乱，细胞核染色体凝块、缩小、碎裂等变化。细胞内线粒体的细胞色素氧化酶活性降低；细胞中与细胞外间质脂褐素沉着；结缔组织及心肌间质发生退行性改变，包括脂肪浸润、淀粉样变及血管神经纤维变化。淀粉样变常见于 60 岁以上的老年人。75 ~ 79 岁和 80 ~ 84 岁的老年人心脏淀粉变性发生率分别为 73%、81%，85 ~ 89 岁和 > 90 岁的老年人心脏淀粉变性发生率分别为 89%、100%，上述改变常导致心肌僵硬度增加，顺应性降低，甚至容易出现房颤、传导阻滞及心力衰竭。心脏淀粉样物质中还含有一种特殊的蛋白质——AL-CA 蛋白。AL-CA 蛋白易与地高辛结合，这可能是老年人对地高辛敏感性增加的原因之一。

虽然心肌细胞会随年龄增加数目减少，但由于心肌细胞属于终末分化细胞，随年龄增长心肌细胞反而逐渐肥大。90 岁以前，心脏的重量随生理性血压升高而增加，大约从 30 岁开始，男性每年约增加 1 g、女性约增加 1.5 g；90 岁以后，心脏的重量随着血压的下降而减轻。通过超声检查观察到 70 ~ 79 岁的健康老年人左室后壁厚度较

20～29 岁者增加 25%，室间隔也随增龄而增厚。也有研究通过 MRI 来证实左室后壁随年龄而增加，而左室长度随年龄缩短。

2. 心腔

老年人随年龄增长心脏略有缩小，心底与心尖的距离缩短。左、右心室的容积在收缩期和舒张期均有轻度缩小，但心房则相对扩大，左心房可扩大 20%。另外，20% 老年人的卵圆孔仍处于一种潜在性开放状态，右心房内的栓子可穿过该孔进入左心室，引起动脉梗死（反常栓塞）。

3. 心内膜和心瓣膜

心内膜和心瓣膜由于长期受到血流的冲击，以及某些感染和免疫反应等因素的影响，其组织结构易发生老年性改变，主要表现为胶原纤维和弹性纤维随增龄而增生，钙质沉积增多，受累组织逐渐增厚和硬化，严重者可影响心脏的功能活动，甚至导致老年性心血管病的发生。

（1）主动脉瓣钙化　老年性心瓣膜改变多发生于主动脉瓣。60 岁以上老年人出现主动脉瓣钙化或硬化者占 67% 以上，且多见于男性。主动脉瓣钙化多为 2 个或 3 个瓣叶同时受累，钙质沉积一般从瓣膜基底部主动脉面的心内膜下开始，沿主动脉环逐渐向瓣膜游离缘扩展，最终导致主动脉瓣和瓣环增厚及变硬，临床上可出现喷射性收缩期杂音。严重的主动脉瓣钙化可引起主动脉瓣狭窄。另一方面，主动脉瓣可因钙化而发生瓣环扩大，导致轻度主动脉瓣关闭不全，少数患者会出现重度关闭不全。瓣膜的钙化病变可向下累及室间隔膜部，引起房室交界区和左、右束支处的传导组织损伤，导致房室和束支传导阻滞。少数主动脉瓣环钙化可累及冠状动脉口，在临床上易误诊为冠心病。

（2）二尖瓣钙化　主要累及二尖瓣瓣环的纤维组织和二尖瓣的基底部，以女性多见。当钙化累及瓣环的大部分组织时，瓣膜内组织增厚和变硬，瓣叶发生扭曲变形，二尖瓣后叶向左心房侧移位。随着病变加重，二尖瓣环固定，不能随心室收缩而缩小，从而引起二尖瓣关闭不全。因年龄增长引起二尖瓣关闭不全时，血液反流量较少，一般不产生明显的血流动力学障碍。病变严重者可累及腱索，引起牵拉功能障碍甚至断裂，造成瓣膜脱垂。由于在房室交界处二尖瓣环与房室束的毗邻关系密切，二尖瓣环的钙化可累及传导系统，引起房室传导阻滞。

三尖瓣和肺动脉瓣较少发生钙化，即使出现纤维化也较轻。

4. 心脏功能

老年人由于心肌 ATP 酶活性降低、心肌线粒体老化等原因，可引起心室收缩力随增龄以平均每年 1% 的速度减弱，表现为射血前期和左室射血时间延长。心肌收缩力的下降影响了老年心脏每分钟输出量，心输出量从 30 ~ 80 岁间减少约 40%；而且心输出量的储备能力也相应下降，70 岁心输出量的储备相当于 40 岁时的一半。在舒张功能方面，由于随增龄而发生的心肌肥厚、心肌间质纤维化、淀粉样变、脂肪浸润等，使心肌顺应性下降，心室舒张不充分，导致舒张早期被动充盈速率减慢，老年人较中青年降低 50%。老年人运动负荷心输出量的维持与年轻人不同。年轻人运动负荷心输出量的增加是靠心肌收缩力的增加及依靠心率的变时功能增加每分搏动次数，而老年人运动时心率增加幅度较心搏出量要小，按照 Frank-Staling 效应，在较低心率时老年人是通过增加心室充盈压来维持一定的输出量，这是克服心室顺应性降低来增加心输出量的主要方式，但心室充盈压升高又是引起老年人运动中发生呼吸困难的主要原因之一。

中年后心脏指数（心搏出量/体表面积）每年降低 0.8%。心搏出量减少也会直接影响冠状动脉的血流量，老年人冠状动脉最大流量较中青年低 35%。老年人因心室舒张容积缩小，静息射血分数（每搏输出量/心室舒张末容积）并不低，但运动时射血分数低于年轻人。在舒张功能上，受损的左室舒张早期充盈和心房收缩充盈增加，早期峰值充盈速度与 E/A 比值随着年龄的增长而下降；所以老年人更容易出现舒张功能不全（射血分数保留心力衰竭），尤其是老年女性。由于增龄对收缩和舒张功能的影响，最终影响心脏泵血功能。在各种应激时容易发生心力衰竭和心肌缺血。

5. 心脏传导系统

心脏传导系统的增龄变化主要表现为细胞成分减少、纤维组织增多、脂肪浸润。40 岁前窦房结中起搏细胞数目比例是 70%，以后逐渐减少，70 岁以后起搏细胞将减少到 10% ~ 30%。窦房结的细胞成分由 50 岁前的 85% 下降到 70 岁的 50%，房室束的细胞成分由 10 ~ 19 岁的 57% 降低到 70 ~ 79 岁的 43%，而纤维成分由 50 岁前的 7% ~ 8% 增加到 70 岁的 30%。随着年龄增长，窦房结中胶原纤维、网状纤维、弹力纤维逐渐增加，占据了窦房结的大部分。由于窦房结起搏细胞数目减少，老年人静息心率有所下降。有资料表明，40 岁时平均心率为 75 次/分，50 岁时为 68 次/分，60 岁时为 66 次/分，70 岁时为 62 次/分，80 岁时平均只有 59 次/分。运动时最大心率也随增龄而减少。窦房结的老化影响了动作电位的形成和传导，是老年人产生病态窦房结综合征的重要原因。

由于血流供应不足和退行性改变，老年人的心脏传导系统容易发生纤维样变。房室结及其束支内的肌性成分和纤维组织在 50 岁以前变化不明显，50 岁以后传导组织的细胞衰老、变性和数量减少，而局部纤维组织却明显增加，尤其是胶原纤维和弹性纤维。从 20 岁左右起房室结内就开始出现脂肪细胞浸润，并逐年加重。脂肪细胞主要位于中层和深层心肌之间，严重影响了两层心肌纤维之间的联系。老年人因大量脂肪浸润和纤维组织增生，传导组织内的肌性成分明显减少，房室结的老年性变化和房室瓣环钙化可引起房室束和左束支起始部扭曲，故老年人容易发生房室传导阻滞。

除此之外，老年心脏心率自主调节的各种因素在心率变化中也起着很大作用，老年人化学感受器及压力感受器敏感性下降，迷走神经张力增高，老年人容易出现心律失常，特别是由心房扩大、压力增高而导致的房性心律失常更为明显。

6. 心外膜和心包

心外膜下脂肪随年龄增长而增多，尤其在大血管根部、左心室和室间沟等处，由此增加了心脏负担。心包的弹性纤维随年龄增长而增生，使心包增厚和变硬，导致左心室舒张期顺应性降低。

（二）老年血管结构及功能变化

血管老化表现为血管壁的伸展性下降、硬化，从而使其功能下降。

1. 动脉

动脉增龄性改变表现为内膜增厚，老年人动脉内膜厚度是年轻时的 5～8 倍。主动脉胶原纤维增生和弹性纤维减少、断裂或变性，脂质含量特别是胆固醇含量增加，平滑肌细胞数目减少，这些改变使主动脉壁僵硬度增加，表现为主动脉扩张性减退；主动脉容积增大（80 岁老年人主动脉容积是年轻人的 4 倍），管壁增厚（40 岁时为 0.25 mm，70 岁后可超过 0.5 mm）、长度延长、屈曲和下垂及主动脉根部右移。同时在功能上，表现为主动脉脉搏波传导速度加快（5 岁 4.1 m/s 增至 65 岁的 10.5 m/s），压力波从周围返回心脏相应增快，主动脉根部血压在收缩后期持续增高，压力波形改变，波谷出现较早，继发收缩波振幅增高。外周动脉随增龄也同样出现平滑肌减少、胶原纤维增生、弹性纤维减少、钙盐沉积及内膜增厚。

由于主动脉及外周动脉增龄性老化，大约 20 岁以后，大动脉伸展率每增长 10 岁减少 10%，因而老年人大动脉弹性储备功能下降，尽管主动脉容积扩大在一定程度上代偿了弹性储备作用的减退，但其容积扩大的程度与弹性储备功能的减退并不平行，因此，老年人常表现为单纯收缩期高血压。

2. 静脉

静脉增龄性老化主要表现为管壁胶原纤维增生、弹性下降、管腔扩大、内膜增厚、静脉瓣萎缩，因此老年人容易出现静脉曲张。

老年人因静脉弹力减退、管腔扩张，静脉压随增龄而降低，因而老年人体循环淤血的表现不如中青年人明显。

3. 毛细血管

除了动静脉系统发生增龄性改变外, 老年人毛细血管网也有明显的增龄性结构改变。组织学研究发现毛细血管的内皮细胞数量减少, 基底膜增厚、弹性减低、脆性增大, 毛细血管祥区消失, 毛细血管闭塞, 周围水肿; 动静脉支及毛细血管祥弯曲, 常伴动脉瘤。

4. 血压

由于主动脉及外周动脉增龄性老化, 大动脉弹性储备功能下降, 静息血压随增龄而增高, 特别以收缩压明显, 而平均舒张压至 50 岁开始升高, 50 ~ 60 岁平稳, 60 岁后舒张压又有下降的趋势, 因而老年人常常表现为单纯收缩压增高和脉压增大。血压的改变除了心血管结构改变影响外, 还与神经调节、反射调节与体液调节机制等有关。而老年人, 由于主动脉弓和颈动脉容易出现粥样硬化, 使主动脉弓和颈动脉窦压力感受器的敏感性下降, 导致老年人容易出现体位性低血压和神经源性晕厥。

二、心脏老化的机制

最近的研究显示心脏老化的发病机制是多方面的, 如图 1-1 所示。

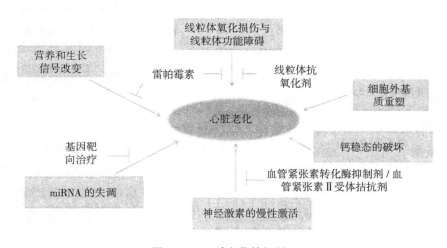

图 1-1 心脏老化的机制

（一）营养和生长信号改变

心脏肥大是心脏老化的一个特征。雷帕霉素靶蛋白（mTOR）是一种丝/苏氨酸蛋白激酶, 属于磷脂酰肌醇 3-激酶（PI3K）相关激酶家族, 在调控许多通路的信号传导中发挥着重要作用, 包括胰岛素信号、营养传感信号和有丝分裂信号, 是老化和年龄相关疾病的主要调节器。抑制包括 mTOR 和胰岛素样生长因子-1（IGF-1）在内的信号通路，可以导致心脏肥大和衰老。Luong 等在果蝇和小鼠模型上的研究已经表明，mTOR 信号受损越多或下调 mTOR 信号可以提高心脏老化的抵抗力。实验室初步表明，抑制 mTOR 信号通路可以减轻果蝇心脏功能减退，他们后来还发现翻译起始因子 4E（eIF4E）的过度表达可加速心肌功能的下降。这些结果表明，mTOR 信号转导通路/eIF4E 在果蝇的心脏老化中起主要作用。此外，Meikle 等人研究提示若小鼠的结节硬化蛋白 1（TSC1）缺失（PI3K 信号通路借助 TSC1、TSC2 调节 mTOR 蛋白），将在 6 个月内发展成扩张型心肌病。虽然没有证据表明通过遗传操作老化的哺乳动物心脏 mTOR 活性可以取得有利影响，但通过热量限制（CR）或雷帕霉素抑制 mTOR 信号已被证明能够防止心脏老化。Dai 等人的实验表明，短期（10 周）雷帕霉素应用可以大大改善老年老鼠的舒张功能和左室肥厚的程度。

（二）线粒体氧化损伤与线粒体功能障碍

衰老的线粒体自由基理论认为，衰老过程中线粒体抗氧化剂和生物分子受到氧化损伤，以及抗氧化酶活性和抗氧化修复能力发生改变。线粒体（特别是损伤线粒体）是细胞内产生活性氧（ROS）的主要细胞器，同时线粒体自身富含的多种酶、结构蛋白、膜脂质及核酸等也是 ROS 直接攻击的目标。受损线粒体 ROS 产生增加，损害线粒体 DNA 和线粒体蛋白的氧化还原，造成线粒体内氧化损伤的恶性循环，导致线粒体功能障碍和 ROS 的产生进一步增加。这种氧化损伤导致细胞和器官功能下降，进而影响了健康和寿命。同时还观察到衰老线粒体的功能障碍和形态改变，以及线粒体 DNA 复制和线粒体复制能力下降。

心肌细胞在有丝分裂后，其线粒体随增龄而容易受损。老年心肌细胞存在线粒体肿大、嵴的损失、内膜破坏及缺乏 ATP 的产生。越来越多的证据表明，线粒体 ROS 的异常生成导致老年人线粒体功能障碍和心肌病的发生。

在小鼠的实验中证实了线粒体氧化损伤引起心脏衰老的作用与小鼠过表达线粒体靶向过氧化氢酶（mCAT）有关。Dai 等人用超声心动图来研究衰老的野生型小鼠和 mCAT 小鼠的心脏功能，发现衰老的野生型小鼠心脏变化与人类心脏老化一样，均表现为左心室重量指数、左房内径随年龄增长而增大、心肌收缩和舒张功能随增龄而下降。小鼠心脏老化伴随着线粒体蛋白氧化的积累、线粒体 DNA 突变增加或缺失，以及线粒体的生物合成、心脏 SERCA2 蛋白质降低、活化 T 细胞通路钙调神经磷酸酶核因子的激活及心室纤维化加重。但所有这些与年龄相关的变化在 mCAT 小鼠身上却显著减少。mCAT 小鼠不仅延长了中位数和最大的寿命，还可抑制心肌肥厚，改善舒张功能和心肌功能。mCAT 小鼠还伴有明显降低的线粒体蛋白质的氧化损伤和线粒体 DNA 突变和缺失频率的下降，提示预防线粒体氧化损伤是心脏老化防护的防治策略。

（三）细胞外基质重塑

细胞外基质（ECM）是一组复杂的蛋白质，由细胞合成并分泌到胞外、分布在细胞表面或细胞之间的大分子，主要是一些多糖和蛋白或蛋白聚糖。这些物质构成复杂的网架结构，支持并连接组织结构、调节组织的发生和细胞的生理活动，为周围细胞提供结构和生物支持。

心脏成纤维细胞是心脏 ECM 蛋白的主要来源，包括 Ⅰ 型、Ⅱ 型、Ⅲ 型、Ⅳ 型、Ⅴ 型和 Ⅵ 型胶原，弹性蛋白，纤连蛋白，层粘连蛋白和纤维蛋白原。心脏 ECM 能调节心肌细胞，并为心脏提供结构支持；然而，过量的 ECM 沉积会增加心肌的僵硬度，并介导舒张功能障碍。ECM 成分之间的改变是通过基质金属蛋白酶（MMPs）和其他蛋白酶来平衡 ECM 蛋白质合成与降解而实现的。心脏老化与心肌纤维化有关，在老化心脏中都观察到了 ECM 不正常的合成和降解。

转化生长因子（TGF-β）是一种促纤维化因子，已被证明可以导致 ECM 蛋白的表达和通过 MMPs 抑制基质降解。降低 TGF-β1 表达可以改善 24 个月龄的 TGF-β1 杂合子小鼠的心肌纤维化和左室顺应性。结缔组织生长因子（CTGF）也是促纤维化因子，是 TGF-β 的下游产物，其表达随年龄增加而增加。过度表达 CTGF 的小鼠心脏加速老化，在 7 个月时开始出现增龄性的心功能不全。ECM 合成在心脏老化中的作用也与加速心肌纤维化有关，这些加速心肌纤维化伴随着快速衰老小鼠的高转化 TGF-β 和 CTGF 水平，在 6 个月时即表现为舒张功能障碍。Chiao 等人的研究则提示 MMP-9 基因敲除后的年老小鼠显示出心脏保护作用，包括减少胶原沉积和舒张功能的保持、纤维化蛋白的表达降低、左心室的 CTGF 和 MMP-8 水平代偿性增加。

（四）钙稳态的破坏

老年心脏舒张功能损伤的机制之一就是心肌细胞的主动松弛能力下降。在松弛过程中，钙离子从肌动蛋白-肌球蛋白复合体中分离出来，进入肌浆网（SR）或排出心肌细胞之外。受损的 Ca^{2+} 循环，增加肌丝的刚度，减少肌丝蛋白的钙离子敏感性，这种在肌动蛋白和肌球蛋白之间的质变可以导致心肌舒张受损。老化的小鼠心脏的肌浆内质网钙 $Ca^{2+}-ATP$ 酶（SERCA2）表达及活性下降，但钠钙交换水平反而出现代偿性增加。研究表明，老化的心脏代偿性增加 L 型钙电流的使用，同时依赖动作电位持续时间的延长来维持 SR 负荷，以及老化的心肌细胞保持心肌细胞内钙瞬变和收缩。

（五）神经激素的慢性激活

肾素–血管紧张素–醛固酮系统（RAAS）是调节血压和心肌重塑的关键。输注血管紧张素（血管紧张素Ⅱ）可诱导心肌细胞肥大，增加心肌纤维化，损害心肌细胞松弛能力，这种改变与心脏的老化表现相像。Groban和Dai等人的研究表明，老年大鼠组织中的血管紧张素转化酶（ACE）水平升高可以导致其心脏中血管紧张素Ⅱ浓度显著升高。而通过ACE抑制剂、血管紧张素受体拮抗剂或血管紧张素Ⅱ受体Ⅰ型基因敲除等长期抑制RAAS系统可以延长大鼠的寿命和延迟与增龄有关的心脏老化病理过程。Stein等人的研究表明，使用氯沙坦（从12个月龄开始）长期（10个月）治疗可以减轻老年小鼠心肌纤维化和纤维化相关心律失常的发生。

β–肾上腺素能信号的激活会增加心率、收缩力、血压、室壁应力和心脏的代谢需要，但这样的长期慢性的刺激对心脏是有害的。通过控制腺苷酸环化酶5型（AC5，β–肾上腺素能信号下游的关键酶）可以延长小鼠的寿命，并可以对抗随增龄而出现的心肌肥厚、收缩功能障碍及心肌细胞凋亡和纤维化。

（六）其他

越来越多的证据表明，微小RNA（miRNA）是衰老和心血管疾病的重要调节因子，并且在心脏老化过程中起到一定的作用。Jazbutyte等检测到大鼠心脏中 *miR-22* 水平随年龄的增长而增高。Boon等研究发现老年小鼠心脏中 *miR-34a* 的表达增加；*miR-34a* 基因敲除的老年小鼠与野生型小鼠相比，心脏收缩功能更好，心肌肥厚程度减弱。这一发现支持了基因治疗逆转年龄相关的心脏老化的潜力。

三、心血管的内分泌功能

自20世纪80年代心房利尿钠肽（ANP）被发现以来，心血管的内分泌功能逐步引起研究者们的重视，心脏和血管已不再被单纯认为是血液循环、代谢交换的动力器官。研究发现心脏的各组织细胞（心肌、心内膜及心包膜，肌细胞、成纤维细胞和神经纤维）、血管内皮细胞、中膜平滑肌细胞和外膜成纤维细胞与脂肪细胞，以及各种血细胞均能合成和分泌数十种生物活性物质，包括心钠素、脑钠素、肾素血管紧张素、内皮舒张因子、内皮收缩因子、血管紧张素转换酶、儿茶酚胺、降钙素基因相关肽、血管活性肠肽等。这些物质以激素样的血行分泌、局部的旁分泌和自分泌等方式调节循环系统功能稳态，如心血管收缩和舒张、细胞增殖和凋亡，以及循环血容量稳态的调节等。

（一）利尿钠肽家族

利尿钠肽家族（NPs）有 4 个成员：心房利尿钠肽（ANP）、B 型利尿钠肽（BNP）、C 型利尿钠肽（CNP）和 D 型利尿钠肽（DNP）。ANP 和 BNP 有强烈的排钠、利尿、减血容量和降血压作用；CNP 虽然也被心脏分泌，但主要来源于血管内皮细胞，发挥舒张血管（包括冠状动脉）的旁分泌作用；DNP 也可舒张血管，促进尿钠排泄，但目前对它的研究报道较少。

1. 心房利尿钠肽（ANP）

ANP 是利尿钠肽家族当中最早被发现的。1955 年，Kisch 发现哺乳动物的心房肌细胞内含有某种特殊的分泌颗粒，称之为致密体。给大鼠静脉注射心房组织提取物有明显的利尿排钠的效果。1984 年 DeBold 从大鼠和人的心房肌组织中分离、提纯出了心钠素，命名为心房利尿钠肽或心房利钠因子（ANF）。ANP 主要是在心房合成、储存并分泌入血的。其在心房中含量最大，而在心室中则较少，心房肌中 ANP 的含量约为心室肌中的 100 倍。在心脏以外的器官和组织中，如大脑、主动脉弓压力感受器旁、肺脏也有 ANP 的分泌，甚至某些腺体如肾上腺、甲状腺、下颌腺、唾液腺，以及消化道、泌尿生殖系统中也有少量的 ANP 存在。

心房肌细胞首先合成含有 151 个氨基酸的 ANP 前肽原，在细胞内转运的过程中，从 N 端切除 25 个氨基酸的信号肽后形成含有 126 个氨基酸的 proANP，当心房容量或压力负荷过重引起牵张刺激时，proANP 经转膜酶加工后等摩尔质量释放出 98 个氨基酸的 N 末端 proANP（NT-proANP）和 28 个氨基酸的活性 C 末端片段 ANP，并释放到血液循环中发挥生理作用。

2. B 型利尿钠肽（BNP）

BNP 是利尿钠肽家族的另一种肽类激素。日本学者 Sudoh 等在 1984 年从猪脑组织中分离出并于 1988 年首先报道。因其最先从猪脑中分离，又与 ANP 结构相似，同样有利尿、利钠和舒张血管及抑制醛固酮分泌等效应，所以又称为脑钠肽。后来随着研究进展，在心脏中亦分离出 BNP，且发现其在心脏含量最高。BNP 主要是心脏心室肌在心室的容量负荷和压力负荷增加时合成和分泌，心脏分泌的 BNP 量多于脑，因而称其为 B 型利钠肽比脑利钠肽更为合适。

人体血浆中 BNP 与 ANP 结构相仿，但末端长度和氨基酸组成不同。BNP 基因可转录为由 1900 个核苷酸组成的 DNA 互补链（cDNA），从而合成 mRNA，再爆发式翻译为 134 个氨基酸组成的 pre-proBNP，该多肽在蛋白酶的作用下迅速分解为一个 26 个氨基酸的信号肽和含有 108 个氨基酸肽的 proBNP。随后，proBNP 被 Ⅱ 型跨膜丝氨酸蛋白酶分解为无活性的 76 氨基酸肽（NT-proBNP）和具有内分泌活性的 32 氨基酸肽 BNP。由于 NT-proBNP 的半衰期为 60 ~ 120 min，可追踪的时间长达 24 h，相比之下，BNP 的半衰期仅 20 min，其最多可监测的时间仅 1 h。因此 NT-proBNP 检测提供了更高的灵敏度，以便临床医生可以准确发现早期和轻度的心力衰竭。

3. ANP 及 BNP 的作用

ANP 是目前已知的最强大的利钠利尿剂，人静脉注射 50 mg ANP，尿量增加 3 ~ 4 倍，尿钠排出增加 2 ~ 3 倍。以等克分子计量，为呋塞米作用的 50 ~ 100 倍。

BNP 和 ANP 一样，对内髓集合管细胞具有高度亲和性，抑制这些细胞对钠的摄取，并抑制近曲小管对钠的转运。BNP 亦可抑制垂体后加压素及交感神经的保钠、保水作用，维持血压，同时降低肺循环及周围循环的血管张力。

ANP、BNP 通过排钠利尿及对心血管系统的直接作用，对心脏血流动力学产生影响，能够改善血流动力学效应。从静脉或右心导管注入 ANP 后，可见明显利尿、利钠及消肿作用，降低右房平均压、楔嵌压及体循环阻力，增加心输出量而病情好转。

给高血压或充血性心力衰竭患者静脉推注 ANP、BNP 均有降压作用。目前认为 ANP、BNP 的降压机制可能有：①直接血管扩张作用；②增加钠的排出，降低血容量；③降低心输出量。通常 ANP 对动脉作用强、对静脉作用弱，对大血管作用强、对小血管作用弱，对生命重要器官（如脑、肺、肾）作用强、对非生命重要器官（四肢、皮肤、网膜）作用差。

在 ACS 中的非 ST 段抬高性心肌梗死中，血浆中 BNP 水平增高。Morita 的研究表明，心肌缺血或损伤诱发心功能不全导致的心室壁负荷增高，诱导心室分泌 BNP 增加。并且心肌缺血本身也可刺激心肌梗死区域周围正常心肌细胞分泌 BNP。急性心肌梗死时血浆 BNP 浓度显著升高，能够反映左心室功能障碍的严重程度，因此 BNP 可在早期且敏感预测心肌缺血的发生。在急性冠状动脉综合征患者中，BNP 与病死率显著相关。

心脏局部和循环血液中的 BNP 水平在心功能不全时明显升高，并且与心功能分级呈正相关。房颤、心动过速时血浆 BNP 水平均有升高。

4. MR-proANP

BNP 和 NT-proBNP 已成为心力衰竭诊治评估的标志物。但是体循环中利尿钠肽总量的 98% 是 ANP，而 ANP 浓度约为 BNP 浓度的 10 ~ 50 倍，因此理论上 ANP 的升高应该更能真实地反映病理生理变化，其诊断价值可能高于 BNP、NT-proBNP。但 ANP 的半衰期仅为 2 ~ 5 min，在临床上无法对其进行检验。近年来，出现新的夹心免疫测定法可以测量 pro-ANP 的中间部分（氨基酸 53 ~ 90），这个中间部分被称为

MR-proANP，是目前研究较为深入且广泛应用的新兴标志物。

Seronde 等人的研究入选了 710 名因呼吸困难入院的患者，每个患者均检测了 BNP、proBNP、NT-proBNP、MR-proANP，并随访了 5 年。初始时这四种标志物的曲线下面积（AUC）分别为 0.953、0.973、0.922、0.901，但随时间的延长，MR-proANP 的 AUC 越来越高；随访 5 年后，MR-proANP 的预后价值优于 BNP（AUC 0.668 *vs.* 0.604 BNP，$P=0.042$）。Kaplan Meier 分析证实 MR-proANP ≤ 416.8 pmol/L 的患者 5 年生存率更高。

急性心力衰竭合并房颤患者的 MR-proANP 和 NT-proBNP 均明显高于急性心力衰竭窦性心律组（$P<0.001$）；Chen 等报道孤立性房颤患者的血浆 MR-proANP 平均水平（71.4 pmol/L）显著高于非孤立性房颤患者（42.4 pmol/L，$P<0.001$）。Eckstein 等的研究发现 MR-proANP 对急性心力衰竭患者 1 年后的全因死亡具有很强的预测能力，其预测能力与 BNP 相似，MR-proANP 每增加 100 pmol/L 可导致死亡风险明显增加，风险比（HR）为 1.13。

综上所述，MR-proANP 在房颤、心力衰竭、心血管事件的预测价值和 NT-proBNP、BNP 的预测价值相似，甚至在长期生存率的预测价值更高，而且在高龄、肥胖、肾功能不全，或 NT-proBNP 浓度为 300～900 ng/L、BNP 浓度为 100～500 ng/L 等"灰区"时，MR-proANP 似乎有更高的诊断价值。2012 年 MR-proANP 已作为心力衰竭的诊断指标与 BNP 和 NT-proBNP 一起被写入 ESC 急性、慢性心力衰竭诊断和治疗指南。

（二）肾素-血管紧张素体系

肾素-血管紧张素-醛固酮系统（RAAS）是心血管系统的重要调节系统，在生理情况下对血压调控、水盐代谢起着重要作用。近年来，研究者发现在心脏、血管、脑甚至脂肪、骨髓等组织也有血管紧张素原和肾素基因的表达，说明局部组织也存在 RAAS。

目前研究发现，肾素-血管紧张素系统（RAS）的成员包括肾素、前肾素、肾素受体、血管紧张素转化酶（ACE）、血管紧张素转化酶 2（ACE2）、血管紧张素 I（Ang I）、血管紧张素 II（Ang II）、血管紧张素 II 1 型受体（AT1R）、血管紧张素 II 2 型受体（AT2R）、血管紧张素 III（Ang III）、血管紧张素 V（Ang V）、血管紧张素（1～7）[Ang（1～7）]、Ang（1～7）受体（Mas）、Ang（1～9）、Ang（1～5）及 Ang（3～8）等。

血管紧张素原通过肾素作用转化为 Ang I（1～10），再由 ACE 催化转化为血管紧张素 II（1～8），继续由氨基肽酶 A 和氨基肽酶 M 转化为 Ang III（2～8）和 Ang IV（3～8）。而 Ang I（1～10）分别通过 ACE 和 ACE2 转化为 Ang（1～8）和

Ang（1～9），后两者再转化为 Ang（1～7），最终在 ACE 催化下失活转化为 Ang（1～5）。血管紧张素Ⅱ、AngⅢ、AngⅣ分别与 AngⅠ受体和血管紧张素Ⅱ受体结合，Ang（1～7）与 Mas 受体结合，肾素与 RPR 受体结合，而 AngⅣ与 IRAP 受体结合。血管紧张素Ⅱ通过与 AT1R 结合可调节血管内皮生长因子（VEGF），从而发挥促血管生成作用。

RAAS 的生物学效应：血管紧张素Ⅱ被认为是 RAAS 的核心成员，分布最广，主要通过位于肾脏、肾上腺和心脑血管系统的 AT1、AT2 受体，不仅具有收缩血管的作用，还通过氧化激活和炎症反应诱导及发挥血管张力调节等多种效应。其几乎参与了心血管疾病系统的每一个环节，包括：①结合 RPR 和 AT1R，产生缩血管，兴奋交感神经，促醛固酮释放和抗利尿激素释放，促心肌肥厚、纤维化、增殖，增强氧化应激等病理生理效应；②结合 IRAP 受体，产生激活 NF-κB，介导 MCP-1、IL-6、TNF-α、ICAM-1、PAL-1 产生，促进炎症反应；③结合 AT2R，产生扩张血管、促 NO 释放、抗增殖、抗肥厚、抗纤维化、减少心律失常、抗血栓形成等保护性效应；④结合 Mas 受体，产生扩张血管、抗心脏肥厚和血管纤维化等保护性效应；⑤促进动脉粥样硬化、高血压、心肌肥厚、充血性心力衰竭等多种疾病的发生和发展。

随着近些年研究的深入，还发现血管紧张素（1～7）参与了人体众多的生理反应。Ang（1～7）是一个 7 氨基酸肽，主要分布在血管、心脏、肾脏和血液等中，通过其受体 AT（1～7）也就是 Mas 发挥作用，在血管、肺、肾等处代谢，妊娠期其分泌增多，可由胎盘自分泌形式作用于血管。其在很多方面表现出与血管紧张素Ⅱ相反的作用，通过 Ang（1～7）-Mas 受体信号通路，拮抗血管紧张素Ⅱ，扩张血管、恢复内皮细胞功能、降低心肌肥厚程度、减少心肌纤维化、改善心室心肌功能，降低缺血再灌注损伤和氧化应激，调节神经压力反射，降低血压和舒张血管，抗增殖、抗纤维化和抗炎症反应，以及调节血脂、脂肪细胞代谢等，对心血管系统发挥着重要的保护作用。

（三）内皮素

内皮素（ET）是 1988 年日本学者 Yanagisawa 等从猪的主动脉内皮细胞分离纯化出来的血管活性肽，具有十分广泛的生物活性，是目前已知最强和持续时间最久的缩血管物质之一，并具有促血管平滑肌细胞增殖和调节体内有关活性物质释放的作用。

内皮素家族主要包括 ET-1、ET-2 和 ET-3 三种异形肽。三种 ET 的基因定位、组织表达特异性、与受体的结合及生物活性等不尽相同，其中 ET-1 的生物活性最强，主要在内皮细胞及平滑肌细胞（SMCs）中有较多表达。

ET-1 在血管相关的病理生理学中具有重要的作用，其表达水平可以影响很多心脑血管病的发生和发展过程。在心力衰竭患者、动物模型的血液及组织中，ET-1 均呈高表达，血浆 ET-1 的水平是心力衰竭患者症状严重及血流动力学恶性变化的指标，同时也是这些患者预后效果的重要参数。动物实验显示，ET-1 通过血管收缩功能在调节冠状动脉血管阻力及心肌毛细血管血流方面发挥重要作用，体内 ET-1 水平较高的心肌梗死患者预后效果明显比 ET-1 水平正常者差。在冠状动脉缺血的实验模型中，ET-1 受体拮抗剂或者内皮素转换酶抑制剂等抑制 ET-1 表达都会降低梗死面积。冠状动脉痉挛发生与内皮素受体介导的冠状动脉平滑肌高反应性和局部 ET-1 水平升高有密切关系。此外，ET-1 过度表达小鼠实验模型研究显示，ET-1 可引起血管结构重塑和内皮功能障碍，同时 ET-1 受体抑制剂可以逆转这种作用。

综上所述，整个循环系统各组织细胞都具有内分泌功能，它们所产生的各种生物活性物质对心血管疾病的发生、发展及转归有重要甚至决定性的作用。但如何转化成药物服务于临床还有待人们进一步研究。

四、老年循证心脏病学

循证医学（EBM），意为"遵循证据的医学"。循证医学创始人之一 David Sackett 教授定义循证医学为"慎重、准确和明智地应用当前所能获得的最好的研究证据，同时结合医生的个人专业技能和多年临床经验，考虑患者的价值和愿望，将三者完美地结合制定出患者的治疗措施"。

随着社会文明和科技的发展，老年人作为一个特殊的群体越来越受到关注，老年人心血管疾病或心血管干预方法等实验的大力开展，有利地推动了老年循证心脏病学的建立，由此延伸了很多老年人心脏病方面的指南、专家共识，尤其在老年抗栓治疗、老年血脂治疗、老年冠心病介入治疗、老年高血压治疗等方面。由于之后会有较为详细的介绍，在此仅做简述。

（一）老年患者的阿司匹林一级预防

阿司匹林是环氧化酶-1 抑制剂。以往荟萃分析显示，无论低危患者的一级预防研究还是高危患者的二级预防研究，低剂量阿司匹林治疗均存在年龄相关的获益。

日本一项大规模研究入选了 14 464 例 60～85 岁具有心血管危险因素的老年患者，以评估低剂量阿司匹林能否达到一级预防心脑血管事件的作用。该研究表明，阿司匹林可使心肌梗死或短暂性脑缺血发作（TIA）发生率下降 50%，但同时也使颅内出血发生率明显增加。美国预防服务工作组（USPSTF）发表声明指出：①目前的证据不足以评估 50 岁以下的成年人开始使用阿司匹林预防心血管病的利弊。②USPSTF 推荐 10 年

CVD 风险在 10% 或以上的、出血风险少、愿意接受每天服用低剂量阿司匹林至少 10 年的 50～59 岁人群使用低剂量阿司匹林用于心血管疾病的一级预防。③对于 60～69 岁的 CVD 风险为 10% 或以上的老年人，是否使用低剂量阿司匹林预防心血管病应该评估个人的获益和风险比才可做决定。④在年龄 70 岁及以上的人群中进行冠心病一级预防时，尚无足够证据评估阿司匹林的利弊。

因此，《75 岁以上老年人抗栓治疗专家共识》从安全方面考虑，在 75 岁以上人群中，不推荐阿司匹林用于冠心病的一级预防。

（二）老年非瓣膜性房颤患者的抗凝策略

房颤是老年人最常见的心律失常。有研究显示，世界范围内房颤患者人数达 3300 万；其中 80 岁以上人群高达 13% 及以上。在中国，近 11 年来，房颤患病率增加了 20 倍，全国有近千万的房颤患者，其中瓣膜性、非瓣膜性和孤立性房颤的比例分别为 12.9%、65.2% 和 21.9%。这十余年来房颤卒中患病率则增加了 13 倍。据估计，房颤导致的脑卒中治疗成本每年达 49 亿元人民币（约 8 亿美元），其中将近 90% 的成本来自老年房颤伴脑卒中患者。

口服抗凝药物是目前国内外指南推荐的房颤卒中预防的首选治疗。调整剂量的华法林〔国际标准化比值（INR）2～3〕使卒中的相对风险降低 64%。北美血栓栓塞高危的房颤人群的抗凝比例是 70.0%，亚洲的平均水平是 40.0%。但我国房颤抗凝比例则很低。2004 年中国房颤现状的流行病学研究显示，中国房颤患者抗凝药物应用率极低，97% 以上的患者从未服用华法林，而在有限的抗凝治疗患者（6/224）中仅有 1 例监测 INR。即使是应用阿司匹林，也仅有 20.1% 的房颤患者经常服用（＞3 天/周）。经过近 10 年的努力，我国非瓣膜性房颤患者的抗凝治疗得到了一定程度的提升。但在不同地区，由于医疗水平、医疗资源等的不同，导致该比例仍相差很大。

目前国际上通用 $CHADS_2$、CHA_2DS_2-VASc 评分进行卒中风险的评估。但中国台湾地区研究发现 $CHADS_2$ 评分为 0 分，脑卒中的发生率仍达每年 1.7%，而 CHA_2DS_2-VASc 评分为 0 分则缺血性脑卒中的发生率明显降低，仅为每年 1.15%。由于 CHA_2DS_2-VASc 评分增加了年龄项的权重及老年人常见的外周动脉疾病项目，更有利于老年患者的分层。

年龄是缺血性脑卒中和严重出血事件发生的重要影响因素。85 岁的高龄老年患者中，约 27% 合并血栓倾向疾病，21% 合并出血倾向疾病，因此合理评估老年房颤患者的栓塞风险和出血风险显得尤为重要。

房颤患者出血风险评分方法包括 mOBRI、$HEMORR_2HAGES$、ATRIA、HAS-BLED 等。

最新的一项针对 ≥ 75 岁（4124 例）和 < 75 岁（4838 例）老年房颤患者出血风险评价的研究显示，3 种评分（HEMORR$_2$HAGES、ATRIA、HAS-BLED）进行出血事件分层，HAS-BLED 预测价值优于其他两种。

我国 2016 年老年房颤抗栓专家共识的建议：①血栓高危者：建议口服抗凝药物治疗。a. 华法林，维持 INR 2.0 ~ 3.0 或 1.6 ~ 2.5（≥ 75 岁或 HAS-BLED 评分 ≥ 3 分的出血风险高危者）；b. 达比加群酯或利伐沙班。②血栓中危者：a. 口服抗凝治疗：华法林，维持 INR 2.0 ~ 3.0 或 1.6 ~ 2.5（≥ 75 岁或出血风险高危者），或者选用达比加群酯或利伐沙班；b. 抗血小板治疗：不愿意口服抗凝药物或者抗凝药物禁忌患者，评估出血风险后，视患者意愿可选用阿司匹林联合氯吡格雷或者阿司匹林。③血栓低危者：CHA$_2$DS$_2$-VASc 评分低危患者不用抗栓药物，CHADS$_2$ 评分低危患者视风险情况及患者意愿选择相应药物。④老年房颤管理还应该包含老年综合评估（CGA），包括失能评估、衰弱评估、步态异常及跌倒风险评估、认知评估等多方面，制订个体化的抗凝方案。

（三）老年血脂异常的他汀治疗策略

动脉粥样硬化性心血管疾病（ASCVD）是导致老年人死亡和影响生活质量的主要疾病，而血脂异常是导致 ASCVD 的独立危险因素。他汀治疗血脂异常对 ASCVD 是获益的，但在老年人群甚至高龄人群中该如何更好地应用呢？

2015 年《血脂异常老年人使用他汀类药物中国专家共识》建议，在使用他汀类药物治疗之前，应认真评估老年人 ASCVD 的危险因素，应充分权衡他汀类药物治疗的获益/风险，根据个体特点确定老年人他汀治疗的目标、种类和剂量。2016 年《中国成人血脂异常防治指南》强调调脂治疗能使 ASCVD 患者或高危人群获益，但应根据个体 ASCVD 危险程度，决定是否启动药物调脂治疗。指南强调高龄老年高胆固醇血症合并心血管疾病或糖尿病患者可从调脂治疗中获益；≥ 80 岁高龄老年人常患有多种慢性疾病需服用多种药物，要注意药物间的相互作用和不良反应；高龄老年人因存在不同程度的肝肾功能减退，调脂药物剂量选择要个体化，建议监测肝肾功能和肌酶；因尚无高龄老年患者他汀类药物治疗靶目标的随机-对照研究，对高龄老年人他汀类药物治疗的靶目标不做特别推荐。

有学者首次在 2 个常染色体显性遗传高胆固醇血症家系中发现前蛋白转化酶枯草溶菌素 9（PCSK9）基因功能增强型变异，变异患者低密度脂蛋白胆固醇（LDC-C）明显增高。这一发现引发了科学家们的深入研究。进一步的研究提示，PCSK9 作为一种神经细胞凋亡调节转化酶，不但参与肝脏再生、调节神经细胞凋亡，还能通过降低肝细胞上 LDLR 的数量，影响 LDL 内化，使血液中 LDL 不能清除，从而导致高胆固醇血症。若 PCSK9

基因功能失活型变异，变异患者 LDC-C 水平明显降低，冠心病发病率也明显降低。

最近两年 PCSK9 抑制剂作为新的降脂药物在临床研究中获得较好的结果。GLAGOV 研究纳入 968 名冠状动脉粥样硬化患者，平均年龄为（59.8±9.2）岁，结果证明他汀联合 PCSK9 抑制剂能将 LDL-C 降至 1.0 mmol/L（40 mg/dL）以下，可逆转冠脉斑块，为降低老年人 LDL-C 抑制动脉粥样硬化发生、发展提供了有利证据。GAUSS-3 试验纳入 18～80 岁、因肌肉不良反应不耐受他汀的高胆固醇患者 511 例，平均年龄为 60.7 岁，结果表明 PCSK9 抑制剂可明显降低 LDL-C 水平，效果优于依折麦布，为他汀不耐受的老年患者提供了新的降脂选择。

（四）老年高血压患者的目标血压

有研究采用随机、双盲、安慰剂对照设计，入选了 3845 例年龄＞80 岁的 2 级以上高血压患者，随机分为药物治疗组（吲达帕胺缓释片 1.5 mg 或加用培哚普利 2～4 mg）和安慰剂对照组，目标血压＜150/80 mmHg。2 年后，与对照组相比，治疗组患者全因死亡减少 21%，脑卒中死亡减少 30%，致死性和非致死性心力衰竭减少 64%，严重不良心血管事件减少 34%。该结果提示，经过选择的高龄老年人群（排除了健康状况较差者）将血压控制在 150/80 mmHg 以内，可以从降压中获益。2016 年发布 HOPE-3 研究显示，女性＞60 岁或男性＞55 岁、无心血管疾病的中危患者（平均基线血压为 138.1/81.9 mmHg），降压治疗不能降低主要复合终点事件风险；血压水平低于 140/90 mmHg 的患者，常规应用降压药物治疗不能带来明显获益，主要治疗措施应是生活方式干预。2016 年柳叶刀杂志发表的 CLARIFY 注册研究入选 22 672 例稳定性冠心病伴高血压患者，平均年龄为 65.2 岁，随访 5 年后观察降压治疗后血压和心血管结局的关系，其分析结果显示，收缩压＜120 mmHg、舒张压＜70 mmHg 时，发生不良心血管事件的风险增加，提示老年冠心病患者的降压治疗应采取谨慎态度，不应过分追求低目标值。

第二节　影像学检查

一、正常心脏大血管 X 线、CT、MRI 及 DSA 影像

（一）心脏大血管 X 线影像

心脏居胸腔中线偏左，各心腔的位置大致是右心房居心脏的右侧，右心室位于前方，

左心房居于后上部，左心室偏居左后。在心腔之上为大血管，包括上腔静脉及主动脉，构成上纵隔阴影。X线检查不仅应注意心脏形态，还应结合透视观察心脏、大血管搏动。

1. 三种体位上心脏大血管正常影像

（1）后前位（简称"PA"，图1-2）　前胸壁紧贴片匣，X线由后向前投照。摄片时吞钡。心右缘下段较圆，为右心房；上段为升主动脉与上腔静脉的复合影，中年人和老年人因主动脉硬化增宽，延长，该段可由升主动脉构成。深吸气时，心脏右下缘下方还可见小的三角形影，为下腔静脉。心左缘自上而下有三个比较隆凸的弧弓，依次为主动脉结、肺动脉段和左室。主动脉结为主动脉降部的起始段，随年龄增长而突出。肺动脉段亦称肺动脉干，由肺动脉总干构成，正常时凹平或微凸，其下方有左心耳参与。由于左室外突，肺动脉段显得比较凹陷，称为心腰。透视见左心室搏动与大血管相反，在心腰构成反向搏动点。心尖在第三弧的外下端，由左心室与右心室邻接部构成，正常时居横膈平面的附近。心脏各弧弓之间无明确界限，应根据各弧的不同方向来识别。

心胸比率＝心脏横径/胸廓横径＝（T_1+T_2）/XY。XY为胸廓横径，通过右膈顶测量。T_1及T_2为左、右心缘最突点各向中线垂直线。T_1+T_2为心脏横径。心胸比率正常时不能大于0.5，但在肥胖人心脏横位，心胸比率可达0.52。心胸比率能粗略地反映心脏大小，还可用于同一患者在不同时期做两次检查时比较心脏的大小。

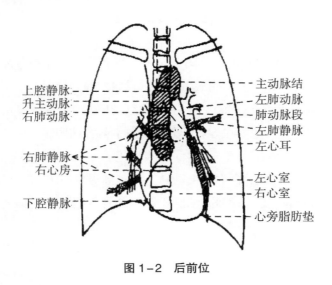

图1-2　后前位

（2）右前斜位（简称"RAO"，图1-3）　患者直位，右前胸靠片匣，身体与片匣成45°～50°角。X线从患者左后投向右前，摄片时吞钡，前缘自上而下为升主动脉、肺动脉段、肺动脉圆锥、右心室或左心室视投照角度大小而定。肺动脉圆锥亦称右心室圆锥，是右心室接近肺动脉瓣的部分，亦即右心室漏斗部，心脏与前胸壁之间的倒置三角形透光区称心前间隙。后缘自上而下为左心房、右心房及下腔静脉，心脏与脊柱之间的透明区为心后间隙，食管为心后间隙内的主要结构，紧靠左心房后方。正常时此段食管可有轻微压迹，但绝无移位。食管下端及胃气泡偏居前方，为识别右前斜位的标志。

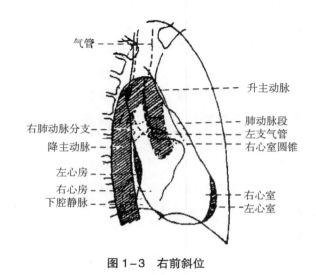

图1-3 右前斜位

（3）左前斜位（简称"LAO"，图1-4） 患者直立，左前胸靠片匣，身体与片匣约成60°角，摄片时吞钡剂。X线从患者右后投向左前。前缘自上而下为升主动脉、右心房及右心室。后缘上为左心房，下为左心室。正常左心室一般不与脊柱重叠或重叠不超过椎体的1/3，旋转角如在60°以上，则左室与脊柱阴影分开。室间沟为室间隔的下界，在透视下，让患者深吸气，可显示为浅压迹。心影上方的弓形密影是主动脉弓，向前上行为升主动脉，向后下行为降主动脉。主动脉弓的下方与心影之间的透明区称主动脉窗，其间有气管、支气管和肺动脉阴影。食管下端及胃泡偏居后部，为识别左前斜位的标志。

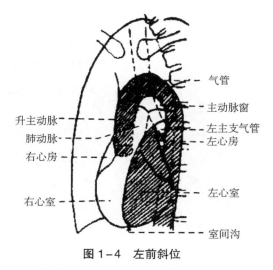

右前斜位图中标注：
气管
主动脉窗
升主动脉
左主支气管
肺动脉
左心房
右心房
右心室
左心室
室间沟

图1-4　左前斜位

2. 常见异常征象

（1）肺动脉高压　一般肺动脉收缩压超过4.0 kPa（30 mmHg）、平均压超过2.7 kPa（20 mmHg）即为肺动脉高压。肺动脉平均压达到2.8～4.0 kPa（21～30 mmHg）、4.1～6.7 kPa（31～50 mmHg）和大于6.7 kPa（50 mmHg）时分别为轻度、中度和重度肺动脉高压。

① 原因：肺动脉血流量增加——左向右或双向分流畸形；心输出量增加的疾病；肺小动脉阻力增加。

② X线表现：肺动脉段明显凸出、肺门动脉扩张，搏动可增加；肺动脉外围分支纤细、稀疏，示肺血减少；右心室增大。

（2）肺静脉高压　肺毛细血管——肺静脉压超过1.3 kPa（10 mmHg）即为肺静脉高压，一般超过3.3 kPa（25 mmHg），血浆即可外渗而导致间质以致肺泡性肺水肿，严重者可升高达6.0 kPa（35～45 mmHg）。

① 原因：左房阻力增加，如二尖瓣狭窄、左房内肿瘤等；左室阻力增加，如主动脉狭窄、高血压，以及各种病因所致左心力衰竭；肺静脉阻力增加，如各种先、后天疾病所致的肺静脉狭窄阻塞等。

② X线表现

a.肺淤血：上肺静脉扩张，小静脉、下肺静脉正常或缩窄；肺血管纹理普遍增多、轻度增粗，边缘模糊；肺门影增大，上部静脉部分扩张，边缘模糊；肺野透明度降低。

b.肺间质水肿：出现各种间隔线，即 Kerley 线。B 线，多见于肋膈角区，长 2 ~ 3 cm、宽 1 ~ 3 mm 的水平横线，见于二尖瓣狭窄和慢性左心力衰竭。A 线，长 5 ~ 6 cm、宽 0.5 ~ 1 mm 自肺野外围斜行引向肺门的线状阴影，多见于上叶，常见于急性左心力衰竭。C 线，多见于肺下野，呈网格状，常见于肺静脉高压明显增重者。

c.肺泡肺水肿：两肺广泛分布斑片状阴影，边缘模糊密度较低，常融合成片，可透见含气支气管分支影；以两肺门为中心的蝴蝶状阴影，肺尖、肺底及肺野外围部分清晰；累及单侧或单肺叶的实变影。

（3）心力衰竭 X 线表现

① 左心力衰竭：较重的肺淤血及肋膈角和（或）叶间少量积液；肺水肿，间质性和肺泡性；左心室、左心房增大。

② 右心力衰竭：右心室增大；右心房增大，明显增大而搏动增强者提示相对性三尖瓣关闭不全；上腔静脉和（或）奇静脉扩张。

（二）心血管 CT

多层螺旋 CT 具有较高的空间分辨率，可准确地判定冠状动脉狭窄，显示冠状动脉主干及其主要分支血管近段的粥样硬化斑块，分辨病变部位的钙化斑块和非钙化斑块，同时显示管腔及管壁的病变，分析斑块形态、成分，能可靠地鉴别富含脂质的斑块与富含纤维的斑块，对斑块稳定性的评价有一定帮助并可能检出有破裂倾向的软斑块。也用于冠状动脉支架、冠状动脉桥血管、冠状动脉畸形和变异的评价。此外，多层螺旋 CT 也用于冠状动脉搭桥术及支架植入术后随访及心肌灌注成像，心功能评价。回顾性多层螺旋 CT 心脏扫描可同时获取冠状动脉 CT 血管成像（CTA）及心脏收缩期、舒张期图像，测定舒张末容积、收缩末容积、每搏输出量、射血分数，其结果与 MRI 及导管法左心室造影有良好的相关性。尚可观察室壁运动，对节段性室壁运动异常及室壁瘤做出定性及定量评价。

常用 CT 扫描体位有横轴位、短轴位和长轴位（图 1-5）。横轴位是标准体位，清晰显示心脏和大血管的结构。短轴位主要观察左心室壁心肌，了解心肌收缩、运动功能。长轴位主要观察瓣膜、左心室流出道及心尖部。

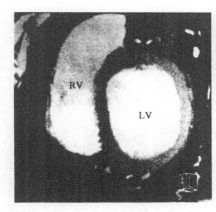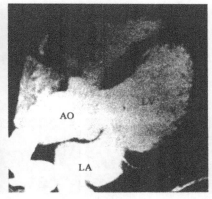

短轴位　　　　　　　　　　　　长轴位

RV—右心室；LV—左心室；AO—主动脉；LA—左心房

图 1-5　心血管 CT

（三）心脏 MRI 影像

心血管磁共振成像是以心电图为门控将心动周期与相应图像整合，并在被检查者屏气的 10 ~ 20 s 内完成的。通常采用心电触发，舒张中期采样（心脏的等容舒张期），此时冠状动脉运动最小，冠状动脉走形充分伸展，可较好地观察冠状动脉形态。心血管 MRI 图像可显示组织弛豫时间（T_1 和 T_2）或质子密度。磁增强物质可突出组织的特征，用于研究心肌灌注、活动性及血管成像。如钆（Gd）是顺磁性物质，可用作 MRI 的对比剂，降低 T_1，从而增强其所灌注区域的亮度，且其亮度与局部增强剂浓度成正比。心血管 MRI 作为无创性技术，具优良的组织对比分辨率，无须注入含碘对比剂即可显示心脏和大血管的内腔和管壁结构，综合检测和评价心脏形态、功能、灌注（代谢）。MRI 冠状动脉粥样斑块成像能有效显示粥样斑块的形态、大小、成分，对冠心病的治疗有着极为重要的价值。应用黑血、屏气、双反转快速自旋回波脉冲序列（FSE）高分辨率扫描能较好显示冠状动脉管壁、管腔及斑块大小和成分。此外，心脏 MRI 尚可以通过显示心肌壁及室间隔厚度、信号变化、心肌顺应性及室壁运动心肌病变，诊断心肌病，也可显示瓣膜病变、瓣膜反流及心包病变。MRI 可无创立体显示大血管病变的形态、范围、性质，为手术方案的制订提供依据。

常用扫描体位为横轴位、冠状位、矢状位，必要时附加短轴位和长轴位，显示各房室及血管情况。横轴位、短轴位、长轴位上心脏房室和大血管解剖所见与 CT 表现相同。右心室壁心肌较薄，相当于左心室壁 1/3。心内膜信号比心肌信号略高，呈一细线状。瓣膜可清晰显示，并能借助心脏 MRI 的电影序列观察其功能。心包的 SE 序列呈低信号，厚度小于 4 mm。

心脏 MRI 影像（图 1-6）可能低估右冠中段狭窄程度。与冠状动脉 CT 相比，MRI 对显示钙化斑块准确性高。钙化斑块不引起明显狭窄（＞50%），但弥散性钙化斑块可引起明显狭窄。CT 显示软斑块有较好的分辨率，软斑块可致明显狭窄，即软斑块小，但可引起明显狭窄。

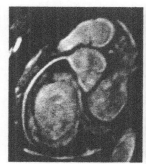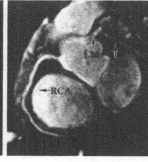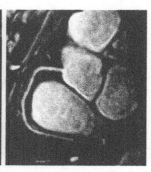

健康女性，25 岁　　超重男性，37 岁　　健康男性，65 岁

LM—左主干；LCX—回旋支；RCA—右冠状动脉

图 1-6　心脏 MRI 影像

（四）冠状动脉造影

选择性冠状动脉造影是显示冠状动脉解剖及病理改变的可靠方法，并应用于冠心病及其并发症的介入及手术治疗前的诊断和鉴别诊断。

造影方法有 Sones 法、Judkins 法。Sones 法，切开右肱动脉作为插管途径，单支导管兼做左右冠状动脉及左心室造影。Sones 导管有 7F、8F 两种。对于髂–股动脉有梗阻性病变时，可以采用本法进行冠状动脉造影。Judkins 法，经皮穿刺桡动脉施行选择性插管。Judkins 导管有 5F、6F、7F、8F 数种，按照主动脉与左右冠状动脉开口解剖关系专门设计，预制成特殊形状。

1. 左冠状动脉的常用投照体位

（1）左前斜 45°　清楚展示前降支及其分支、对角支；左回旋支及其分支钝缘支。但对左主干及回旋支近段显示欠佳。

（2）左前斜 45°＋足头位 30°　弥补左前斜体位不足，展开前降支与回旋支近心段的短缩与重叠。

（3）右前斜 30°　展示左主干、前降支及其分支，易于观察左回旋及其钝缘支。

2. 右冠状动脉的常用投照体位

（1）左前斜 45°　展示右冠及其全部分支，但锐缘支短缩、重叠。

（2）左前斜45°＋足头位30°　可以展示右冠状动脉末梢分支、后降支与左心室后支。

（3）右前斜55°　展示右冠状动脉房室沟段，利于观察窦房结支、圆锥支、后降支。

（五）血管内超声成像

血管内超声显像（IVUS）是利用安装在心导管尖端的微型超声探头，由血管内探查管腔大小和管壁结构的影像诊断技术。冠状动脉内超声显示血管断层，不受X线投照角度的影响，能清楚显示粥样斑块大小、性质、偏心程度及管壁结构，有助于介入性治疗方式的选择和评价介入性治疗的效果（图1-7）。图1-7中，上图为冠状动脉造影，下图为IVUS。上图左侧箭头处冠脉造影未提示管腔显著狭窄，而左下方图IVUS显示该处管腔9点至3点处存在一偏心性斑块；上图右侧箭头处冠脉造影显示管腔轻度狭窄，而右下方图IVUS也证实9点至7点有弥漫性斑块形成。

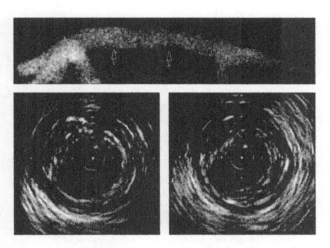

图1-7　同一血管在冠状动脉造影和IVUS的不同表现

二、常见心血管疾病影像学表现

（一）高血压心脏病

1. X线片

高血压心脏病表现为左心室段圆隆，左心房、左心室及至右心室显著增大，可呈"主动脉-普大"型心影；心搏有力；主动脉扩张、纤曲延长、心腰凹陷；肺淤血；间质性或肺泡性肺水肿（图1-8）。

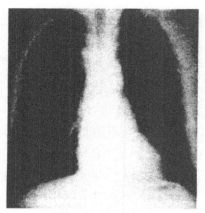

图 1-8　X 线显示高血压主动脉型心脏病

2. CT 和 MRI

CT 显示心腔大小、室间隔及心室壁的厚度，观察心室运动，计算 EF，评估心功能。胸主动脉弓降部连续扫描，可显示主动脉病变。血管重建后有助于明确主动脉及其病变全貌。

MRI 无须注入造影剂可以显示心脏、动脉内腔或管壁及其与周围结构的关系。应用心电门控技术，左心室长、短轴成像观察室壁及室间隔的情况及心腔有否扩大和扩张程度，判断心脏受损程度。

（二）肺源性心脏病

1. X 线片

X 线片基本征象为肺动脉高压，有右心室增大或右心力衰竭表现（图 1-9）。

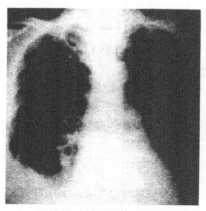

图 1-9　X 线显示肺动脉高压肺源性心脏病

（1）右肺下动脉扩张，右肺下动脉横径＞15 mm 为阳性，右肺下动脉横径和气管横径比值≥1.07。

（2）中心肺动脉扩张外围分支细小。重度肺动脉高压时，肺门动脉显著扩张，与数条细小和扭曲的动脉支相连，状如残根。

（3）肺动脉段凸出。

2. CT 和 MRI

CT 和 MRI 均可显示肺动脉干和中心肺动脉扩张，右心室及室间隔肥厚。重度肺动脉高压 MRI 于中心肺动脉腔内可见血流高信号，反映肺循环血流缓慢。

3. 超声心动图

右心室前壁厚度＞0.5 cm，搏动增强；右心室流出道扩张＞30 mm；心室波群中右心室内径增大＞20 mm。

（三）冠状动脉粥样硬化性心脏病

1. X 线片

X 线片可显示继发于心肌缺血和（或）心肌梗死的肺淤血、肺水肿和心脏左心室增大；对某些机械并发症，如心室壁瘤、室间隔破裂的诊断有一定帮助。X 线片所示的心脏增大和不同程度的肺静脉高压，反映了左心功能损害以致左心力衰竭的发生。

心室壁瘤的 X 线征象有左心室缘局限性膨凸、左心室缘搏动异常、左心室缘纵隔-心包粘连。

2. MRI

（1）陈旧性心肌梗死　梗死室壁节段性变薄，变薄程度较急性期为重，以收缩期像明显；变薄节段室壁的心肌信号强度减低，T_2WI 较 T_1WI 更明显；变薄节段室壁收缩期增厚率异常，以收缩期增厚率下降（＜30%）、消失等多见，较大的病灶其周边部位可有收缩期增厚率增强征象，与中心部收缩期增厚率下降并存；变薄节段室壁运动异常，多为运动减弱；合并附壁血栓时，与急性心肌梗死合并附壁血栓不同，T_1WI 多呈中等信号强度，与心肌相似，而 T_2WI 上血栓的信号强度较心肌高。

（2）急性心肌梗死　梗死区心肌信号强度增高，以 T_2WI 较 T_1WI 更明显；梗死室壁节段性变薄，判断标准为同一扫描层面梗死区室壁厚度小于或等于其他正常节段室壁厚度的 65%；梗死室壁出现节段性运动减弱，邻近部心室腔内可有血流高信号或附壁血栓，后者 T_1WI 呈较高信号，而 T_2WI 信号强度不变或略降低；梗死区心肌信号强度增高不明显、边界欠清晰。急性期附壁血栓无强化。

冠状动脉磁共振造影可显示冠状动脉长度为三主支的近中段，对大于50%的冠状动脉狭窄可做出判断（图1-10）。

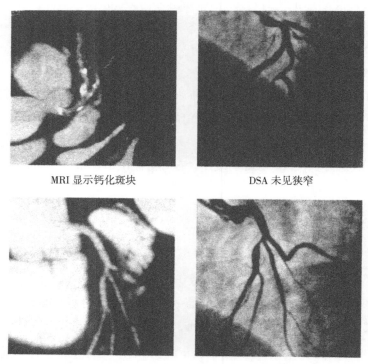

| MRI 显示钙化斑块 | DSA 未见狭窄 |

MRI 显示软斑块　　　　　　　　　DSA 见狭窄

图1-10　MRI 呈现钙化斑块与软斑块

3. 冠状动脉 CT

该项检查冠状动脉钙化及定量分析，对冠心病的筛选和诊断、病变程度判断有重要意义。表现为沿冠状动脉走行的斑点状、条索状影，亦可呈不规则轨道形式或整条冠状动脉钙化。钙化血管支数越多，冠状动脉狭窄的可能性亦越大。可分为钙化斑块、软斑块和混合斑块。

4. 冠状动脉造影

（1）动脉粥样硬化病变造影的基本征象

① 冠状动脉管腔边缘不规则、半圆形"充盈缺损"和不同程度的向心性和不规则的狭窄和阻塞，为粥样斑块和管壁增厚的反映。重度狭窄和阻塞常为继发血栓及其后遗病变所致。

② 冠状动脉痉挛多在原有固定性狭窄基础上发生，也可见于造影正常的冠状动脉。

③ 血栓、栓塞和阻塞再通。

④ 冠状动脉扩张和动脉瘤形成。

⑤ 侧支循环形成。

（2）粥样硬化病变造影的形态特征

① 边缘平滑的"充盈缺损"和向心性狭窄，多为内膜表面完整的斑块或管壁增厚的表现。

② 边缘不规则的狭窄，在"充盈缺损"基础上示有龛影或管腔内透明区、杯口状阻塞、次全闭塞等，则为斑块破裂、溃疡和继发血栓形成。两者分别称为单纯性和复杂性病变，前者预后较好，后者预后差，表现为不稳定型心绞痛，易发生心肌梗死等疾病。

老年冠心病患者冠状动脉造影多显示为多支病变、弥散性钙化病变。

（3）冠状动脉狭窄的分度 管腔内径狭窄 < 50%、50% ~ 74%、75% ~ 99% 和 100% 分别为轻、中、重度狭窄和完全闭塞。受累支数按冠状动脉三大支及左主干区分，说明单支、双支、三支病变及有无左主干受累。

（4）左室功能分析 左室造影可观察左室形态、大小及运动功能等。左室功能分整体和节段性功能两类。正常左室舒缩功能各段协调一致。当心室某段局部缺血、坏死或纤维化后相应节段舒缩功能异常，表现为功能减弱、消失和矛盾运动。

5. 超声心动图检测

心肌缺血和（或）心肌梗死导致的室壁节段性运动异常，评价心脏结构改变包括室壁瘤、梗死性室间隔缺损、二尖瓣反流和左心室附壁血栓形成等。

（四）心包积液

1. 胸部 X 线片

心包积液使心包压力增高，心房、腔静脉压力升高，静脉回流受阻，因此在影像学上表现为下述征象。

（1）在 300 mL 以下者，X 线表现正常。中等量积液者，心影向两侧扩大，呈"普大"型或球形，心腰及心缘各弓的正常分界消失，心膈角变锐。

（2）心缘搏动减弱或消失，主动脉搏动正常。

（3）与心包膜下脂肪层对比，"心包层"增厚（正常为 2 ~ 3 mm）。

（4）短期内心影大小可有明显变化。

（5）可伴不同程度上腔静脉扩张。

2. CT 和 MRI

（1）CT 沿心脏轮廓分布、紧邻脏层心包脂肪层的环形低密度带。CT 值略高于水或比水高 10 ~ 40 HU，提示积液中含有蛋白；CT 值比水高 50 HU，提示近期出血。

（2）MRI　可对心包积液定性诊断及半定量分析。

①心包脏、壁层间距增宽为 5～15 mm，积液量＜100 mL，主要位于左心室后侧壁或右心房侧壁外方。

②心包脏、壁层间距增宽为 15～25 mm，积液量＜500 mL，积液还分布于右室前壁前方，左心室心尖部下外方等。

③心包脏、壁层间距增宽为＞25 mm，积液量＞500 mL，上述部位积液厚度进一步增加。

3. 超声心动图

（1）少量心包积液　积液量＜100 mL，心脏收缩期右心室前壁与心包壁层之间无液性暗区，心脏舒张期左心室后壁与心包后壁出现＜15 mm 液性暗区。

（2）中等量心包积液　积液量＜500 mL，心脏收缩期和舒张期均可见液性暗区，左心后壁的脏、壁层心包膜间存在 15～25 mm 液性暗区。左心房后偶见少量液性暗区。主动脉根部活动幅度减小。

（3）大量心包积液　积液量＞500 mL，在右心室前壁之前存在明显的液性暗区。左心室后壁之后的液性暗区厚度＞25 mm。胸壁运动增强，前后壁呈同向运动。

（五）肺动脉高压

1. 胸部 X 线片

胸部 X 线片可示右心室中至重度增大，常伴右心房增大。肺动脉段多凸出，双侧肺门动脉扩张。

2. 超声心动图

二维超声心动图可检出肺动脉扩张，右心室壁可增厚，右心室增大；重度肺动脉高压患者可见三尖瓣反流及关闭不全。超声多普勒可定量测定肺动脉压力。

3. CT 和 MRI

CT 可准确显示主肺动脉及左右肺动脉扩张，测量其径线，与正常或细小分支形成明显对比。MRI 也可准确显示主肺动脉及左右肺动脉扩张，可观察到心室收缩期肺动脉内中高等血流信号，为肺血管阻力升高、肺动脉腔内缓慢血流所致。

4. 肺血管造影

可通过右心导管测压，当主肺动脉收缩压/舒张压（平均压）＞4/2（2.7）kPa［30/15（20）mmHg］时，为肺动脉高压。

肺动脉造影显示主肺动脉及左右肺动脉主支、叶、段动脉扩张；两肺小动脉造影剂排空延迟及肺实质期充盈延迟。

（六）肺栓塞

1. 胸部 X 线片

胸部 X 线片可示区域性肺血管纹理稀疏，纤细，肺透过度增加。未受累部分可呈现纹理相应增多。如果发生肺梗死，可有特殊性影像。如果累及范围较大可出现肺动脉高压征象。平片不能直接检出肺栓塞，但可提供心胸全貌，有助于鉴别诊断，可提示肺栓塞诊断。

2. 超声心动图

超声心动图表现在右心负荷增多影像；直接征象为肺动脉腔内异常回声，对于中央型肺动脉栓塞有一定诊断价值。

3. 增强 CT 检查

CT 可以清楚显示肺动脉及确定段以上血栓部位、形态，呈腔内充盈缺损、梗阻，肺灌注期呈"马赛克征"。与肺动脉造影比较，CT 诊断的敏感性为 80% ~ 95%，特异性为 86% ~ 96%。优点是无创，对急症尤为有价值。缺点是不能得到血流动力学资料，对亚段肺栓塞诊断尚有困难。

4. MRI

常规采用自旋回波和梯度回波脉冲序列对主肺动脉、左右肺动脉主干的栓塞诊断有一定价值，血栓呈中等信号强度。目前增强磁共振血管成像（MRA）闭气超高速扫描序列已成熟，行肺动脉期显像，肺栓塞呈现充盈缺损。

5. 肺动脉造影

肺动脉造影是肺动脉栓塞诊断的金标准，诊断敏感性和特异性达 95% ~ 96%，但有 2% ~ 4% 的并发症、0.5% 的病死率，仅用于复杂病例的鉴别诊断。它直接显示管腔及栓子，腔内充盈呈完全或不完全梗阻。

（七）主动脉夹层

1. 胸部 X 线片

胸部 X 线片可示主动脉弓降和降部，以及主动脉升、弓及降部普遍扩张，边界清楚。降或升部普遍扩张基础上弓、降或升部呈囊状膨凸，后者可能为夹层继发的假性动脉瘤。病变部位搏动，尤其弓降–降主动脉多减弱和消失。若心包或胸腔积液，后者都在左侧，提示夹层外穿破裂。

2. 超声心动图

超声诊断的直接征象是主动脉壁内夹层血肿产生的内膜片及由此产生的真假腔，

即低回声的血管腔内的片状强回声结构，并随心动周期有不同程度的摆动。内膜片将血管腔分为真、假两腔。真腔受压较小，假腔受压较大。多普勒见真腔血流信号较强，流速较快。

3. CT 和 MRI

CT 可显示主动脉夹层的各种征象，尤其显示内膜钙化内移、假腔内血栓，以及血液外渗、纵隔血肿、心包和胸腔积血等。不适合观察主动脉瓣关闭不全，内破口的检出率低。

MRI 可明确显示内膜片、内破口、主动脉双腔及分支受累等主要征象。真腔细小，假腔宽大，前者多在后者前内侧。真腔内血流速度较快，血流信号呈低或无信号；假腔内血流速度较慢，血流信号为低至中等信号（图 1-11）。内膜片沿主动脉长轴延伸。内破口表现为内膜片连续中断。假腔内血栓为中至高信号，多位于假腔的侧后壁，即附壁血栓。主动脉分支受累表现为压迫移位、狭窄-阻塞或夹层，前两者较常见，主要为头臂动脉及肾动脉受累。

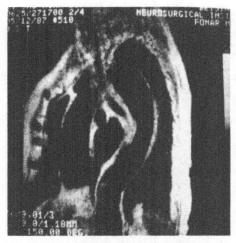

图 1-11 DeBakey Ⅲ型自主动脉弓至降主动脉可见呈中至高信号的内膜片和主动脉双腔，真腔狭小位于前内侧，假腔宽大在外后方，两腔均为流空低信号

4. 血管造影

多采用胸主动脉造影，可观察夹层范围和病变全貌，常需加做腹主动脉造影，为主动脉夹层诊断的主要方法。造影主要征象包括主动脉双腔、内膜片、假腔附壁血栓、内破口、主动脉分支受累、主动脉关闭不全等。

第二章　老年心力衰竭

第一节　老年慢性心力衰竭

老年慢性心力衰竭（CHF），是一种复杂的临床症候群，是各种心脏病的严重阶段，也是造成老年人住院及死亡的主要原因之一。其发病率及病死率随年龄增高而增加，预计未来 25 年在 60 岁到 80 岁人群中发病率将增加一倍以上，其患病率会增加 10 倍，同时 50% 的心力衰竭患者超过 75 岁。其预后差，给社会和家庭带来沉重的经济负担。因此，正确认识、诊断和治疗老年慢性心力衰竭具有重要的临床意义。

一、心力衰竭的定义、流行病学及预后

（一）定义

根据 2016 年欧洲心脏病学会急慢性心力衰竭诊断治疗指南的定义：心力衰竭是一种临床综合征，其特征是存在心脏结构和（或）功能异常，引起静息或负荷时心输出量减少和（或）心内压力增高，从而导致的典型症状（如呼吸困难、踝部水肿和疲乏）和可能伴有的体征（如颈静脉压升高、肺部啰音和外周水肿）。在出现明显的临床症状之前，患者可表现为无症状的心脏结构或功能异常（收缩期或舒张期左室功能不全），这是心力衰竭的初期形式。这些初期形式的识别是很重要的，因为它们与预后不良相关，而对无症状左室收缩功能不全的患者，在前驱期启动治疗，可降低病死率。

心脏异常有可能来自心肌（收缩或舒张功能异常）、心瓣膜、冠状动脉、心包膜、心内膜、节律及传导问题。根据心力衰竭的发展过程，可分为急性和慢性心力衰竭，又可根据心脏收缩、舒张功能障碍，分为收缩性心力衰竭和舒张性心力衰竭。

（二）老年慢性心力衰竭的流行病学

心力衰竭是 65 岁以上老年人最常见的住院及再入院的原因，其患病率及发病率随着年龄递增而增加。在发达国家的成年人群中，心力衰竭患病率为 1%～2%；而在 70

岁以上的人群中，心力衰竭患病率升高到 10% 以上。表 2-1 显示的是心脏结构和功能的衰老性变化。

表 2-1　心脏结构和功能的衰老性变化

结构和功能	年龄相关改变
心肌细胞	细胞进行性减少、肥大
左室僵硬度	增加
左室顺应性	下降
左室壁厚度	增加
左室舒张期充盈	下降，左房收缩以增加充盈的血量
左室舒张	下降
最大心率	进行性下降
最大心输出量	进行性下降
最大耗氧量 VO_2	进行性下降
全身血管阻力	增加
锻炼引起的血管舒张反应	下降

（三）老年慢性心力衰竭的预后

人口老龄化及心脏疾病患者生存时间的延长，导致了心力衰竭发病率的不断增高。尽管现代诊断和治疗技术取得了很大进步，但心力衰竭的病死率仍然居高不下，预后不容乐观。老年慢性心力衰竭病死率仍比非老年人高 4~8 倍，85 岁以上男性较 75~84 岁男性高 3 倍、女性高 4 倍。老年慢性心力衰竭 5 年生存率为 25%~50%。2008 年，日本心力衰竭的 3 年病死率达到 29.2%；在欧洲，心力衰竭的 4 年生存率也仅有 50%，因心力衰竭入院的患者一年内有 40% 会再次入院或死亡。一项 Framingham 心脏研究显示，在 5 年随访中 75% 的男性和 62% 的女性会死亡。来自中国的一项较大规模的关于 EF 值降低的心力衰竭回顾性研究显示，高龄、较高 NYHA 分级、体重指数、EF 降低、并发症（肾功能不全、糖尿病、贫血及高尿酸血症等）、β 受体阻断剂用量不足和血浆利钠肽浓度是全因病死率的预测因素。在为期 31 个月的随访中，全因病死率达 28%，EF < 35% 和 35%~45% 的 5 年生存率分别为 25% 和 46%。

心力衰竭对老年患者功能状态的影响也较为明显。一项西班牙的前瞻性研究显示，因心力衰竭再入院，以及心力衰竭患者日常基本生活能力的丧失与患者的 1 年病死率明显相关。一项美国的关于 80 岁以上心力衰竭患者的研究显示，这类人群中因心力衰竭而导致的入院率会明显增加。

二、慢性心力衰竭的病因、诱因和发病机制

（一）老年慢性心力衰竭的病因

凡能引起成人心力衰竭的病因皆能引起老年人心力衰竭，如高血压、冠心病、肺心病、休克和严重贫血等，但病因构成比不同。老年心力衰竭以冠心病、高血压心脏病和肺心病居多。另外，老年特有心脏病，如老年退行性心瓣膜病、老年传导束退化症及老年心脏淀粉样变等，其心肌损害程度随增龄而增加，这是老年心力衰竭不可忽视的病因。

老年心力衰竭可以是两种或两种以上心脏病共同作用结果，其中一种是引起心力衰竭的主要原因，另一种则协同并加重心力衰竭严重程度，使病情复杂化。研究显示，两种或两种以上心脏病并存检出率达 65%，以冠心病伴肺心病、冠心病伴高血压心脏病常见。

（二）老年慢性心力衰竭的诱因

老年心力衰竭的诱因与中青年患者相似，常见诱因为：肺部感染、急性心肌缺血、快速心律失常（快速房颤、阵发性室上性心动过速）、抑制心肌药物、输血、输液、劳累、激动、高血压、肾衰及肺栓塞等。从程度上来看，由于老年人心脏储备功能差和心脏病相对较重，对于中青年患者无关紧要的负荷就可诱发老年患者的心力衰竭。因此，诱因对老年心力衰竭的影响比中青年患者更重要。此外，肺栓塞诱发心力衰竭在老年人中相对常见。有文献报道：①感染：诱发老年人心力衰竭因素中，呼吸道感染占 48.8%，患肺炎老人有 9% 死于心力衰竭；②心肌缺血：心肌缺血诱发心力衰竭占 10.3%；③心律失常：老年心律失常诱发心力衰竭占 6.7% ~ 8.8%，尤其是快速心律失常；④输液。

（三）老年心力衰竭的病理生理特点

1. 心输出量明显降低

增龄所致的心脏退行性改变，可使心搏出量减少。据统计，30 岁后每增长 1 岁，心搏出量减少 1%。因此，老年心力衰竭患者心搏出量较中青年人减少明显，轻度心力衰竭的心搏出量就有明显减少，重度心力衰竭则极度减少。

2. 较易发生低氧血症

老年心力衰竭时由于增龄性呼吸功能减退、低心输出量、肺淤血、肺通气血流分

布异常等原因容易出现低氧血症。

3. 负荷心率反应低下

老年人因窦房结等传导组织的退行性变，患心力衰竭时心率可以不增快，即使在运动和发热等负荷情况下，心率增快也不明显。

（四）慢性心力衰竭的发病机制

心力衰竭的发展过程可分为心功能代偿期和心功能失代偿期。

1. 心功能代偿期

心脏有很大的储备力，当患病的心脏负荷增加、心输出量减少时，心脏可通过以下途径进行代偿，使心输出量增加甚至接近正常，此为心功能代偿期。起代偿作用的途径如下。①交感神经兴奋：心功能不全开始时，心输出量减少，血压下降刺激了主动脉体和颈动脉窦内压力感受器，同时心室舒张末压和血容量增加刺激心房、大静脉内压力感受器，两者均可反射性地引起交感神经兴奋，使心肌收缩力加强、心率加快、心输出量增加。②左室舒张末期容量增加：由于交感神经兴奋，通过儿茶酚胺释放增多，全身各组织器官内的血管（包括阻力血管和容量血管）有不同程度的收缩，使血容量重新分布，以保证心、脑等重要器官的供应。容量血管收缩使血容量减少、静脉压升高，故回心血量有所增加。此外，肾素－血管紧张素－醛固酮系统活性增加，加强肾脏对钠及水分的重吸收，使细胞外液及血容量增加，回心血量增多。Frank－Starling 定律，即心室舒张末期容量在一定范围的增加，可使心肌收缩力增强，因而心搏出量增加。③心肌肥厚：持久的容量负荷或压力负荷加重时，可使心肌肥厚，心肌收缩的功能单位－肌节数目增多，因而心肌收缩力加强。

2. 心功能失代偿期

当心脏病变不断加重，心功能减退超过其代偿功能时，则出现心功能失代偿，其主要病理生理变化如下。①心率加快，心输出量减低：心功能不全早期，心率代偿性加快，虽有助于增加心输出量使其达到或接近正常水平，然而，心率加快也增加心肌耗氧量，且冠状动脉供血和心室充盈时间缩短，而使每搏血量下降心输出量反而降低。②水、钠潴留：心输出量的降低，引起血液的重新分配，肾血流量减少。肾血流量的减少可使肾小球滤过率减低或肾素分泌增加，进而作用于肝脏产生血管紧张素原，形成血管紧张素Ⅰ。血管紧张素Ⅰ经过肺及肾循环，在转化酶的作用下，形成血管紧张素Ⅱ，后者除有使全身及肾细小动脉痉挛加重肾缺血外，还促使肾上腺皮质分泌更多的醛固酮，使钠潴留增多，血浆渗透压增高，刺激下丘脑视上核附近的渗透压感受器，反射性地使垂体后叶抗利尿激素分泌增多，从而引起钠、水潴留，血容量增加，静脉及毛细血管充血和压力增高。③心室舒张末压增高：心力衰竭时，心肌收缩力减弱，心搏出量减少，心室腔内的残余血容量增加，心室舒张末期压力升高，静脉反流受阻，引起静脉淤血和静脉压增高，当毛细血管内静水压力增高超过血浆渗透压和组织压力时，毛细血管内液外渗，组织水肿。

三、心力衰竭最新分类和老年心力衰竭的临床特点

（一）心力衰竭最新分类

通常大多数临床研究都根据左室射血分数（LVEF）来对心力衰竭进行分类，需要注意的是由于射血分数（EF）值主要取决于所采用的成像技术、分析方法、操作者的经验及熟练程度，EF 值并不能完全说明心脏的收缩功能。

根据 ESC 急、慢性心力衰竭诊断和治疗指南，将心力衰竭分为射血分数下降的 HFrEF、EF 中间值的 HFmrEF 和 EF 值保留的 HFpEF 三种，其具体分类及定义见表 2-2。

表 2-2　HFrEF、HFmrEF 和 HFpEF 的定义

分类	1	2	3
HFrEF	症状 ± 体征 [a]	LVEF < 40%	—
HFmrEF	症状 ± 体征 [a]	LVEF 40% ~ 49%	1. 利钠肽水平升高 [b]
			2. 至少符合以下一条附加标准：
			① 相关的结构性心脏病［LVH 和（或）LAE］
			② 舒张功能不全
HFpEF	症状 ± 体征 [a]	LVEF ≥ 50%	1. 利钠肽水平升高 [b]
			2. 至少符合以下一条附加标准：
			① 相关的结构性心脏病［LVH 和（或）LAE］
			② 舒张功能不全

注：LVEF—左室射血分数；LAE—左心房扩大；LVH—左心室肥厚。

a. 心力衰竭早期（尤其是 HFpEF）和用利尿治疗的患者可能没有体征。

b. BNP > 35 pg/mL 和（或）NT-proBNP > 125 pg/mL。

（二）老年心力衰竭的临床特点

根据 2021 年欧洲心脏病学会急、慢性心力衰竭诊断和治疗指南，心力衰竭的常见症状和体征如表 2–3。

表 2–3　心力衰竭的常见症状和体征

症状	体征
典型	**较特异**
气促	颈静脉压升高
端坐呼吸	肝颈静脉回流征
阵发性夜间呼吸困难	第三心音（奔马律）
运动耐力降低	心尖搏动向左侧移位
乏力、疲倦、运动后恢复时间延长	
踝部水肿	
不太典型	**不太特异**
夜间咳嗽	每周体重增加 > 2 kg
喘息	体重减轻（晚期心力衰竭）
肿胀感	组织消耗（恶病质）
食欲缺乏	心脏杂音
精神不振（尤其是老年人）	外周水肿（踝部、骶部、阴囊）
抑郁	肺部啰音
心悸	肺底空气进入减少，肺底叩诊浊音（胸腔积液）
头晕	心跳加快
晕厥	脉搏不规则
俯身呼吸困难	呼吸加快
	潮式呼吸
	肝大
	腹腔积液
	四肢冷
	尿少
	脉压小

（三）老年慢性心力衰竭的症状特点

1. 症状缓和

老年人常常由于精神状态消极或伴有运动障碍性疾病（偏瘫、关节病），以及视力减退等原因，日常活动量减少，可以不出现劳力性呼吸困难，甚至中度心力衰竭也可完全无症状，但遇到诱因则可发生重度急性左心力衰竭危及生命。老年心力衰竭因肺血管代偿性变化（肺静脉容积及压力缓慢增加）可以不产生端坐呼吸及夜间阵发性呼吸困难。重症肺水肿也少见。因此，老年心力衰竭常表现为慢性干咳、疲乏、虚弱、不愿意行走等症状。疲乏除由于低心搏出量致不能满足组织氧需外，还有可能是毛细血管基底膜增厚、通透性降低、功能性毛细血管数目减少引起肌肉疲劳所致。

2. 神经精神症状常见

老年心力衰竭因有明显的低心搏出量和低氧血症，使脑组织供血和供氧减少，从而导致注意力减退、淡漠、焦虑、失眠、昏睡、精神错乱等症状。精神错乱可以是老年心力衰竭的主要表现，容易漏诊，高龄患者心力衰竭确诊率不足半数，可能与此有关。

3. 消化道症状多见

老年心力衰竭因肝及胃肠淤血所致的腹痛、恶心及呕吐等消化道症状比中青年患者多见。

4. 肾功能不全较常见

由于低心搏出量和利尿治疗，使肾脏供血减少，表现为尿量减少和肾前性氮质血症（BUN 升高）。在老年心力衰竭中，其患病率可高达 65%。

5. 粉红色泡沫痰少见

老年重症肺水肿可有满肺湿啰音，常伴有神志障碍，但粉红色泡沫痰少见。如有血痰、呼吸困难及右心力衰竭表现时，要考虑肺栓塞的可能。

6. 水电解质及酸碱失衡较常见

由于水电解质及酸碱平衡等调节能力随增龄而明显减退，老年心力衰竭患者发生低钾、低镁、低钠血症、低氯性碱中毒、代谢性酸中毒等明显高于中青年患者。这些因素常使心力衰竭变为难治性，各种治疗措施难以奏效，因此必须及时识别与处理。

7. 阵发性呼吸困难

夜间阵发性呼吸困难常是左心衰竭早期，具有特征性的症状，但老年左心衰竭可表现为白天阵发性呼吸困难，尤其是在餐后或体力活动后，其意义与夜间阵发性呼吸困难相同。老年人夜间阵发性呼吸困难需要排除慢性支气管炎伴痰阻塞气道和重度睡眠－呼吸暂停低通气综合征。痰液阻塞所引起的呼吸困难，坐起后并不能马上缓解，但咳出痰液后症状立即减轻。老年人急性心肌缺血多无症状，常以短期内反复发作阵发性呼吸困难作为首发表现，遇到此情况应做心电图明确诊断。

8. 味觉异常

心力衰竭发作或加重时，部分老年患者常感觉口腔内有一种令人讨厌的味道，因而使患者精神苦恼、食欲丧失及不断饮水。这种味觉异常可随心力衰竭的控制而消失。

9. 大汗淋漓

心力衰竭发作时，有些老年患者仅表现为不寻常的大汗淋漓，尤其是面颈部大汗，往往是心力衰竭发作的征象。

（四）老年人慢性心力衰竭的体征特点

1. 发绀明显

老年心力衰竭患者嘴唇和指甲发绀一般较中青年患者明显。

2. 潮式呼吸多见

老年心力衰竭患者由于低氧血症和循环时间延长，导致呼吸中枢缺氧，表现为潮式呼吸，常见于伴有脑血管病的患者。

3. 呼吸增快

老年人呼吸频率＞25次/分，如无其他原因解释应考虑心力衰竭可能。

4. 心率不快

部分老年心力衰竭患者由于窦房结及传导组织退行性变、病态窦房结综合征或房室传导阻滞等原因，即使心力衰竭，心率也不快，甚至心动过缓。

5. 体循环淤血体征轻

老年人静脉压较中青年人低，故老年心力衰竭静脉压升高的程度不如中青年患者明显，体循环淤血体征相对较轻。老年人心力衰竭时颈静脉怒张常见，但颈静脉怒张也见于肺气肿或纵隔肿瘤及伸长扭曲的主动脉压迫所致。如深吸气时颈静脉怒张消失，提示主动脉压迫所致。

6. 湿啰音和水肿常见，但不一定都是心力衰竭所致

湿啰音和下肢水肿在老年人特别常见，不仅见于非心力衰竭性疾病，也见于健康老年人，应结合其他表现进行综合判断。如湿啰音伴有心率增快、奔马律，则应视为心力衰竭表现，在利尿后啰音减少或消失。老年体弱患者因为长期卧床，心源性水肿可首先见于面部而非下肢。若出现下肢非对称性水肿，应注意慢性静脉功能不全。

7. 胸腔积液

老年慢性心力衰竭患者可发生不同程度的胸腔积液，这与体静脉压升高和低蛋白血症有关，一般以双侧多见，右侧次之，左侧较少见。漏出液多见，也可出现渗出液，这可能是漏出液被部分吸收，使现存的液体相对浓缩所致，心源性胸腔积液可发生于典型心力衰竭症状之前，容易误诊。

（五）心力衰竭辅助检查

1. 对疑似心力衰竭患者的诊断检查

（1）诊断方法　心电图；X线片；血常规、肌酐、电解质；超声心动图（包括EF）；BNP。

（2）符合以下标准可以排除心力衰竭　正常超声心动图；正常颈静脉压（JVP）；无液体潴留、无外周水肿；无腹胀；无肺部啰音。

（3）符合以下标准考虑心力衰竭可能　任何心肌病病史；端坐呼吸，夜间阵发性呼吸困难；增加的 JVP；超声心动图阳性结果：异常 EF 或 Ⅱ ～ Ⅳ级舒张功能障碍或中到重度瓣膜异常；X线片阳性结果：肺水肿证据或心脏增大。

（4）存在以下情况，心力衰竭诊断需要进一步检查确定　进展性，不能解释的症状；患者有心力衰竭危险因素但不符合以上诊断标准；存在可靠的替代诊断；超声心动图显示：一级或轻度舒张功能障碍，游离壁运动异常或任何轻度瓣膜异常。

（5）LVEF 检测　超声心动图；CT 造影；放射性核素造影（RNA 或 MUGA）；心肌 MRI（CMR）；左心室造影。

2. 血浆脑钠肽（BNP 和 NT-proBNP）

BNP 诊断心力衰竭的敏感性（97%）、特异性（84%）、阴性预测值（97%）和阳性预测值（70%）都较为明确。可用于鉴别心源性和肺源性呼吸困难，BNP 正常的呼吸困难，基本可除外心源性因素。BNP 水平高预示严重心血管事件及死亡高风险。治疗后 BNP 水平下降提示预后改善。大多数心力衰竭呼吸困难者 BNP > 400 pg/mL，若 BNP < 35 pg/mL 或 NT-proBNP < 125 pg/mL 不支持心力衰竭诊断，应考虑其他原因（肺栓塞、COPD 或心力衰竭代偿期）。

四、心力衰竭诊断及评估

（一）心力衰竭诊断标准

早期心力衰竭的诊断非常困难，尤其老年人临床症状不典型，如疲乏、无力、反复出汗等，难以与其他疾病相区别。

（二）心力衰竭严重程度分级

1. NYHA 心功能分级

在几乎所有心力衰竭的随机对照治疗试验中，该分级都被用来选择患者，因此，也用于描述哪些患者从有效的治疗中受益。然而应注意，症状严重程度与心室功能关系较差，虽然症状严重程度和生存率之间存在明确关系，但有轻度症状的患者仍可能有较高的住院和死亡的绝对风险（具体心功能分级如表2-4）。

表2-4　纽约心脏协会（NYHA）根据症状严重程度和体力活动心功能分级

Ⅰ级	体力活动不受限。平常体力活动不引起过度气促、疲乏或心悸。
Ⅱ级	体力活动轻度受限。静息时舒适，但平常体力活动引起过度气促、疲乏或心悸。
Ⅲ级	体力活动显著受限。静息时舒适，但比平常轻的体力活动引起过度气促、疲乏或心悸。
Ⅳ级	不能没有不适地进行任何体力活动。静息时也存在症状。如进行任何体力活动便增加不适。

症状也可能迅速改变，如一个稳定有轻度症状的患者可能因心律失常的发作在静息时突然变得喘不过气来；而一个有肺水肿、NYHA Ⅳ级呼吸困难较重的患者，经使用利尿剂可迅速改善。症状的加重表明住院和死亡的风险增高，是迅速寻求医疗照护和治疗的指征。显然，症状的改善（最好让患者达到无症状程度）是心力衰竭治疗的两大目标之一，另一个目标是降低发病率包括住院率和病死率。

2. 6 min 步行试验

此方法安全、简便、易行，已逐渐在临床应用，不但能评定患者运动耐力，且可预测患者预后。SOLVD 试验亚组分析，6 min 步行距离短的和距离长的患者，在 8 个月随诊期间，病死率分别为 10.23% 和 2.99%（$P = 0.01$）；心力衰竭住院率分别为 22.16% 和 1.99%（$P < 0.000\,1$）。如 6 min 步行距离 $< 300\,m$，提示预后不良。根据 US Carvedilol 研究设定标准：6 min 步行距离 $< 150\,m$ 为重度心力衰竭；$150 \sim 450\,m$ 为中重度心力衰竭；$> 450\,m$ 为轻度心力衰竭。

（三）慢性心力衰竭与老年综合评估

Alberto Pilotto 等进行了一项针对 65 岁以上老年心力衰竭患者的研究。根据 CGA 的多维预后指数（MPI）来预测短期病死率（一个月病死率）。该项研究 CGA 通过功能（ADL 和 IADL）、认知（简易精神状态调查量表）、营养评估、压疮的风险评估、并发症指数（累积疾病量表指数）、药物、社会支持网络等条目计量 MPI。根据 MPI 大小来预测短期内心力衰竭死亡发生风险，MPI 值越高，说明短期内死亡风险越高；反之，越低。具体评分内容如表 2-5 所示。

表 2-5　MPI 值的计量标准

条目	问题		
	没有问题（value = 0）	次要问题（value = 0.5）	主要问题（value = 1）
ADL	6 ~ 5	4 ~ 3	2 ~ 0
IADL	8 ~ 6	5 ~ 4	3 ~ 0
简易精神状态调查量表	0 ~ 3	4 ~ 7	8 ~ 10
并发症指数	0	1 ~ 2	≥ 3
营养评估	≥ 24	17 ~ 23.5	< 17
压疮的风险评估	16 ~ 20	10 ~ 15	5 ~ 9
药物	0 ~ 3	4 ~ 6	≥ 7
社会支持网络	与家人住在一起	群居	独自居住

注：营养评估 ≥ 24，表示满意的营养状况；17 ~ 23.5，表示有营养不良的风险；< 17，表示营养不良。压疮的风险评估：16 ~ 20，表示存在低风险；10 ~ 15，表示存在中风险；5 ~ 9，表示存在高风险。

五、老年慢性心力衰竭的治疗

（一）老年慢性心力衰竭治疗原则

老年人心力衰竭处理原则与年轻人的处理原则相似，但老年人往往受到多种药物及多重并发症的影响，若长期用药，则无法避免药物之间相互作用及药物不良反应。因此，对高龄老年人，提高生命质量比改善长期预后更有意义。

（二）慢性心力衰竭的非药物治疗

1. 预防诱因

首先采用积极有效措施防治可能导致心力衰竭发生的原发疾病及诱发因素，如积极控制高血压，改善心脏结构和传导异常，防治感染，避免紧张、劳累，戒烟酒，合理补液，纠正电解质及酸碱失衡等。

2. 休息活动指导

心功能Ⅲ～Ⅳ级患者应在病情控制后，适当进行室外活动，以步行为主，但尽量避免跌倒和损伤；指导患者及其家属避免长期卧床导致肺栓塞、肺部感染、血栓和压疮形成及肌肉萎缩。较重患者可在床边围椅小坐，其他患者可每日步行多次，每次5～10 min，并酌情逐步延长步行时间。

3. 饮食指导

心力衰竭患者饮食应以清淡、低脂、高热量、高蛋白、高维生素、容易消化为宜。避免产气食物，注意少量多餐，进食过饱会增加心脏负担，诱发心力衰竭；严禁烟酒和刺激性食物，为预防便秘，多吃水果、蔬菜，保持大便通畅。证据表明，限钠只对重度收缩性心力衰竭（LVEF < 20%）和肾功能不全有效。因此，不应过度限制钠的摄入量，且肾脏保钠能力随着增龄而降低。另外，心力衰竭患者进食少，使用利尿剂，如过度限钠，可能导致或加重低钠血症。

4. 监测体重

每日测体重以早期发现液体潴留。如在3天内体重突然增加2 kg以上，应考虑已有钠、水潴留（隐性水肿），需加大利尿剂剂量。

5. 减少不适当的药物

（1）非甾体抗炎药和COX-2抑制剂，可引起钠潴留、外周血管收缩，减弱利尿剂和ACEI的疗效，并增加其毒性。

（2）皮质激素。

（3）Ⅰ类抗心律失常药物。

（4）大多数CCB（地尔硫䓬、维拉帕米、短效二氢吡啶类制剂）。

（三）慢性HFrEF的治疗

1. 慢性症状性收缩性心力衰竭（NYHA心功能Ⅱ～Ⅳ级）的药物治疗

见图2-1。

2. 利尿剂

利尿剂通过抑制肾小管特定部位钠或氯的重吸收，消除心力衰竭时的水、钠潴留，是治疗老年人容量负荷过重心力衰竭（HF）的一线药物。

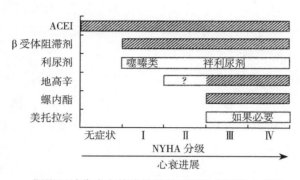

阴影区域代表在前瞻性随机对照临床试验中获益

图 2-1 慢性症状性收缩性心力衰竭的药物治疗

（1）老年人轻度心力衰竭可应用噻嗪类利尿剂，如氢氯噻嗪（12.5 ~ 25 mg，1 ~ 2 次/天），对肌酐清除率 Ccr < 30 mL/min 者无效，故此药仅用于无明显肾损害的轻、中度水肿。

（2）老年人中重度心力衰竭应使用袢利尿剂如呋塞米。如果合并肾衰，呋塞米是唯一有效药物，但 Ccr < 20 mL/min，需增大剂量才生效。呋塞米在利尿效果出现之前具有扩张小静脉作用，可降低前负荷，由于老年人体液总量和体钾较中青年人少，过急、过猛地利尿易引起失水及电解质紊乱。因此，选择口服利尿剂，且用量比中青年人要小（半量开始），给药时间应放在午前，以免夜间频繁排尿影响睡眠。当需要呋塞米 40 ~ 120 mg/d 时，加用 ACEI 对抗利尿剂的低钾和神经内分泌激活等不良反应，可提高生存率，老年患者常有肾功能不全，应用保钾利尿剂或补钾，容易出现高钾血症，故最好联合使用排钾与保钾利尿剂。呋塞米对排尿困难的老年人易发生尿失禁或尿潴留，必要时置导尿管，以防膀胱对钠的吸收。如水肿消退后，体重不再下降，恢复发病前活动，若已无心力衰竭表现，可考虑停用利尿剂。持续应用利尿剂可出现排钠的自限现象，大约利尿 3 天后，钠代谢不再呈负平衡，可能是利尿后血容量减少和近曲小管加强对钠的重吸收所致，故应间歇用药。有时口服大量呋塞米（可达 200 mg）无明显疗效，与肠壁水肿影响药物吸收有关，此时应改为静脉给药，待肠壁水肿减轻，可恢复口服给药。

（3）应用利尿剂应严密观察电解质，低血钾和（或）低血镁可诱发恶性室性心律失常及洋地黄中毒。

（4）老年人由于营养不良性低蛋白血症，胶体渗透压降低，必须并用蛋白制剂才能消退水肿。此外，使用利尿剂后，尽管可以消除水肿，但也容易发生血管内失水，故对脑动脉硬化、房颤、重度心力衰竭患者应加强抗凝治疗以防血栓形成。

（5）新型利尿剂托伐普坦是血管升压素 V_2 受体拮抗剂，具有仅排水不利钠的作用，伴顽固性水肿或低钠血症者疗效更显著。

3. 血管紧张素转化酶抑制剂（ACEI）

ACEI 是心力衰竭治疗的基石和首选。美国和欧洲心力衰竭治疗指南提出：所有心力衰竭患者（包括无症状心力衰竭），无禁忌证者均需应用。早期应用可使心力衰竭患者病死率明显下降，除扩血管外，还能拮抗 RAAS 激活的心脏毒性作用，从而延缓心室重塑和心力衰竭进展。应从小剂量开始，递增到目标量或最大的耐受量，终身使用。双侧肾动脉狭窄、高血钾、血肌酐 > 225 μmol/L、低血压（收缩压 < 90 mmHg）者禁用。注意观察低血压或低灌注，监测肾功能和血钾等。应用培哚普利（2 ~ 4 mg，1 次 / 天）或福辛普利（5 ~ 10 mg，1 次 / 天）等，然后依临床反应逐步增量，并密切观察血压和心率等变化，Ccr < 30 mL/min 应减量使用。

4. 血管紧张素 II 受体拮抗剂（ARB）

心力衰竭治疗指南建议，不能耐受 ACEI 者可以应用 ARB，如氯沙坦、缬沙坦等。有研究表明心力衰竭治疗可同等选择 ACEI 或 ARB，两者在改善预后上各国指南均列为 I 类推荐和 A 级证据，即肯定了两种药在选择上的平等权利。

5. β 受体阻滞剂

临床试验显示，选择性 $β_1$ 受体阻滞剂（比索洛尔、美托洛尔）和非选择性 β 受体阻滞剂（卡维地洛）能显著降低慢性充血性心力衰竭患者总病死率、猝死率及心血管事件病死率，且患者能够良好耐受。安全应用 β 受体阻滞剂应注意以下问题：①充分应用 ACEI/ARB、利尿剂等药物控制心力衰竭，在血流动力学稳定基础上，尤其患者体重恒定、保持"干体重"时，开始使用。②从小剂量开始（比索洛尔从 1.25 mg/d，美托洛尔从 6.25 mg，2 次 / 天开始）。③递增剂量渐进缓慢，每 1 ~ 4 周增加剂量，达最大耐受量或靶剂量。④若水肿加重，使用利尿剂可明显好转。⑤清醒静息下，心率不慢于 50 次 / 分可继续用药。对于严重心动过缓（心率 < 50 次 / 分）、低血压（SBP < 100 mmHg）、高度房室传导阻滞、慢性阻塞性肺疾病及支气管哮喘患者慎用。

6. 醛固酮受体拮抗剂（MRA）

研究证实，螺内酯使全因死亡相对危险降低 30%。ACC/AHA 指南推荐，对于收缩性心力衰竭、Ⅳ 级心功能患者，除应用利尿剂、ACEI/ARB、β 受体阻滞剂等常规治疗外，如果肾功能及血钾正常，可应用醛固酮受体拮抗剂。醛固酮在心肌细胞外基质重塑中起重要作用，心力衰竭患者长期应用 ACEI 常出现"醛固酮逃逸"现象，即血醛固酮水平不能保持稳定而持续降低，因 ACEI 能抑制醛固酮分泌，醛固酮拮抗剂可以阻断醛固酮作用，故两者联合达到互补。1999 年 RALES 试验证实，重度心力衰竭患者在常规治疗基础上，加用螺内酯（最大剂量 20 mg/d，平均 24 个月），总病死率降低29%。老年人不一定要减少螺内酯剂量，但当血肌酐或血钾水平明显升高时，可以减少至 10 mg/d。对射血分数降低的患者，如肾功能和血钾允许，应尽快启动螺内酯治疗。

7. 血管紧张素受体脑啡肽酶抑制剂（ARNI）

近几年出现的新药沙库巴曲缬沙坦，是在缬沙坦基础上增加了沙库巴曲的成分。研究证实，与普利或沙坦类药物相比，沙库巴曲缬沙坦具有更好的抗重构作用，现已成为心力衰竭患者的首选治疗用药。目前，该药在中国已被批准用于治疗射血分数降低心力衰竭（HFrEF）和射血分数保留心力衰竭（HFpEF）。

8. SGLT2 抑制剂

SGLT2 抑制剂是一种降糖药，包括恩格列净、达格列净、卡格列净等。主要通过增加尿糖排泄来达到降血糖作用，但对于血糖正常者无明显降糖作用。研究发现，这类药物可以改善患者临床症状，提高生活质量，并且显著降低了因心力衰竭而住院的患者人数，减少了心血管死亡和全因死亡，指南强烈推荐用于射血分数降低及保留的心力衰竭患者，无论是否伴有糖尿病。需要注意的是，这类药物具有利尿和减轻体重的作用，服用过程中要注意观察血压，此外，应注意适量饮水，降低泌尿生殖系统感染风险。

9. 硝酸酯类

硝酸酯类适用于急性左心力衰竭和肺水肿、严重难治性心力衰竭及二尖瓣狭窄和（或）关闭不全伴肺循环阻力增高和肺淤血患者。硝酸甘油静脉用药时要从小剂量开始，逐渐增量，欲停药时逐渐减量，以免发生"反跳"。初始剂量 10 μg/min。二硝酸异山梨酯针剂半衰期为 20～30 min，静脉滴注后 2 h 即达稳态血药浓度，输液停止后仍提供足够作用时间，是高效安全的静脉制剂。硝酸酯类制剂应用时注意低血压及反射性心动过速等不良反应。长期应用时最主要的是耐药性，间歇用药，每天保留数小时空白期，可减少耐药性的产生。

10. 其他血管扩张剂

钙通道阻滞剂不主张用于收缩性心力衰竭患者，但临床研究证明，长效非洛地平、氨氯地平对收缩性心力衰竭者是安全的，故可用于冠心病心绞痛伴心力衰竭的患者。哌唑嗪有较好的急性血流动力学效应，可用于各种心脏病所致的慢性充血性心力衰竭，首次服药从小剂量开始（0.25～0.5 mg），避免发生突然虚脱、心动过速等"首剂现象"，同时极易产生耐药性，应逐渐增加剂量或停药 1 周后再继续使用。

11. 正性肌力药物

洋地黄制剂仍然是治疗老年心力衰竭的重要药物。老年人肾小球滤过率降低，使药物清除减少，半衰期延长，易引起洋地黄中毒。因此，洋地黄剂量比中青年小。非急性心力衰竭选用地高辛，肾功能基本正常者，0.25 mg/d，3~5天后改为0.125 mg/d；肾功能减退、电解质紊乱或高龄者，0.125 mg/d，7天后维持0.125 mg/d或隔日应用。急性肺水肿选去乙酰毛花苷0.2~0.4 mg静脉注射，必要时3~4 h后重复0.2 mg静脉注射。一旦心力衰竭改善即用口服制剂。洋地黄中毒的典型表现（恶心、呕吐及心动过缓等）在老年人不常见，而神志恍惚、抑郁、中毒精神病等神经精神症状和男性乳房发育比较常见。老年洋地黄中毒病死率高（22%），一旦中毒，应停用洋地黄，补充钾镁制剂，最好口服，静脉给药应严格掌握指征。对心率不快甚至心动过缓的老年患者，禁用洋地黄类（安装心脏起搏器后仍可应用），宜选用儿茶酚胺类。相同剂量情况下，多巴酚丁胺的强心作用大于多巴胺，多巴胺升压作用大于多巴酚丁胺。因此，血压正常者，单用多巴酚丁胺［开始按5~10 μg/（kg·min）的速度静脉滴注］或多巴酚丁胺加小剂量多巴胺［开始按1~5 μg/（kg·min）速度静脉滴注］；血压偏低或心源性休克者，用大剂量多巴胺加小剂量多巴酚丁胺。此类药物连续使用，因β受体下调而出现耐受现象，可采取间歇用药的方法来避免。长期用非洋地黄类药物可使病死率和室性心律失常增加，故此类药仅用于急性心力衰竭或慢性心力衰竭恶化时短期辅助治疗。

12. 左西孟旦

该药是一种钙增敏剂，通过结合于心肌细胞上的TnC促进心肌收缩，还通过介导ATP敏感的钾通道而发挥血管舒张作用和轻度抑制磷酸二酯酶的效应。其正性肌力作用独立于β肾上腺素能刺激，可用于接受β受体阻滞剂治疗的患者。该药在缓解临床症状、改善预后等方面不劣于多巴酚丁胺，且使患者的BNP水平明显下降。冠心病患者应用不增加病死率。

注意事项：急性心力衰竭患者应用此类药须全面权衡：①是否用药不能仅依赖1~2次血压测量值，必须综合评价临床状况，如是否伴组织低灌注的表现；②血压降低伴低心搏出量或低灌注时应尽早使用，而当器官灌注恢复和（或）循环淤血减轻时则应尽快停用；③药物的剂量和静脉滴注速度应根据患者的临床反应做调整，强调个体化治疗；④此类药可即刻改善急性心力衰竭患者的血流动力学和临床状态，但也可能促进和诱发一些不良的病理生理反应，甚至导致心肌损伤和靶器官损害，必须警惕；⑤用药期间应持续心电、血压监测，因正性肌力药物可能导致心律失常、心肌缺血等情况；⑥血压正常又无器官和组织灌注不足的急性心力衰竭患者不宜使用。

13. 伊伐布雷定

该药是心脏窦房结起搏电流（I_f）的一种选择性特异性抑制剂，以剂量依赖性方式抑制 I_f 电流，降低窦房结发放冲动的频率，从而减慢心率。由于心率减缓，舒张期延长，冠状动脉血流量增加，可产生抗心绞痛和改善心肌缺血的作用。应用方法：起始剂量 2.5 mg、2 次/天，根据心率调整用量，最大剂量 7.5 mg、2 次/天，患者静息心率宜控制在 60 次/分左右，不宜低于 55 次/分。不良反应：心动过缓、光幻症、视力模糊、心悸、胃肠道反应等，均少见。

14. 能量代谢药物

心力衰竭患者特别是长期应用利尿剂时会导致维生素和微量元素的缺乏。心肌细胞能量代谢障碍在心力衰竭的发生和发展中可能发挥一定作用。部分改善心肌能量代谢的药物如曲美他嗪、辅酶 Q_{10} 和左卡尼汀在心力衰竭治疗方面进行了有益的探索性研究，但总体证据不强，缺少大样本前瞻性研究，曲美他嗪在近几年国内外更新的冠心病指南中获得推荐，故心力衰竭伴冠心病可考虑应用。

（四）慢性 HFpEF 的治疗

65 岁以上的各型心力衰竭患者中，慢性 HFpEF（射血分数保留性心衰，舒张性心力衰竭）可达 50% 以上。HFpEF 的治疗目标是尽可能改善心室舒张期充盈和降低心室舒张末压。射血分数保留心力衰竭的基础治疗与收缩性心力衰竭相似，但药物治疗原则上不同，HFpEF 心力衰竭主要以降低肺静脉压力、维持窦性心律、控制心室率，以及提高心室舒张速率为主，要慎用利尿剂和血管扩张剂（明显水钠潴留除外）。

1. 纠正病因

HFpEF 心力衰竭多有明确的病因，高血压心脏病和冠心病所致者应积极控制血压和改善心肌缺血，缩窄性心包炎者应手术治疗。

2. 维持适当心率

心率过快、过慢都使心搏出量减少，应把心率维持在 60 ～ 90 次/分。多数 HFpEF 心力衰竭患者伴有心率增加，因而舒张充盈时间缩短、心输出量降低，故可以用 β 受体阻滞剂和钙通道阻滞剂，使心率维持在允许范围。

3. 改善舒张早期充盈

改善心室舒张早期充盈对 HFpEF 十分重要，钙通道阻滞剂是比较有效的药物。

4. 恢复窦性节律

老年人因心肌肥厚、间质纤维化、淀粉样变及脂肪浸润等变化，使心肌紧张度增加，心室顺应性降低，心室舒张早期充盈比青年人降低 50%，通过心房收缩可使心室晚期充盈增加46%。因此，老年人心室充盈量依赖于心房收缩。房颤时，心房失去有效收缩，严重影响心搏出量，故对房颤患者应尽可能采用药物或电复律及射频消融等恢复窦性节律。对完全性房室传导阻滞者，应安装房室顺序性起搏器，以维持心房功能。

5. 减轻肺淤血

肺淤血症状明显者可用静脉扩张剂及作用缓和的利尿剂，以降低前负荷，减轻肺淤血。但HFpEF患者常需较高充盈量，才能维持正常心搏出量。如果前负荷过度降低，心室充盈压下降，心搏出量明显减少。因此，利尿剂和静脉扩张剂的用量以缓解呼吸困难为止，切勿过量和过久使用。

（五）心力衰竭非药物/器械治疗

1. 植入式心脏复律除颤仪（ICD）

重度心力衰竭患者，约半数会发生猝死，多数与室性心律失常有关，而另一些可能与心动过缓和心脏停搏相关。因此，预防猝死是心力衰竭患者治疗的一个重要方面。ICD对降低室性心律失常的死亡起着重要作用。心力衰竭心源性猝死试验（SCD-HeFT）对非缺血性心力衰竭或非缺血性扩张性心肌病患者的观察发现，平均随访45.5个月，ICD可使死亡相对危险减少（RRR）达23%（$P=0.007$），且获益独立于ACEI和β受体阻滞剂常规治疗。另外，ICD可降低心脏停搏存活者和有持续症状性室性心律失常患者的病死率。因此，对有良好功能状态、预期寿命>1年者，无论EF如何，推荐应用ICD，以提高生存率。

2. 心脏再同步化治疗（CRT）

CRT也叫双心室起搏，对那些窦性心律尽管用了优化药物治疗、NYHA心功能Ⅲ级和Ⅳ级且EF持续降低的患者，推荐行心脏再同步化治疗。将CRT和起搏器结合起来应用，称为心脏再同步化治疗起搏器（CRT-P），将CRT和ICD功能结合起来应用，称为心脏再同步化治疗除颤器（CRT-D）。CRT治疗指征：① LBBB（左束支传导阻滞）：QRS波图形对窦性心律、QRS间期≥120 ms、呈LBBB QRS图形、EF≤35%、功能状态良好、预期生存>1年的患者，推荐植入CRT-P/CRT-D以降低因心力衰竭住院和早亡的危险。②非LBBB（左束支传导阻滞）：无论QRS图形如何，对窦性心律、QRS间期≥150 ms、EF≤35%、功能状态良好、预期生存>1年的患者，应考虑植入CRT-P/CRT-D以降低因心力衰竭住院和早亡的风险。COMPAN-ION和CARE-HF两项随机对照试验均显示CRT可降低全因病死率和因心力衰竭恶化住院的风险。在COMPANION试验中，用CRT-起搏器（CRT-P）死亡的RRR为24%；用CRT-除颤器（CRT-D）死亡的RRR为36%；在CARE-HF试验，用

CRT-P 死亡的 RRR 为 36%。在 CARE-HF，用 CRT-P 心力衰竭住院 RRR 为 52%。上述的获益均独立于包括利尿剂、地高辛、ACEI、β 受体阻滞剂及 MRA 等在内的常规药物治疗，也显示出 CRT 在改善症状、生活质量和心室功能方面也有其优越性。

3. 心肌收缩力调节器（CCM）

心肌收缩调节器是一种治疗心力衰竭的新型植入型心脏电子装置，其原理是于心肌的绝对不应期给予强刺激以增强心肌收缩力，从而达到改善临床症状的目的，长期作用可逆转心肌重构。它的优点在于，在不增加心肌氧耗和不增加心律失常的前提下，增强心肌收缩力，能迅速改善患者的临床心功能并使心肌逆重构。尤其适用于不符合心脏再同步治疗适应证或心脏再同步治疗无反应者。

心脏收缩调节器信号通过类似于心脏起搏器的装置传到心脏，并经通过起搏电极与心脏联接，其置入过程和双腔起搏器相似。小规模临床试验发现，采用 CCM 治疗能够显著提高心力衰竭患者的生活质量和运动耐量（明尼苏达心力衰竭积分）。其植入后发生室性心律失常无差异、与 CRT 治疗宽 QRS 波的效果相当，而且可以改善左室收缩功能，逆转左室结构和生化方面的重塑。目前 CCM 仍不能用于异位心律失常、房颤、电极植入定位复杂、电池持续时间较短及植入后对其信号有感觉等情形。由于目前缺少大规模、多中心随机、对照研究，其对心力衰竭的最终转归的影响暂时尚未明确。

4. 机械辅助循环（MCS）

机械辅助循环是指用人工制造的机械装置部分或完全替代心脏的泵血功能，保证全身组织、器官的血液供应，主要的组成部分是血泵。机械辅助循环能够部分或完全替代心脏的输出功能，减少心脏的负荷和耗氧量，从而改善心肌代谢，提高心功能。临床常用的机械辅助有心室辅助循环装置、主动脉内气囊反搏（IABP）、增强型体外反搏等。以上机械辅助循环在改善心功能中有良好的效果。心脏机械辅助装置供应方便，无须免疫抑制剂，无急慢性排斥反应。目前国内外都在积极研制和开发新型的技术和器械，其中产生脉动血流的技术接近生理循环的状态，对血管内皮细胞的功能具有保护效应。

第二节　老年急性心力衰竭

一、急性左心力衰竭

急性心力衰竭包括以下几个方面：①以往心功能正常，当出现原发或继发的心肌损害及心脏前后负荷突然增加的情况，心脏收缩功能急剧下降，使心输出量迅速降低，导致临床综合征。② 60%～70% 的急性心力衰竭患者，特别是老年人有冠心病、冠状动脉急性梗死或不稳定型心绞痛,"罪犯"动脉急性闭塞后所灌注区域心肌因急性缺血,部分心肌细胞坏死或呈顿抑心肌、冬眠心肌等,心肌收缩力急剧下降,导致心输出量下降。③慢性心力衰竭急性失代偿常见,左心力衰竭是以左心输出受阻和周围脏器灌注不良为特征,临床上常见左心衰竭后继发右心衰竭而致全心衰竭,左心衰竭占心源性休克病因的79%,而右心衰竭占3%。心源性休克的心肌梗死患者通常存在超过40%的左室心肌细胞坏死,心源性休克前壁心肌梗死更为常见,因为与下壁后壁或外侧壁心肌梗死相比前壁心肌梗死会引起更多的心肌细胞损伤。

(一)病因

1. 基础病因

基础病因是急性弥散性心肌损害,如心肌细胞急性变性及坏死,而导致心肌细胞数量减少和心脏整体收缩功能的急剧下降、心脏前后负荷急剧增加、严重心律失常、急性心室舒张受限等。

2. 引起老年人加速急性左心衰竭的因素

(1)原有慢性心力衰竭发生失代偿,如心肌病。

(2)急性冠状动脉综合征。

(3)其他心血管因素,如高血压、急性心律失常、瓣膜病、重度主动脉狭窄、心脏压塞、主动脉夹层。

(二)病理生理

左心衰竭心输出量减少,心室充盈压升高引起的症状和血流动力学的改变与多种神经内分泌调节异常一起,使心力衰竭的病程呈慢性和进行性进展的特点。

心率是由自主神经系统控制的,而每搏出量取决于前负荷、后负荷和心肌收缩力这三个变量。当左心室心肌损害量达25%～40%,即可发生肺水肿,超过40%就可产生心源性休克。急性心肌梗死时,由于代谢障碍,自主神经调节失常,坏死心肌周围组织急性缺血后发生电生理改变,循环中儿茶酚胺水平升高、血中游离脂肪酸升高等,导致快速型心律失常。急性心肌梗死会合并室间隔穿孔或乳头肌断裂造成心脏负荷的急剧增加等,下壁合并右心室心肌梗死房室传导阻滞时,由于失去房室同步收缩,使心输出量急剧降低,可导致低血压或休克。

心输出量下降,周围血管血流再分配,肾血流量减少、灌注量不足,从而激活肾单位入球小动脉的球旁细胞。球旁细胞分泌的肾素引起血浆中的血管紧张素原变为血管紧张素Ⅰ,后者在血管内皮细胞分泌的转换酶作用下转变为血管紧张素Ⅱ。血管紧张素Ⅱ和醛固酮增加，促进肾小管重吸收钠和水，钠、水潴留，静脉回心血量增加，从而增加心室充盈压。另外肾灌注减少可以激活交感神经系统，而导致一系列反应。静脉血管收缩，又增加回心血量，进一步增加前负荷。

心肌受损后引起一系列基因、分子、细胞间质水肿的改变，而导致心脏形态、大小和功能的整体变化。

神经内分泌系统在心肌损伤恢复循环系统正常时被激活，反而将导致心功能恶化，这一系统产物调节血管张力、水钠潴留和心肌收缩力。交感神经和肾素、血管紧张素、醛固酮系统是参与这一过程最重要的神经内分泌系统，也是许多药物治疗的靶点。

（三）诊断

（1）患者有基础心脏病，表现心输出量减少、心脏代偿功能减弱。临床表现如下：

①呼吸困难，呼吸频率增加，端坐呼吸，劳力性呼吸困难（运动后回心血量增加、左房压力上升、肺淤血加重），夜间阵发性呼吸困难（又称心源性哮喘），潮式呼吸和肺水肿。

②双肺间质水肿，大汗淋漓，面色苍白，血压显著升高。急性心源性肺水肿是急性左心衰竭最常见表现。

（2）急性左心衰竭的类型：左心衰竭有不同血流动力学，包括左心前向衰竭、左心后向衰竭和混合型左心衰竭，前两项多见。

①心力衰竭急性失代偿，具有急性心力衰竭症状和体征。

②高血压性急性心力衰竭。

③肺水肿。

④心源性休克，前负荷纠正后，心力衰竭引起组织低灌注。

（3）当发生急性缺血性心肌梗死后，患者表现为心前区疼痛，突发胸闷气短，后出现呼吸困难、不能平卧、大汗淋漓、咳嗽、咳粉红色泡沫样痰等症状。心电图提示心肌缺血或心肌梗死，检测到心肌酶学及肌钙蛋白的动态变化等，即可确定诊断。冠状动脉造影是诊断缺血性左心功能不全的确诊手段。B超可评估心室功能及相关瓣膜功能不全。

（四）治疗

1. 治疗原则

降低心脏前后负荷，提高心输出量，改善周围组织器官灌注，逆转原发病，去除病因。

2. 治疗措施

（1）急性治疗　降低肺动脉压力，可垂腿或四肢轮流扎紧束脉带，减少回心血量，利尿药控制体液潴留，血容量充足者，静脉可注射袢利尿药，如呋塞米 40 ~ 120 mg 或托拉塞米 20 ~ 40 mg。袢利尿药除利尿外，还有扩张肺小动脉作用。当未起到预期效果时，可以加呋塞米 0.25 ~ 1.0 mg/（kg·h）、托拉塞米 5 ~ 10 mg/h，常可达到预期效果。

血管扩张药通过扩张小静脉小动脉减轻心脏前后负荷、降低肺循环压力、改善呼吸状态，常用硝普钠、硝酸甘油、乌拉地尔、酚妥拉明及重组型人 B 型利尿钠肽（如冻干重组人脑利钠肽等）。

选择性 α 受体拮抗剂酚妥拉明、$α_1$ 受体拮抗剂乌拉地尔等治疗急性左心衰竭，发作期短期应用。尤其高血压导致的急性左心衰竭，静脉注射能有效阻滞 α 受体，使动脉扩张，改善症状。但如果用药时间较长，疗效下降或消失，易引起钠、水潴留。钙通道阻滞剂如盐酸尼卡地平、盐酸地尔硫等静脉用药，具有强烈小动脉扩张效应，使动脉压下降，故使后负荷减低，而增加心输出量，但有减低心肌收缩功能，要慎用。

硝酸酯类药物经肝脏脱硝后产生一氧化氮，使动静脉均衡扩张。静脉应用硝普钠 10 ~ 20 μg/（kg·min）开始，逐渐增加剂量，每 5 ~ 10 min 增加 5 μg/（kg·min）至出现明显疗效。增加硝普钠剂量时，需要注意血压变化，并且避免氰化物的蓄积。

冻干重组人脑利钠肽与血管平滑肌内皮细胞的可溶性鸟苷酸环化酶受体结合，导致细胞内环磷酸鸟苷浓度增加，引起平滑肌松弛，心脏前后负荷降低，症状改善，常用量为 0.01 ~ 0.03 μg/（kg·min）。不良反应：降低血压，用药 24 h 以内可能出现不良反应，如室性心动过速、心绞痛、头痛、腹痛、背痛失眠、头晕焦虑、恶心呕吐等。

正性肌力药物，包括洋地黄、β 受体激动药、磷酸二酯酶抑制药。洋地黄类药物是治疗肺水肿十分有效的药物，对室律快的室上性心动过速的肺水肿尤为适合。

去乙酰毛花苷 0.4 mg 稀释后缓慢静脉注射，要注意老年人不良反应。在 70 ~ 90 岁老人中，地高辛半衰期延长大约 2 倍。

对洋地黄禁忌者，可选用多巴胺和多巴酚酊胺静脉滴注，增加心肌收缩力，长期应用会导致血流动力学不稳定、严重心室性心律失常等，所以不宜作为一线强心药物长期应用。

磷酸二酯酶抑制药以米力农为代表药物，正性肌力作用迅速使心输出量增加，肺毛细血管楔压下降，但该药半衰期短，易发生室性心律失常和猝死。米力农通常初期 10 min 以内给药 50 μg/kg 后，以 0.5 μg/（kg·min）维持静脉滴注。

（2）主动脉内球囊反搏　为有效治疗急性左心衰竭的有效辅助循环手段，使主动脉内舒张压升高，提高冠状动脉的灌注，改善心肌供氧。球囊排空发生在舒张末期主动脉瓣开放前瞬间，能降低左心室射血阻抗，降低心肌氧耗，使左心室每搏输出量和射血分数增高。

（3）机械通气在左心力衰竭治疗中有着重要作用 可纠正缺氧，降低肺循环阻力，机械通气，呼吸频率 16 ~ 18 次/分，吸气压以 6 ~ 8 cmH$_2$O 开始，以此逐渐增加，呼气压力 4 ~ 6 cmH$_2$O，30 min 后吸气压近 10 ~ 15 cmH$_2$O，氧气通量 2 ~ 3L/min，逐渐增加到 5 ~ 6L/min，最大可达 6 ~ 8L/min；必要时可尝试湿化瓶中加入乙醇。应注意观察 PaO$_2$ 和 PaCO$_2$，机械通气开始往往显示低血压，尤其在血容量不足情况下，患者焦虑、烦躁不安、恐惧时可静脉注射 3 ~ 5 mg 吗啡，以镇静和扩张小血管，降低肺动脉压力。

二、急性右心衰竭

来自美国的数据显示：右心衰竭发病率约 5%，而且逐年增加，最常见的是急性右心室心肌梗死引起右心衰竭和肺动脉高压所致右心衰竭。

（一）病因

（1）右室负荷和（或）容量负荷增加。

（2）右室自身病变 包括以下几种。

① 心室重塑：结构、功能以及基因改变引起右室肥厚纤维化，右室扩张等。

② 神经内分泌系统激活。

③ 心肌细胞凋亡，当心肌细胞达一定数量时，就发生右心衰竭。

④ 基因表达异常，可波及心肌细胞结构和功能异常。

⑤ 炎性反应与氧化应激，前者是右心衰竭发生机制之一，后者可导致心肌细胞凋亡或坏死。

（3）肺动脉高压是常见右心衰竭的原因，如右室瓣膜病变和先天性心脏病，包括房缺、肺静脉异位引流、氟氏窦瘤破裂入右室、冠状动脉-右室瘘等。左心室心肌梗死也可并发肺动脉高压致右心衰竭。

（二）病理生理

（1）交感神经兴奋性增强 血中去甲肾上腺素水平升高，心肌收缩力提高，心率增快，排出量提高，周围血管收缩，心肌后负荷加重，还对心肌细胞有直接毒性作用，促进心肌细胞凋亡。先发生左心功能衰竭，而继发肺动脉高压和右心衰竭。

（2）肾素－血管紧张素－醛固酮系统激活。

（3）精氨酸加压素（AVP）　由脑垂体释放，具有抗利尿和促进周围血管收缩作用，其释放受心房牵张感受器调控。心力衰竭时心房牵张感受器敏感性下降，不能抑制 AVP 释放，而使血浆中 AVP 升高。

（4）利尿钠肽类（CNP）　心房利尿钠肽（ANP）、脑利尿钠肽（BNP）和 C 型利尿钠肽（CNP）是三种人类利钠肽类。ANP 主要是心房分泌，心室有少量表达，心房压力增加时释放，其生理功能是扩张血管和利尿排钠，并能对抗肾上腺素、肾素－血管紧张素和 AVP 系统的水钠潴留效应。BNP 主要是心室肌细胞分泌，生理作用与 ANP 相似，但作用较弱。CNP 主要位于血管系统内，生理作用尚不明确。

（5）内皮素　是由循环系统内皮细胞释放的强效血管收缩肽，心力衰竭时血管活性物质和细胞因子促进内皮分泌，其血浆内皮素水平直接与肺动脉压特别是肺血管阻力和全身血管比值相关。

（6）细胞因子　在调节心力衰竭的心肌结构和功能改变方面可能起着重要作用。心力衰竭时血液中炎性细胞因子、肿瘤坏死因子水平提高，均参与心力衰竭的病理生理过程。右心室心肌梗死（RVI）主要包括两个部位，右心室下后壁室间隔和与间隔邻近的右心室游离壁。50% 的右心室缺血功能不全表现为右心室游离壁活动异常、右心室扩张，当 RVI 引起严重血流动力学障碍时，就易发生心源性休克。"孤立性"右心室心力衰竭占心源性休克合并急性心肌梗死的 2.8%，当 RVI 同时合并左心室功能不全时，其临床表现主要是心输出量下降。左右心室前后负荷差异较大，在解剖力学及代谢方面有很大差异。解剖方面，左心室是"厚壁压力泵"；而右心室是一个"锥形容量泵"，其游离壁薄呈新月形，为阻力较低的肺循环供血。右心室收缩压和血流是游离壁由心尖向流出道收缩产生，室间隔是右心室必不可少的一部分，即在生理条件下，左心室间隔部的收缩也有助于右心室功能的完成。右心室的血供优于左心室，主要基于以下几个方面：右心室心肌比左心室少、前后负荷较低、氧需求量较左心室少、由两套血管供应。右心室有较好的血流灌注，其游离壁薄，收缩时心肌内压力较低，舒张时腔内压较低及冠脉阻力低，有助于右心室血管形成侧支循环。

右冠脉（尤其近端）是导致右心室缺血功能障碍的主要血管。右心室收缩功能不全使左心室前负荷降低，故左心室收缩功能可出现心输出量降低。双心室功能不全，可加重血流动力学紊乱。缺血的右心室顺应性较差，阻碍回心血量，使舒张压迅速升高，急性右心室扩张和舒张压升高，使室间隔左偏，进而影响左心室顺应性和充盈。由于心包没有顺应性，右心室迅速扩张，使心包压力上升，进一步降低左右心室顺应性和充盈。尽管右心室游离壁不收缩，但在收缩期室间隔的运动，即原发性室间隔收缩和室间隔的反常运动导致室间隔向右偏向，形成不断变化的、较低的右心室收缩波。

周围具有收缩功能的局部心肌相互作用牵拉，收缩不协同，从而降低正常心肌的做功。

现已证实：心房收缩增强时，可以改善缺血性左心室的血流动力学，同样增强右心房输出量是 RVI 的一个重要代偿机制。可以改善右心室功能，增加输出量。

（三）诊断

1. 临床特点

（1）呼吸困难 右心室功能障碍，右心输出量减少，导致肺氧含量下降，氧饱和度下降，导致血压下降。心悸、交感神经兴奋、心肌重构导致心脏自主节律紊乱，心率加快。

（2）颈静脉怒张。

（3）肝颈静脉反流。

（4）右心室第三心音、第四心音在右心室心肌梗死急性期经常闻及，表示右心室顺应功能下降。

（5）右心室奔马律 急性期 RVI 收缩功能降低，右心室排血阻力增高，常可产生右心室第三心音奔马律和第四心音奔马律。

（6）有关文献提及相关体征 三尖瓣区收缩期杂音、肺动脉瓣第二心音分裂，是因右心室容量和压力增加，使肺动脉瓣关闭延迟所致。

2. 实验室检查

（1）血流动力学测定

① 右心房压力 ≥ 1.3 kPa（10 mmHg），右心房压力/肺毛细血管楔压 > 0.65，其敏感度为 45%。

② 排除其他干扰：右心房压力 ≥ 1.3 kPa（10 mmHg），以平均右心房压力/肺毛细血管楔压 > 0.65 为标准，同时心脏指数 < 2.2L/（min·m^2），右室压力曲线呈 M 或 W 舒张早期凹陷，舒张晚期抬高。

③ 近期 Cohen 等研究发现：右心房压力曲线呈 M 或 W，单独应用该指标或联合应用右心室舒张末压/肺毛细血管楔压升高时最有价值。

④ 经扩容右心室血流动力学特征显现。

（2）心电图 右心房扩大，右心室肥厚。

（3）X 线片 心脏扩大，以右心房、右心室为主。右心导管是确定肺动脉高压的金标准。

（4）核素扫描和心脏磁共振都是评价右心功能的重要方法。

（5）超声心动图

① 中心静脉压：肝静脉血流情况间接反映中心静脉压。

② 右房压。

③ 三尖瓣血流监测。

④ 肺血流监测。

⑤ 右心室充盈压。

（四）鉴别诊断

1. 肺动脉栓塞

具备胸痛、咯血和呼吸困难三大特征，晕厥，右心室负荷增加等，需与右心室心肌梗死相鉴别。

（1）肺动脉栓塞时，右心室血流动力学压力升高，但肺毛细血管楔压不高，而肺动脉压力明显增高。

（2）超声可提示肺动脉压增高系列征象，能提高肺动脉栓塞的诊断率。

2. 心包炎和心肌病变

（1）心包积液。

（2）缩窄性心包炎和局限性心肌病。

3. 慢性肺部疾病急性发作引起的右心力衰竭

（1）有慢性病史、诱因和临床表现。

（2）心电图、超声心动图和心肌酶等异常改变。

（五）治疗

右心衰竭是一种复杂临床症候群，有临床症状者 5 年生存率与恶性肿瘤相仿，且逐年增加，目前已确定心力衰竭发生、发展的基本机制是心肌重构。心肌重构是一系列复杂分子和细胞机制造成心肌结构、功能和表型的变化。在初始的心肌损伤以后，交感神经系统和肾素–血管紧张素–醛固酮系统（RAAS）兴奋性增高，内源性神经内分泌和细胞激活。

因此，治疗心力衰竭的关键是阻断神经内分泌的过度激活，阻断心肌重构。治疗的目标不仅仅是改善症状、提高生活质量，更重要的是针对心肌重构的机制，防止和延缓心肌重构的发展，由此确定以神经内分泌抑制剂为基础的治疗原则，而神经内分泌抑制剂，如血管紧张素转化酶抑制剂（ACEI）和 β 受体阻滞剂等仍是基本的治疗药物。

1. 一般处理

吸氧，用于治疗急性心力衰竭，对慢性心力衰竭并无应用指征。嚼服阿司匹林，抗凝治疗同左心室心肌梗死。

2. 容量负荷治疗

持续增加右心室前负荷，以确保左心室排血容量负荷，一般被认为是对右心室心肌梗死治疗学研究突破性进展，就是在短时间内从静脉快速补充液体量，以期尽快纠正低血压或心源性休克。此法在大多数急性右心室心肌梗死救治中取得了良好效果。由于右心房压功能稳定、易测量，若右心室充盈压过于升高，则静脉滴注硝酸甘油降低充盈压。

3. 药物

（1）多巴胺 在右心室心肌梗死中主要治疗快速扩容后仍存在低血压患者，重度右心室心肌梗死、重度低血压患者。

（2）心力衰竭的常规治疗包括联合使用三大类药物，即利尿药、ACEI/ARB 和 β 受体阻滞剂。为进一步改善症状控制心率等，地高辛应是第 4 个联用药物。醛固酮受体拮抗剂则可应用于重度心力衰竭患者。

（3）硝酸甘油在右心室心肌梗死中的治疗指征 在补充血容量情况下应用，也可常规应用，即血压偏低时加用多巴胺。已发生右心室心肌梗死者禁用该药。

（4）利尿药 颈静脉怒张、肝大不是利尿药的指征。有学者提出，只有在个别右心室心肌梗死患者出现明显右心衰竭时方可考虑，总之要慎用。因为利尿药应用不当，可引起严重的血容量急骤下降，导致右心室充盈不足、低血压、心动过速和低血容量休克。但要认识到利尿药是唯一能充分控制心力衰竭患者液体潴留的药物，是标准治疗中不可或缺的。

所有有液体潴留或原先有过液体潴留的患者，均可应用利尿药。利尿药必须早期应用，因利尿药缓解症状最迅速，数小时或 1 天就可发挥效果，而 ACEI/ARB、β 受体阻滞剂要数周或数月起作用。利尿药、ACEI/ARB 和 β 受体阻滞剂可联合应用。袢利尿药应作为首选。噻嗪类仅适用于轻度液体潴留。伴有高血压和肾功能正常者，利尿药通常从小剂量开始（氢氯噻嗪 25 mg/d、呋塞米 20 mg/d、托拉塞米 10 mg/d）逐渐增量。氢氯噻嗪 100 mg/d 已达最大效应。呋塞米剂量不受控制，一旦病情控制（肺部啰音消失、水肿消失、体重稳定），即可以最小剂量长期维持，在长期维持期间，仍应根据液体潴留情况随时调整。在应用利尿药过程中，如出现低血压和氮质血症，而患者已无液体潴留，则可能是利尿药过量导致的血容量减少，应减少利尿药。如果有持续液体潴留，出现低血压和液体潴留则可能是心力衰竭恶化，终末器官灌注不足所致。出现利尿药抵抗时（常有心力衰竭症状恶化）的处理对策：呋塞米静脉注射 40 mg，继而维持 10 ~ 40 mg/h 静脉滴注，可以两种或两种以上利尿药联合用或短期应用小剂量增加肾血流药物（多巴胺 100 ~ 250 μg/min）。

第三章　老年心律失常

第一节　概述

心律失常属于临床常见病和多发病，是指心脏激动起源异常、传导异常或者两者均异常，而表现出以心跳节律不齐为特征的疾病，典型的临床表现包括心悸、头晕和胸闷等，甚至出现晕厥，其发病率与年龄有很大的关系。衰老是多种心血管疾病发生、发展的独立危险因素。随着老年化的进展，心律失常如病态窦房结综合征、房颤、室性心律失常等的发病率和病死率显著增加。

一、流行病学

在我国，将老年性心律失常定义为：60 岁以上人群发生的心律失常。它可以是一种独立的疾病，也可以是其他疾病的表现。随着人口老龄化日益加剧，老年发病率较高的疾病，如高血压、糖尿病等发生率升高，而上述疾病常常会合并心律失常。同时，老年心血管疾病的发生率增高导致心律失常，特别是致命性心律失常的发生率升高。Manyari 等报道无心脏疾病的 60 岁以上老年人中，74％有房性心律失常，64％有室性心律失常。动态心电图监测大于 60 岁的老年人，房性期前收缩检出率高达96％、室性期前收缩为 67.1％、窦性心动过速为 19.7％、室上性心动过速为 15％、房颤为 8.5％、窦性心动过缓及窦性静止占 6.5％。由于老年人多有不同程度的心、脑、肾功能衰退，任何类型的心律失常都有可能引发心、脑严重不良事件。因此，积极防治老年心律失常是提高老年人生活质量及减少病死率的有效措施，必须引起足够的重视。

二、病因

老年人心律失常的病因复杂，致病因素众多，临床上要予以全面考虑，仔细鉴别。主要为以下几点。

（1）各种器质性心脏病，以冠心病最常见，如心肌梗死早期并发室性心动过速，另外，高血压心脏病、心瓣膜病、心肌炎及心肌病也很常见。

（2）肺部疾病，如慢性肺源性心脏病造成右心增大、心肌缺血缺氧等。

（3）老年人所特有的退行性心脏改变可引起房颤、病窦综合征等各种类型的心律失常。

（4）电解质紊乱如低血钾、低血镁等及酸碱平衡紊乱。

（5）药物影响，老年人一般患多种疾病，用药较多、较杂，肾功能又因老化而减退，影响了药物的排泄，药物的蓄积与相互作用，易导致心律失常，特别是抗心律失常药引起的药物性心律失常最常见。

（6）中枢神经系统疾病，脑卒中、脑肿瘤引起颅内压增高，自主神经功能紊乱可导致心律失常。

（7）老年人心理状态会发生很大变化，焦虑、抑郁逐渐增多，此种变化也可诱发心律失常。

（8）手术、麻醉过程中老年人容易发生心律失常。

三、临床特点

由于老年人多不能细诉病史、病程长，记忆力减退且多合并其他疾病，因此临床症状多不易辨认，如仔细询问病史应特别着重过去有无心律失常发作史，结合细致体格检查及常规 24 h 动态心电图有助于心律失常的诊断。

老年心律失常患者的临床表现轻重不一，往往与心律失常类型、个体差异、是否合并其他疾病、合并疾病的类型有关。根据心律失常严重程度不同，可有心悸、胸闷、心前区不适、胸痛，甚至黑矇、晕厥、Adam－stroke 综合征、休克等临床表现。老年人突发心律失常时，心输出量减少，血压下降，加之老年人原有的血管舒缩功能减退，调节血压能力差，此时可出现头晕、晕厥、抽搐，有的甚至出现口眼歪斜、肢体无力等脑血管意外的表现；并且老年患者多有心脏基础疾病，且代偿能力弱，往往症状较重，较易发生血流动力学变化。

四、治疗

1. 病因治疗

心律失常患者应尽量弄清其病因，针对病因或其基础疾病进行治疗。如心功能不全引起的期前收缩，在心功能纠正后，期前收缩可能消失；慢性阻塞性肺疾病引起的室上性心律失常，在疾病得到控制后，室上性心律失常也可缓解。如心肌缺血者应改善缺血，高血压者应予降压治疗后，心律失常可能消失。故病因治疗很重要。

2. 药物治疗

老年人常患有多种慢性疾病，心肌代偿能力差，传导系统有不同程度的退化；对药物不良反应更敏感，且不良反应常常更为严重；体内水分减少，肝肾功能有不同程度的减退，易致血药浓度升高、药物在体内消除时间延长；对许多药物的作用更为敏感，使用抗心律失常药物时容易出现不良反应，如窦房传导阻滞、房室传导阻滞、室性心动过速、心室颤动等。故对老年人使用抗心律失常药物治疗时，往往更需谨慎。

3. 介入治疗

对部分室性心动过速、房扑、房颤等可行介入治疗。老年患者因有心脏肥大、心腔扩大等心脏解剖学的改变，会给导管的操作带来困难；另外，大部分老年患者动脉有不同程度的硬化，少数患者有动脉瘤形成，导管在血管内易扭曲，甚至打结，造成血管夹层、血管炎症、血管破裂等血管损伤，以及由此引起的一系列的并发症；部分老年患者主动脉瓣钙化，导管在进入左心室时会造成主动脉瓣损伤或不易进入左心室；导管在心腔内幅度过大易引起传导系统或心脏内结构损伤；导管在血管内幅度过大易引起血管损伤和迷走神经反射过强，出现心率减慢、血压下降。这些均要求操作人员在术前充分准备，操作时倍加细心，以减少或避免并发症的发生。

第二节　老年快速性心律失常

一、期前收缩

（一）概述

1. 不同的分类方法（图 3－1）

- 来源：单源；多源
- 频度：偶发；频发
- 部位：房；结；室
- 表现：二联；三联；成对

图 3－1　分类方法

2. 常见病因

器质性心脏病、电解质紊乱、药物；正常人在紧张、疲劳、吸烟、饮酒和茶等刺激后。窦房结以下的异位起搏点自律性增高，抢先发出冲动而激动心脏，称为期前收缩，又名过早搏动（简称早搏）。按起源部位的不同，可分为房性、交界性及室性，以室性最常见，房性次之。

3. 发病机制

主动性异位心律失常，折返现象和异位起搏点自律性增高。

4. 临床表现

一般无症状，部分有漏搏，可引起心悸、乏力、心绞痛、呼吸困难，可有 S_1 增强。期前收缩临床意义的评价比较困难，它可发生在无器质性心脏病的"正常人"，如情绪激动、饱餐、过劳和烟茶过量是引起期前收缩的常见原因，其他心外疾患（如胃肠疾患、胆囊炎、急性感染）亦很常见，无重要临床意义。但若发生在器质性心脏病患者，尤其是心功能不全者则易引起严重的后果。一般来说，偶发的期前收缩，发生在无心脏病的年轻人，多无严重性，频发的、多源性的期前收缩常为病理性表现。急性心肌梗死时发生室性期前收缩常是室性心动过速与心室颤动的预兆。频发而多源的房性期前收缩常是房颤的前奏。

（二）房性期前收缩

1. 诊断要点

（1）心电图示提前发生的 P' 波，与窦性 P 波形态不同，P'-R 间期正常、QRS 波群正常。发生很早的房性期前收缩 P' 波可重叠于前面的 T 波之上，且其后没有 QRS 波群。

（2）房性期前收缩下传的 QRS 波群通常正常，较早发生的房性期前收缩有时出现宽大畸形的 QRS 波群，称为室内差异性传导。

如图 3-2 所示，第 4、7 个 P' 波提前出现、形态变异，P'-R 间期 > 0.12 s，不完全性代偿间歇，为房性期前收缩心电图。

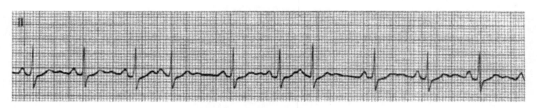

图 3-2　房性期前收缩

2. 治疗原则

对功能性房性期前收缩还是器质性期前收缩进一步评价，无器质性心脏病且无症状者不必治疗，症状明显者可用镇静药、β受体阻滞剂等；伴器质性心脏病者，以病因治疗和去除症状为主，不主张长期应用抗心律失常药物；对房性期前收缩可诱发室上性心动过速或房颤者，可选用β受体阻滞剂、普罗帕酮、维拉帕米等，但对病窦综合征或房室传导阻滞的患者应慎用。

3. 治疗方案

（1）琥珀酸美托洛尔 47.5 mg，每日 1 次。

（2）维拉帕米 40 ~ 80 mg，每日 3 次。

（3）缓释维拉帕米 120 ~ 240 mg，每日 1 次。

（4）稳心颗粒 5 g，每日 3 次。

4. 注意事项

房性期前收缩一般无须治疗。房性期前收缩过多且症状明显可给予药物治疗，美托洛尔无效时可用普罗帕酮 0.15 ~ 0.2 g，每日 3 次，控制后改为 0.1 g，每日 2 次或每日 3 次。

（三）房室交界性期前收缩

1. 诊断要点

提早出现的 QRS 波群，其形态与窦性的相同或兼有室内差异传导。QRS 波群前后有时可见逆行 P' 波，P' –R 间期短于 0.12 s 或没有 P' 波。其代偿间期可为不完全性或完全性。

如图 3-3 所示：第 3、4、7、10、11 个 QRS 波群提前出现，形态正常，其前有逆行 P' 波，P' –R 间期小于 0.12 s，代偿间期完全，提示：连发交界性期前收缩。

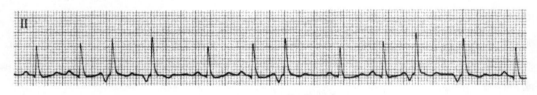

图 3-3　房室交界性期前收缩

2. 治疗原则

治疗与房性期前收缩相同。

（四）室性期前收缩

1. 诊断要点

（1）心电图示提前发生的 QRS 波群，时限通常超过 0.12 s、宽大畸形，ST 段与 T 波的方向与 QRS 主波方向相反。

（2）室性期前收缩与之前的窦性搏动间期恒定。

（3）室性期前收缩具有完全的代偿间歇；其可孤立或规律出现。二联律：每个窦性搏动后跟随一个室性期前收缩。三联律：每两个正常搏动后出现一个室性期前收缩。

如图 3-4 所示：第 2、5、8、11 次心搏为典型室性期前收缩，这种期前收缩发生在同一导联，两种形态，联律间期不相等，为多源室性期前收缩心电图。

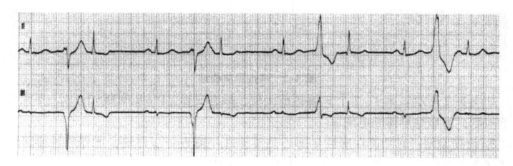

图 3-4 室性期前收缩

2. 治疗原则

对功能性室性期前收缩还是器质性期前收缩进一步评价，无器质性心脏病且无明显症状者不必使用抗心律失常药物治疗，如有明显症状应给予治疗，首先是去除诱发因素，也可以适当给予镇静剂；去除诱因仍然有明显症状可首选 β 受体阻滞剂或口服美西律或普罗帕酮。有器质性心脏病者首先应重视对原发病的治疗，同时要去除诱发因素，如感染、电解质及酸碱平衡失调、紧张、过度疲劳、过度烟酒、过度饮浓茶及咖啡等。药物治疗主要有 β 受体阻滞剂和胺碘酮，急性心肌梗死早期使用 β 受体阻滞剂可明显减少致命性心律失常的发生率，但不主张常规预防性使用利多卡因。射频消融可用于治疗频发单源室性期前收缩。

3. 治疗方案

普罗帕酮 0.1 ~ 0.2 g，每日 3 次，或美西律 0.15 ~ 0.2 g，每日 3 次。还可以使用稳心颗粒或参松养心胶囊。

4. 注意事项

（1）功能性期前收缩如无症状，不一定治疗。器质性室性期前收缩，如果是发生于急性心肌梗死、严重心力衰竭、心肌病及药物中毒或低钾时，应纠正病因，症状严重时考虑静脉给药治疗。一般室性期前收缩则可口服药治疗。

（2）洋地黄中毒引起的室性期前收缩应立即停用洋地黄和利尿剂，静脉滴注钾盐及镁盐，口服苯妥英钠 0.1 g，每日 3 次，或用利多卡因或美西律。

二、室上性快速心律失常

（一）窦性心动过速

1. 诊断要点

心电图显示为窦性心律，即 P 波在 I、II、aVF 导联直立，aVR 倒置，PR 间期 0.12～0.20 s，频率大于 100 次/分钟。婴儿窦性心律＞150 次/分钟，儿童窦性心率＞120 次/分钟为窦性心动过速（简称窦速）。如图 3-5 所示：窦性心律，心率 125 次/分钟，符合窦性心动过速心电图。

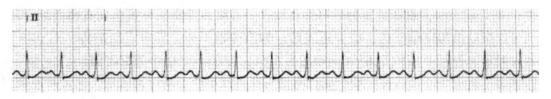

图 3-5 窦性心动过速

2. 常见病因

大多见于非心脏病：紧张、发热、贫血、甲亢和药物，也见于器质性心脏病，如心力衰竭和急性心肌炎。

3. 治疗原则

窦性心动过速常是继发性的，应针对原发病进行去除病因治疗。无基础疾病的窦性心动过速，伴有明显心悸症状时可对症治疗。

4. 治疗方案

应用 β 受体阻滞剂如富马酸比索洛尔 2.5～5 mg，每日 1 次；或酒石酸美托洛尔 12.5～25 mg，每日 2 次或每日 3 次口服；辅以适当镇静治疗。也可以选择维拉帕米、地尔硫䓬等治疗。

5. 注意事项

窦性心动过速大多数有继发因素，如感染、低氧、紧张、甲状腺功能亢进、贫血等，明确病因、去除病因至关重要；需使过快的心室率减慢时，方用β受体阻滞剂。严重窦速，心室率达 140 ~ 160 次/分钟时，可用艾司洛尔等药物，静脉推注。心力衰竭患者的窦性心动过速应用去乙酰毛花苷注射液 0.2 ~ 0.4 mg 加 20 mL 葡萄糖注射液，缓慢静脉注射。

（二）阵发性室上性心动过速

异位起搏点的自律性增高或形成折返激动，连续发生快速的激动 3 次或 3 次以上，称为阵发性室上性心动过速。其特点为：①突然发作，突然停止。②发作时心率在 160 ~ 220 次/分钟。③心律大多规则。④发作持续时间短，一般为数秒、数分至数小时，但也有少数患者持续数天。预激综合征者易有此类发作。

1. 诊断要点

（1）快而规则的心律（R-R 间期规律一致）、心率在 150 ~ 250 次/分钟，偶有快至 260 次/分钟以上者。

（2）QRS 波群多为室上性型（与窦性心律的 QRS 波形基本相同）。若伴有室内差异性传导或原有束支传导阻滞，则 QRS 波形可增宽变形，需与室性心动过速相鉴别。

（3）根据电生理特性分类、其心电图表现如下。

① 房室结内折返性心动过速：最多见。逆行 P'波多与 QRS 波群重合或紧跟其后，刺激迷走神经可终止发作，心脏多无器质性疾病。

② 房室间折返性心动过速：心动过速发作时可见逆行 P'波，在 QRS 波群之后，位于 R-R 间期之前 50%。刺激迷走神经可终止发作，心脏多无器质性疾病而有预激综合征。心动过速激动沿房室结下传，经旁道逆传。如沿旁道下传，经房室结逆传，则 QRS 波呈宽大畸形、逆行 P'波位于 R-R 间期的后 50%，即在下一个 QRS 波群之前。

③ 房内折返性心动过速：较少见。不易与自律性房性心动过速区别，迷走神经刺激不能终止发作，但可使心率变慢，P'波常直立。

④ 窦房结折返性心动过速：较少见。发作时 P'波与窦性 P 波相同，心率 120 ~ 180 次/分钟，常呈短阵出现，刺激迷走神经可终止发作，较多见于老年患者。

⑤ 自律性房性心动过速：引起异位心动过速开始的一个 P 波常在心动周期的较晚期，P 波直立，心率逐渐增快，在 100 ~ 160 次/分钟之间，外加刺激不能诱发及终止，房室传导阻滞较多见，可见于洋地黄过量者。室上性心动过速压迫颈动脉窦使发作终止。

如图 3-6 所示：QRS 波群形态正常，RR 间期相等。心室率达 220 次/分钟，发作中未见P波。心电图诊断：阵发性室上性心动过速。

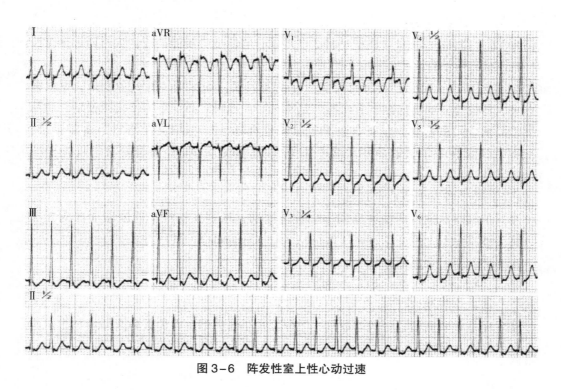

图3-6　阵发性室上性心动过速

2. 治疗方案

（1）抗心律失常药物治疗（转复）

①盐酸普罗帕酮注射液 35 ~ 70 mg 缓慢静脉推注。

②三磷酸腺苷二钠注射液（20 mg，2 mL/支）。用法：10 mg 快速静脉推注，不转复可 10 min 后 10 mg 重复静脉推注。

（2）电复律　对伴有严重血流动力学障碍者（如晕厥、休克等）应立即电复律，对药物治疗无效者也可应用电复律。

（3）射频消融术　首选治疗，绝大部分可根治。

3. 注意事项

（1）用上述处理后室上性心动过速未终止，维拉帕米或普罗帕酮在 15 min 后可重复应用 1 次，应该在心电监护下用药较为安全。

（2）有器质性心脏病不伴预激综合征，且 2 周内未用过洋地黄类药物的患者，可用去乙酰毛花苷注射液 0.4 mg 加 5% 葡萄糖注射液 20 mL，缓慢静脉推注，特别是心力衰竭患者应首选。

（3）室上性心动过速并低血压者可用升压药，如甲氧明 10 mg 肌内注射或间羟胺 5 ~ 10 mg 肌内注射，血压升高后可使迷走神经兴奋而终止心动过速。

（4）若以上药物仍不能控制，可经食管心房调搏超速抑制或体外同步电复律。

（5）发作频繁，药物治疗效果不佳者可行心电生理检查，定位后采用射频消融治疗。

（三）房扑及房颤

当心房起搏点发生的冲动，在心房内折返激动，使心房一部分心肌连续地进行除极及复极活动，便形成扑动或颤动，发生在心房者称为房扑或房颤。慢性房颤临床上可分为阵发性房颤、持续性房颤和永久性房颤 3 种类型。房颤远较房扑为多，两者绝大多数发生在已有器质性心脏病的患者，如冠心病、二尖瓣狭窄、甲状腺功能亢进性心脏病等。少数房颤找不到任何原因。持续性房颤使心房失去了协调一致的收缩，致心输出量减少，且易形成附壁血栓。

1. 诊断要点

（1）房扑

① P 波消失，代之一系列大小相同、形态如锯齿样的扑动波（F 波），频率 240 ~ 400 次 / 分钟，节律匀齐。

② QRS 波群呈室上性，与窦性心律的 QRS 波群基本相同。

③ 房室传导可按不同比例下传，如 2：1、3：1、4：1、5：1 等传导，心室律匀齐。如房室传导比例自 2：1 至 7：1 不等，则心室律不规则。

如图 3-7 所示：P 波消失，被一系列形态、间隔、大小相等的 F 波所代替，F 波与 F 波之间互相衔接无等电位线，F 波频率为 250 次 / 分钟，R-R 间期不等，F-R 间期相等，房室比值 2：1 ~ 4：1，心室率约为 100 次 / 分钟。诊断：房扑。

（2）房颤

① 心电图示 P 波消失，代以小而不规则的颤动波（f 波），频率为 350 ~ 600 次 / 分钟。

② 心室率极不规则，QRS 波群形态通常正常。

如图 3-8 所示：P 波消失，被一系列形态、大小、间隔均不相同的 f 波所代替，R-R 间期绝对不等。QRS 波群形态正常，心室率约为 75 次 / 分钟。诊断：房颤。

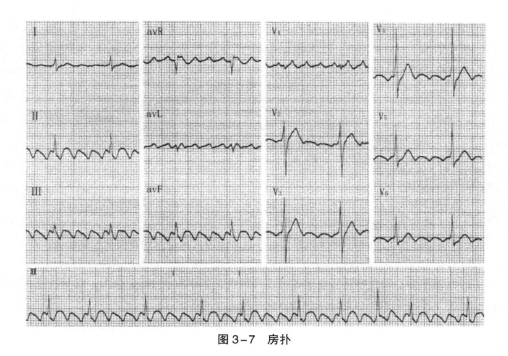

图 3-7　房扑

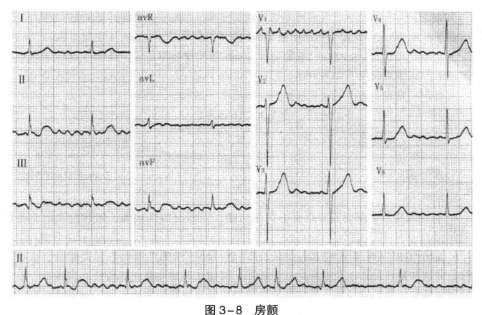

图 3-8　房颤

2. 治疗原则

评价患者是否合并其他基础疾病，应决定是转复窦性心律还是控制心室率；评价患者血栓栓塞和出血的风险，决定抗凝治疗的策略。以急性房颤（初发房颤 24～48 h

以内）为例，最初治疗目的为减慢快速心室率，可选择β受体阻滞剂、地尔硫䓬和洋地黄；如合并心力衰竭、低血压禁用β受体阻滞剂及维拉帕米；预激伴房颤禁用洋地黄及β受体阻滞剂。治疗目的为药物复律，可选择ⅠC（普罗帕酮）、Ⅲ类（胺碘酮）和电复律。如为慢性持续性房颤：减慢心室率及预防血栓栓塞；复律治疗：复律前3周华法林，复律后继续华法林治疗3～4周，注意凝血酶原国际标准化比值（INR）维持2.0～3.0，目前也优先推荐新型口服抗凝药物如达比加群或利伐沙班。复律药物：普罗帕酮、索他洛尔、胺碘酮，或者电复律。永久性房颤：控制过快的心室率可选择β受体阻滞剂、钙通道阻滞剂（如地尔硫䓬），合并心力衰竭可选择地高辛。目前房颤射频消融治疗越来越成为临床根治房颤的重要选择。

3. 治疗方案

（1）控制心室率

方案1：具有基础心脏病、心房较大、病程长或存在心功能不全的患者；用于不伴预激综合征，且近2周没有用过洋地黄类药物者，见表3-1。

表3-1　治疗方案

药物	治疗方法
5%的葡萄糖20 mL	静脉推注，缓慢
去乙酰毛花苷注射液 0.4 mg	

心室率控制在100次/分钟以下后，改用地高辛0.25 mg，每日1次维持。

方案2：没有心功能不全的患者，可应用酒石酸美托洛尔12.5～25 mg，每日2～3次口服；地尔硫䓬缓释片90 mg，每日2次口服。

注意事项：

① 阵发性房颤患者上述方法部分可转为窦性心律。不能复律者可联合普罗帕酮0.15～0.2 g，每日3次口服复律。

② 对于心房扩大不明显、无其他合并疾病的患者，可以首选房颤射频消融治疗。

（2）转复窦性心律

方案1：伴有血流动力学异常的快速房颤立即同步直流电复律。

方案2：血流动力学正常的阵发性房颤静脉推注盐酸普罗帕酮或选择胺碘酮。

普罗帕酮70 mg+5%葡萄糖注射液20 mL，缓慢静脉推注，15 min可重复1次。

胺碘酮150 mg+5%葡萄糖20 mL，缓慢静脉推注，可重复1次；伊布利特静脉注射，依体重应用，如果＞60 kg：1 mg，10 min内注入。

方案 3：见表 3-2。

表 3-2 治疗方案

药物	剂量	方法	
胺碘酮	0.2 g	每日 3 次	7～10 天后减量
普罗帕酮	150～200 mg	每日 3～4 次	7～10 天后减量维持治疗

注意事项：

① 长期服用胺碘酮尚需要观察甲状腺功能，以及有无肺部浸润性病变、角膜色素沉着等严重不良反应。

② 索他洛尔是一种较新的广谱抗心律失常药，兼有 β 受体阻滞剂和延长动作电位时程的双重作用。可用于预防和终止阵发性房颤、房扑和各种室上性心动过速，并用能有效维持房颤复律后的窦性心律，对室性期前收缩、室性心动过速等也适用，用法一般为口服 80 mg，每日 2 次。

③ 房颤持续一年以上，且病因未去除者，左房直径＞50 mm，疑为病态窦房结综合征者均不能复律。房颤发作超过 48 h、需要复律者应用华法林等抗凝治疗 3 周后再复律，复律后华法林等再用 4 周。使用华法林时应根据 INR 值调整剂量；或者行食管超声评价是否心房内血栓以缩短电复律前抗凝时间。

④ 房扑常自动转变为房颤，持续性的房扑少见，可用去乙酰毛花苷注射液 0.4 mg 静脉推注，使其转为窦性心律，无效时可试用胺碘酮，亦可用电转复，方法同"房颤"。房扑和房颤患者可考虑射频消融治疗。

（3）抗凝

① 血栓栓塞和出血风险的评估：瓣膜病房颤（中、重度二尖瓣狭窄或机械瓣置换术后）为栓塞的重要危险因素，具有明确抗凝适应证，无须再进行栓塞风险评分。非瓣膜病房颤，推荐使用 CHA_2DS_2-VASc 积分评估栓塞风险：CHA_2DS_2-VASc 积分男性≥2 分、女性≥3 分，需服用抗凝药物；CHA_2DS_2-VASc 积分男性＝1 分、女性＝2 分，在详细评估出血风险后建议口服抗凝药物治疗；无危险因素，CHA_2DS_2-VASc 积分＝0 分者，无须抗凝治疗。

② 抗凝药物的选择

a. 华法林：抗凝效果肯定，但治疗窗狭窄，不同个体的有效剂量差异较大，并易受多种食物和药物的影响，需常规监测抗凝，力求 INR 达到 2.0～3.0，高龄老年患者可适当放宽至 1.6～2.5。完成临床评估后，应尽快启动华法林治疗。不推荐给起始负荷量，建议初始剂量为 1 ~ 3 mg，每日 1 次。稳定前应数日至每周监测 1 次，个体化调整剂量，可在 2 ~ 4 周达到抗凝目标范围。此后，根据 INR 结果的稳定性可延长监测 INR 时间，每 4 周监测 1 次。1 次轻度升高或降低可不急于改变剂量，但应近期复查。INR 如确实不在目标范围，可升高或降低原剂量的 10% ~ 15%，建议根据每周剂量进行调整。调整剂量后应重复前面所述的监测频率，直到剂量再次稳定。老年患者的华法林清除减少，合并其他疾病或合并用药较多，出血风险高，可适当增加监测频率。

b. 非维生素 K 拮抗剂口服抗凝药（NOAC）：包括达比加群酯、利伐沙班、阿哌沙班和艾多沙班。NOAC 受食物及药物影响较少，应用过程中无须常规监测凝血功能，近年来在临床的应用越来越多。

三、室性快速心律失常

（一）室性心动过速

绝大多数室性心动过速发生于严重的器质性心脏病，如心肌梗死、心肌病、心肌炎、低钾血症和洋地黄中毒等，必须紧急处理，终止发作。

1. 诊断要点

（1）连续出现 3 次或 3 次以上的快速室性搏动，心室率 150 ~ 200 次 / 分钟，心律大致规则，但不是绝对匀齐。

（2）QRS 波群呈宽大畸形、时间 > 0.12 s。伴继发性 ST 及 T 波改变（T 波方向与 QRS 波主波方向相反）。

（3）如见 P 波，其频率比心室率慢且与 QRS 波群无固定关系。

（4）如 P 波（窦性冲动）传入心室，形成心室夺获或室性融合波。有助于明确诊断。

如图 3-9 所示：R_1、R_9、R_{12}、R_{14} 为窦性 P 波下传，其 QRS 波群形态正常，P-R 间期 0.14 s。R_2 ~ R_8、R_{15} ~ R_{20} QRS 波群宽大畸形提前出现，前无 P 波，其后有一列与其相同的 QRS 波群连续发生，R-R 间期略有不等，心室率为 180 次 / 分钟。R_{10}、R_{11} 及 R_{13} 分别为成对和单发的提前出现的前无 P 波的宽大畸形的 QRS 波群为室性期前收缩。心电图诊断：窦性心律、成对室性期前收缩、短阵性室性心动过速。

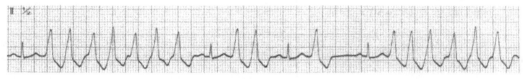

图 3-9　室性心动过速

2. 治疗原则

一旦诊断，必须尽早治疗，发作时伴有血流动力学障碍立即电复律。持续发作时没有血流动力学障碍，可行药物转律；评价有无基础心脏病，如急性心肌梗死、心肌病等。及时治疗原发病（如急性心肌梗死、心力衰竭）和去除诱因（如洋地黄中毒及电解质紊乱）。电复律：因持续性室性心动过速常伴有明显血流动力学障碍，故应积极处理，患者危重及伴低血压休克、肺水肿者应首选电复律。洋地黄中毒所致的室性心动过速不宜用电复律，可用苯妥英钠、利多卡因。药物治疗：血流动力学稳定的非持续性室性心动过速可首先使用药物复律并预防复发，Ⅲ类抗心律失常药物是最强的抗室性心律失常药物，以胺碘酮最为常用，该药在合并器质性心脏病及急性心肌梗死的患者中是安全的。β受体阻滞剂对于缺血性心脏病伴发的室性心律失常，可明显降低病死率；导管消融及外科手术：特发性室性心动过速应首选导管消融，器质性心脏病合并室性心动过速者导管消融成功率低、复发率高，不宜首选。缺血性心脏病引起的、经药物治疗无效及反复发作的持续性室性心动过速，这类患者常有心肌梗死病史及室壁瘤形成，手术的目的在于切除室壁瘤及其周边组织，打断折返环路而使室性心动过速消失；植入型心脏转复除颤仪（ICD）：ICD 在室性心动过速治疗中具有极其重要的价值，不仅能在室性心动过速发作时立即有效地终止，对于心脏性猝死的高危人群是降低心脏性猝死率最有效的手段。

3. 具体药物治疗

方案 1：利多卡因（用法同室性期前收缩）。

方案 2：胺碘酮 150 mg，缓慢静脉注射，然后静脉滴注维持，前 6 h 每分钟 1 mg，以后每分钟 0.5 mg。

方案 3：洋地黄中毒所致者，10% 葡萄糖液 20 mL + 苯妥英钠 100 mg，静脉推注。

4. 注意事项

（1）普鲁卡因胺毒副作用较大，用药时随时注意血压和心电图变化，血压下降可用升压药，心电图 QRS 波群增宽时立即停止注射。

（2）药物无效时或有血流动力学障碍应用同步直流电复律，但洋地黄中毒所致者不宜用。

（3）特发性室性心动过速可行射频消融治疗。

（二）心室颤动及心室扑动

1. 诊断要点

心室颤动波振幅细小（< 0.2 mV），波形、振幅及频率均极不规则，无法辨认

QRS 波群、ST 段与 T 波。心室颤动发作前往往先见短暂室性心动过速，后者常由舒张晚期发生的室性期前收缩引发。急性心肌梗死的原发性心室颤动，通常由于舒张早期的室性期前收缩落在 T 波上触发室性心动过速，然后演变为心室颤动。心室扑动呈正弦波形，波幅大而规则，频率为 150～300 次/分钟。

如图 3-10 所示：第一条（Ⅱ 导联）心电图可见正常 QRS-T 波群消失，代之以一系列波形、振幅及时限均不等的圆钝波，频率达 260～500 次/分钟，为心室颤动。经电除颤治疗后，记录第二条（aVF 导联）心电图可见匀齐呈"正弦曲线"样的扑动波，频率为 150 次/分钟，随后可见较长间期内无心搏出现，经心前区叩击后出现宽大畸形的 QRS 波，频率由不齐到逐渐整齐（接第三条），为室性逸搏心律。诊断：心室颤动、心室扑动、心室停搏、室性心动过速。

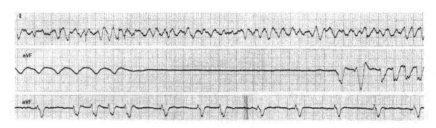

图 3-10　心室颤动

2. 治疗原则

一经诊断，立即电复律。

3. 治疗方案

心室颤动与心室扑动是临终前的表现，预示患者存活机会微小。应立即行电复律。除颤电极波以导电胶分别置于胸骨右上缘（右锁骨下区）和心尖部，电极与胸壁应紧贴，然后以单向 360 J 或双向 200 J 能量放电。除颤后应立即行心电监护，如心室颤动依旧，应再次除颤，室扑常可自动转为心室颤动，按心室颤动处理。

4. 注意事项

（1）非同步直流电复律　一旦发生心室颤动应立即非同步电复律，能量选择单向波 360 J、双向波 200 J。同时准备好心肺复苏相关药物及仪器。电击开始时间越早，成功率越高，因此应争分夺秒。

（2）保持呼吸道通畅及人工心脏外按压。

（3）肾上腺素　是心肺复苏最重要的药物之一，可使细颤转为粗颤，从而提高电复律的成功率。

（4）抗心律失常药物　利多卡因或胺碘酮静脉注射，有效后给予维持量。如洋地黄中毒引起的心室颤动，可用苯妥英钠静脉注射。

（5）纠正酸碱平衡失调及电解质紊乱。

（6）复律后积极治疗原发病及诱发因素，如原发病不能治愈则应考虑安装自动复律除颤仪（ICD）。

四、快速心律失常的非药物治疗

（一）心脏电复律

适应证如下。

（1）恶性室性心律失常

①药物治疗后不能很快纠正，伴血流动力学严重受累，应立即采用同步电复律。

②心室颤动发生 1~3 min 内有效电除颤，间隔时间越短，除颤成功率越高。

（2）房颤　符合下列条件者可考虑电转复。

①房颤病史＜1 年者，既往窦性心律不低于 60 次/分钟。

②房颤后心力衰竭或心绞痛恶化和不易控制者。

③房颤伴心室率较快，且药物控制不佳者。

④原发病已得到控制，房颤仍持续存在者。

（3）房扑

（4）室上性心动过速

有如下并发症：急性肺水肿、低血压、体循环栓塞和肺动脉栓塞和血清心肌酶增高等。

（二）导管射频消融治疗快速性心律失常

适应证如下。

（1）阵发性房颤或持续性房颤。

（2）房室折返性心动过速、房室结折返性心动过速、房速和无器质性心脏病证据的室性心动过速（特发性室性心动过速）呈反复发作性或合并有心动过速心肌病或者血流动力学不稳定者。

（3）发作频繁、心室率不易控制的典型房扑。

（4）发作频繁、心室率不易控制的非典型房扑。

（5）不适当窦速或早搏合并心动过速心肌病。

（6）发作频繁和（或）症状重、药物预防发作效果差的心肌梗死后室性心动过速。

（三）快速性心律失常的外科治疗

治疗方法包括室壁瘤切除术、冠状动脉旁路移植术和矫正瓣膜关闭不全或狭窄的手术、左颈胸交感神经切断术等。

第三节　老年缓慢性心律失常

一、窦性心动过缓

1. 诊断要点

主要是心电图诊断。

心电图显示如图 3-11 所示：窦性心律，心率：45 次/分钟，显示为窦性心动过缓、窦性心律不齐。

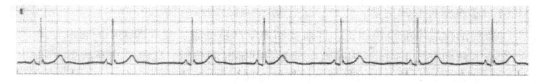

图 3-11　窦性心律

2. 常见病因

颅内高压、高血钾、剧烈咳嗽、低温麻醉、梗阻性黄疸、甲状腺功能减退和同时应用减慢心率药物等是常见的导致窦性心动过缓的心外因素，此时首先需要鉴别是否存在窦房结功能低下，同时要评价是否继发于急性心肌梗死或严重心肌缺血等。

3. 治疗原则

无症状窦性心动过缓通常无须治疗；有症状时，明确病因，治疗原发疾病；药物治疗只能临时或短期应用，以缓解症状。

明确病态窦房结综合征的持续性窦缓伴有临床症状，应该行永久心脏起搏器植入治疗。

二、窦性停搏

1. 常见病因

窦房结功能低下、药物（洋地黄等）和迷走张力增高。

2. 诊断要点

长 P–P 与窦 P–P 之间无倍数关系，可出现逸搏或逸搏心律。

3. 临床表现

头晕，昏厥 Adams–stokes 征。

三、窦房传导阻滞

1. 常见病因

心肌梗死、心肌炎、冠心病、心肌病、药物（洋地黄）、电解质紊乱（高钾）。以上病因导致窦房结产生冲动部分或全部不能到达心房，引起心房和心室停搏。

2. 诊断要点

只有二度才能在心电图表现。长 P–P 是窦性 P–P 的倍数或出现文氏现象；P–P 进行性缩短，直至出现长 P–P 间期（该 P–P 间期短于基本 P–P 间期 2 倍）。

3. 临床表现

约 2/3 的患者伴有快速心律失常；头昏，晕厥。

如图 3–12 所示：窦性心律，突发长周期（$R_1 \sim R_2$、$R_7 \sim R_8$），长周期是基本窦性周期长度的倍数，符合 II 窦房传导阻滞心电图。

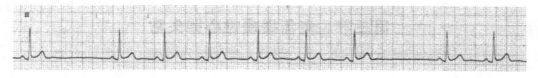

图 3–12 窦性心律

四、病态窦房结综合征（SSS 综合征）

病态窦房结综合征由窦房结或周围组织的器质性病变导致功能障碍，从而产生多种心律失常和多种症状的综合征。特征：心动过缓，合并快速心律失常反复发作，称为心动过缓–心动过速综合征（慢快综合征）。

1. 常见病因

特发性、器质性心脏病、药物、电解质紊乱和手术损伤。

2. 临床表现

病程缓慢（5～10年），脏器供血不足为主要表现，头昏、乏力失眠、记忆力下降，严重者致 Adams – Stokes 综合征。

3. 诊断要点

严重窦缓，窦性停搏，窦房传导阻滞，慢 – 快综合征，心室律缓慢型房颤在电复律后不能恢复窦性心律，持久，慢性房室交界区逸搏心律。

4. 特殊辅助检查

（1）阿托品试验　1～2 mg，立即静脉推注。

阿托品静脉注射后：1 min、3 min、5 min、10 min、15 min、20 min 分别观察心电图，依据心率的数值预计评价。心率＞90次/分钟，为阿托品试验阴性；心率＜90次/分钟，为阿托品试验阳性，出现交界区逸搏心律为阳性。

（2）窦房结功能测定

①心脏固有心率：阿托品 2 mg＋普萘洛尔 5 mg。

②注射后：3 min、5 min、10 min、30 min 分别测心率最高值称为固有心率。正常平均：101±11次/分钟，病态窦房结综合征多为≤81次/分钟。

（3）心房调搏试验　窦房结恢复时间≥2 s（或校正后窦房结恢复时间＞450 ms），窦房结传导时间＞120 ms 均为正常。

5. 治疗方案

窦性心动过缓心率低于50次/分钟，应针对病因进行治疗，如果合并有心绞痛甚至晕厥、抽搐时，必要时可安装人工心脏起搏器。禁用减慢心率药物；心率缓慢者用阿托品、异丙肾上腺素；症状严重者用人工心脏起搏器。药物对症处理方案如下。

方案1：阿托品 0.3 mg，每日 3次或每日4次口服。

方案2：氨茶碱控释片 0.1～0.2 g，每日2次口服。

方案3：麻黄碱 12.5～25 mg，每日2次或每日3次口服。

方案4：异丙肾上腺素 5 mg 含服，每3～4 h 1次。

五、房室传导阻滞

房室传导阻滞（AVB）是指由于房室传导系统某个部位（有时两个以上部位）的不应期异常延长、激动自心房向心室传导的过程中发生传导速度延缓或部分甚至全部激动不能下传的现象。房室阻滞可以是一过性、间歇性或持久性的。持久性房室阻滞一般是器质性病变或损伤所致。

根据传导障碍的轻重程度，可分为三度房室传导阻滞。

1. 诊断要点

（1）一度房室阻滞　心电图上的 PR 间期超过 200 ms（正常 0.12 ～ 0.2 s，如心率慢可长至 0.21 s），如图 3-13 所示。

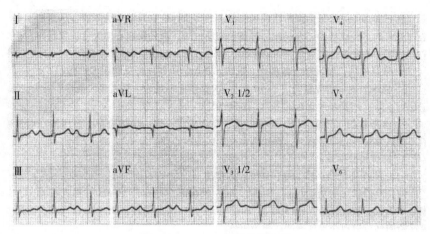

图 3-13　一度房室传导阻滞

（2）二度房室传导阻滞　指有些心房冲动不能下传到达心室。Mobitz 从心电图上将二度房室传导阻滞分为两型：二度 Ⅰ 型房室传导阻滞是指 PR 间期逐渐延长直至出现 P 波脱漏；二度 Ⅱ 型房室传导阻滞则指 PR 间期不变，突然出现 P 波未下传至心室。

如图 3-14 所示，PR 间期逐渐延长，最后导致一个 P 波下传受阻（QRS 波群脱漏），房室比值 9：8，符合二度 Ⅰ 型房室传导阻滞。

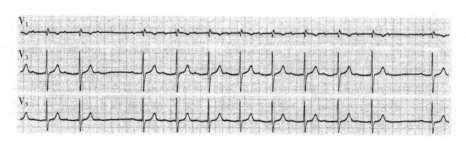

图 3-14　二度 Ⅰ 型房室传导阻滞

如图 3-15 所示：P-R 间期正常且恒定，每个 QRS 波群后的第一个 P 波后无 QRS 波群，呈 2：1 房室传导。诊断：二度 II 型房室传导阻滞。

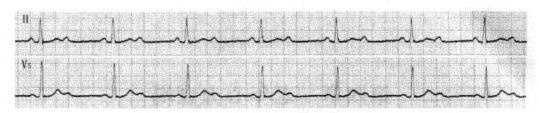

图 3-15　二度 II 型房室传导阻滞

（3）三度房室阻滞　心房、心室活动各自独立、互不相关；心房率快于心室率；心室起搏点通常在阻滞部位稍下，心室率 40～60 次 / 分钟，QRS 波群正常，如位于室内传导系统远端心室率可低于 40 次 / 分钟，QRS 波群增宽。

如图 3-16 所示，本图为 II 导联：P-P 等，R-R 等，P-R 间期不等，房率 70 次 / 分钟，室率 44 次 / 分钟，QRS 波群形态正常。诊断：三度房室传导阻滞交界性逸搏心律。

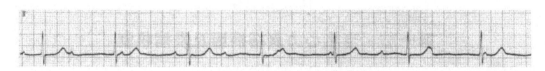

图 3-16　三度房室传导阻滞交界性逸搏心律

2. 治疗方案（表 3-3）

表 3-3　治疗方案

方案	药物	剂量	方法
方案 1	阿托品	0.3 mg	每日 3 次
方案 2	异丙肾上腺素	5～10 mg	含服，每日 4 次
方案 3	5% 葡萄糖	500 mL	静脉滴注
	异丙肾上腺素	0.5 mg	

3. 注意事项

（1）一度和二度 I 型房室传导阻滞无须抗心律失常治疗。

（2）二度Ⅱ型和三度房室传导阻滞伴心室率缓慢者可用药物治疗，见"窦性心动过缓"一节。

（3）高度房室传导阻滞症状明显或发生过阿斯综合征者要评价有无急性缺血、心肌炎或离子紊乱等病因或诱因，积极治疗基础疾病，异丙肾上腺素剂量不宜大，以免产生室性心律失常。

（4）二度Ⅱ型和三度房室传导阻滞患者，应尽早安装永久人工心脏起搏器。

六、心脏起搏器治疗

适应证如下。

（1）完全或高度房室传导阻滞。

（2）束支–分支水平阻滞，间歇发生二度Ⅱ型房室传导阻滞。

（3）窦房结功能障碍或病窦综合征，有明确的临床症状。

（4）由于颈动脉窦过敏引起的心率减慢。

（5）有窦房结功能障碍和（或）房室传导阻滞的患者，虽然没有临床症状，但必须采用具有减慢心率的药物治疗时，为了保证适当的心室率，应植入心脏起搏器。

第四章 老年冠状动脉疾病

第一节 概述

目前，中国已经成为世界上老年人口最多的国家，也是人口老龄化发展速度最快的国家之一。据联合国统计，到 21 世纪中期，中国将有近 5 亿人口超过 60 岁，而这个数字将超过美国人口总数。

根据《中国心血管健康与疾病报告》显示，人口老龄化及城镇化进程的加速，导致了心血管病的发病人数持续增加，今后 10 年心血管病患病人数仍将快速增长。心血管疾病是 60 岁以上的老年人最常见的疾病和最主要的死亡原因。其中 1/2 ~ 2/3 的患者会发生高血压、心力衰竭，这也是老年人最主要的住院原因之一。而冠状动脉粥样硬化性心脏病（冠心病）更是老年患者最主要罹患的心血管疾病之一，老年冠心病患者往往合并多支血管病变及左主干病变，病情重、预后差，发病率及病死率均极高，这就需要我们采取更多有效的预防和治疗措施。

一、流行病学

冠心病发病率与严重程度随年龄增加而增加。根据《中国卫生和计划生育统计年鉴》《高龄老年冠心病诊治中国专家共识》中指出，80 岁之前老年男性与女性急性心肌梗死（AMI）的发生率相似，而超过 80 岁之后女性发生率更高，80 岁及以上年龄组 AMI 病死率更高。80 岁以上年龄组 AMI 病死率增幅：城市男性为 207.26/10 万，城市女性为 215.10/10 万；农村男性为 347.04/10 万，农村女性为 348.69/10 万。因此，老年人群冠心病的防治任务日趋严峻。

二、病因及发病机制

随着衰老动脉血管壁的细胞、酶、分子发生改变，其中包括激活血管平滑肌细胞向内膜迁移，增加基质生产。由于基质金属蛋白酶活性改变，血管紧张素 II、转化生长因子-β、细胞间黏附分子增多，并产生胶原蛋白和胶原蛋白交联，最终导致基质的增加。也有弹性纤维的丢失，纤维连接蛋白和钙化增加。这些过程导致动脉扩张和内膜厚度增加，从而导致血管僵硬度增加。在动物和人类老年模型中，内皮细胞一氧化氮（NO）的产生随着年龄增长而减少，内皮细胞质量的降低，从而加速细胞的衰老和凋亡，同时血管产生超氧阴离子而增加 NO 的消耗，这些病理改变都与年龄增加有关。这些变化导致内皮细胞 NO 介导的外周和冠状动脉血管扩张反应减弱。β 肾上腺素受体激动剂和 α 肾上腺素能阻滞剂的血管反应也随着年龄的增长而降低。与此相反，对非内皮细胞衍生的化合物（如硝酸盐和硝普钠）的反应随着年龄的增长而得以保存。

年龄相关的改变也见于血管内环境，与年轻患者相比，老年患者血小板磷脂含量改变，血小板活性增加，同时血小板与血管壁结合增加。老年患者纤溶酶原激活物抑制剂（PAI-1）增加，导致纤溶功能下降，循环中致栓炎性因子也随年龄增加，这些变化在急性冠状动脉综合征的发病过程中起重要作用。

同时随着年龄的增加，自主神经系统发生的相应改变也会影响心血管功能。对肾上腺系统而言，年龄相关改变减少受体数目，改变 G 蛋白的耦联，改变 G 蛋白介导的信号传导。年龄相关肾上腺素能血小板受体减少，从而减少肾上腺素能神经介导的动脉血管反应。多巴胺受体含量及转运子降低，导致心脏多巴胺刺激的收缩反应减弱。心脏及血管组织对副交感神经刺激的敏感性较弱，但在老龄人口中，常可见中枢神经系统的效应增加，在年龄相关的自主神经功能模型中，常可见中枢神经系统的效应增加，年龄相关的自主神经功能改变结合导致压力反射功能及对生理刺激的反应减弱，最终造成对中枢神经系统的副交感神经刺激的敏感性增加。对于老年人，运动可以改善内皮功能、动脉壁硬度及压力感受器的功能，用抗炎药物及抗氧化剂维生素无效，但进食抗氧化食品可减慢血管发生增龄相关改变。

三、临床发病特点及治疗

常见的心血管疾病在老年人和青年人中是不同的。老年患者常合并高血压、高脂血症、糖尿病等多种危险因素，且通常为收缩压随年龄上升而升高，成为心血管事件的强预测因子，尤其是女性，保留收缩功能的心力衰竭（HF）更常见于老年人且女性多于男性。而冠状动脉常呈多支、弥漫、钙化、慢性完全性闭塞病变等，易发生心肌梗死。AMI 患者血运重建治疗成功率低，出血和感染并发症发生率高，患者预后不良。此外，老年冠心病患者临床表现常不典型且体弱、脏器功能减退等，临床漏诊率和误诊率均较高。

与年轻患者相比，老年患者多为无症状、不典型心肌缺血。与典型的劳力后胸骨下压榨感不同，其症状可能多为呼吸困难、肩背疼痛、乏力（主要为女性）、衰弱、上腹部不适及被伴发疾病所诱发。这些患者的症状可发生在休息时，也可发生在精神应激时。记忆力减退也可限制病史的精确性。据报道，在60岁以上的老年患者中，心电图有心肌缺血的证据而无症状者约占50%。

在临床治疗中，药物治疗为老年冠心病患者的主要治疗方式。而老年患者在药物种类的选择、药物剂量的调整、药物之间的相互作用、不良反应的发生及评估方面均与青年患者有较大差别。老年患者通常体重较轻、肝肾等脏器功能较差、临床合并疾病较多，这些因素均对临床治疗效果、用药剂量及不良反应的发生产生极大的影响。而目前临床中较少有专门针对老年冠心病患者的临床研究，导致缺乏明确的用药指导，更多凭借医生的临床经验做个体化调整。故老年冠心病患者应通过综合评估，合理化使用药物，进一步完善治疗。

（1）优先治疗　通过评估，结合预后及期望寿命，找出最优先治疗的疾病，根据实践指南合理用药。

（2）优化药物　纠正药物过度使用或剂量不足导致的治疗效果不佳等情况。

（3）平衡利弊　合理配伍，避免药物与疾病、药物与药物的相互作用等。

（4）依从性　应尽量选择疗效确切的药物，提高患者依从性。

四、预后

老年冠心病患者多合并多种疾病，同时存在多种老年问题或老年综合征，伴有不同程度的功能损害。通过老年综合评估，多层面、多学科评价其躯体健康、功能状态、心理健康和社会环境状况，并制订有效的预防、保健、治疗、康复和护理计划，有助于促进高龄患者各种功能状态的改善，提高生命质量和健康期望寿命。二级预防需在临床实践指南指导基础上，结合老年综合评估结果，筛查潜在不适当用药，评估获益与风险，制订高度个体化合理用药方案。目前，个体的遗传性状影响某些药物的反应性，以基因为导向的精准医疗，对疾病易感性进行评估，临床个体化、合理化用药具有指导意义。老年冠心病患者，有选择地进行基因多态性检测，有助于精准评估个体情况，合理选择药物，对临床治疗具有一定的指导意义。

第二节　老年急性冠脉综合征

急性冠脉综合征（ACS）根据 ST 段是否抬高分为 ST 段抬高 ACS（STE-ACS）和非 ST 段抬高 ACS（NSTE-ACS），再按演变过程分为 Q 波 MI（QWMI）、非 Q 波 MI（NQWMI）和不稳定型心绞痛（UAP）。一般 STE-ACS 主要为 ST 段抬高急性心肌梗死（STEMI），仅很小部分为变异型心绞痛；STEMI 绝大部分发展为 QWMI，小部分为 NQWMI。NSTE-ACS 主要由 UA 和非 ST 段抬高急性心肌梗死（NSTEMI）组成，NSTEMI 中绝大部分演变为 NQWMI，小部分可演变为 QWMI。

ACS 的临床特点包括：①长时间（> 20 min）静息型心绞痛；②新发心绞痛，表现为自发性心绞痛或劳力性心绞痛（CCS Ⅱ 或 Ⅲ 级）；③过去稳定型心绞痛，最近 1 个月内症状加重，且具有至少 CCS Ⅲ 级的特点（恶化型心绞痛）；④心肌梗死后 1 个月内发作心绞痛，也称为心肌梗死后心绞痛。

一、ACS 的诊断标准及风险评估

（一）诊断标准

1. STEMI

肌钙蛋白（cTn）或肌酸激酶-同工酶（CK-MB）超过正常值，心电图表现为 ST 段弓背向上抬高，至少伴有下列情况之一：持续缺血性胸痛、超声心动图显示节段性室壁活动异常、冠状动脉造影异常。

STEMI 的心电图特点：①至少两个相邻导联 J 点后新出现 ST 段弓背向上抬高 [V$_2$ ~ V$_3$ 导联 ≥ 0.25 mV（< 40 岁男性）、≥ 0.2 mV（≥ 40 岁男性）或 ≥ 0.15 mV（女性），其他相邻胸导或肢体导联 ≥ 0.1 mV] 伴或不伴病理性 Q 波、R 波减低；②新出现的完全性左束支传导阻滞；③超急性期 T 波改变。当原有左束支阻滞患者发生心肌梗死或是心肌梗死出现左束支阻滞时，心电图诊断困难，须结合临床情况仔细判断。

持续性胸痛伴 ST 段抬高拟直接经皮冠状动脉介入治疗（PCI）的 STEMI 患者诊断无须等待生物标志物结果。超急性期高尖 T 波改变，尚未出现 ST 段抬高时很难明确诊断，应动态观察心电图改变。另需注意，由于合并束支传导阻滞、电解质紊乱、陈旧性心肌梗死基础上发生的相对心室壁的新发心肌梗死等情况，即使是透壁心肌梗死，心电图的 ST-T 及 QRS 动态演变也很不典型，不能表现为 ST 段抬高，而归入 NSTEMI 诊断，错失了直接 PCI 的机会。

2. NSTEMI

cTn 或 CK-MB 超过正常值，并同时伴有下列情况之一者：持续缺血性胸痛，心电图表现为新发的 ST 段压低或 T 波低平、倒置，超声心动图显示节段性室壁活动异常，冠状动脉造影异常。

3. UA

cTn 阴性，缺血性胸痛，心电图表现为一过性 ST 段压低或 T 波低平、倒置，少见 ST 段抬高（变异性心绞痛）。

胸痛和心电图表现不典型的 NSTE-ACS 患者，动态 0 h/3 h 检测高敏肌钙蛋白（hs-cTn），必要时 3~6 h 再复查，对早期诊断或排除 NSTEMI 和危险分层十分重要，可在第 3 天或第 4 天再检测 1 次 cTn，评估心肌梗死面积和心肌坏死的动态变化。

（二）风险评估

1. STEMI

风险评估是一个连续的过程，需根据临床情况不断更新最初的评估。高龄、女性、Killip Ⅱ~Ⅳ级、既往心肌梗死史、房颤、前壁心肌梗死、肺部啰音、收缩压 < 100 mmHg、心率 > 100 次/分、糖尿病、肌酐增高、cTn 明显升高等都是 STEMI 患者死亡风险增加的独立危险因素。溶栓治疗失败、伴有右心室心肌梗死和血流动力学异常的下壁 STEMI 患者病死率增高。合并机械性并发症的 STEMI 患者死亡风险增大。冠状动脉造影可为 STEMI 危险分层提供重要信息。

2. NSTE-ACS

需结合患者病史、症状、生命体征和体检发现，以及心电图和实验室检测，给出最初的缺血性和出血性风险分层，以指导早期有创策略或早期保守药物治疗策略的选择。

缺血风险评估工具：① GRACE 风险评分：为入院和出院提供了最准确的风险评估。应用于此风险计算的参数包括年龄、收缩压、脉率、血清肌酐、就诊时的 Killip 分级、入院时心搏骤停、心脏生物标志物升高和 ST 段变化。在 GRACE 评分基础上，GRACE 2.0 风险计算器可直接估测住院、6 个月、1 年和 3 年的病死率，同时还能提供 1 年死亡或心肌梗死联合风险。GRACE 分级：低危 < 109 分 ≤ 中危 ≤ 140 分 < 高危。满足以下一条者为极高危：血流动力学不稳定或心源性休克；药物治疗无效的反复发作或持续性胸痛；致命性心律失常或心搏骤停；心肌梗死合并机械并发症；急性心力衰竭；反复的 ST-T 动态改变，尤其是伴随间歇性 ST 段抬高。②心电监测：恶性心律失常是导致 NSTE-ACS 患者早期死亡的重要原因。早期血运重建治疗及使用抗栓药物和 β 受体阻滞剂，可明显降低恶性心律失常的发生率（< 3%），而多数心律失常事件发生

在症状发作 12 h 之内。建议持续心电监测，直到明确诊断或排除 NSTEMI，并酌情将 NSTEMI 患者收入监护病房。对心律失常风险低危的 NSTEMI 患者，心电监测 24 h 或直至 PCI；对心律失常风险中至高危的 NSTEMI 患者，心电监测 > 24 h。心律失常风险中至高危包括以下情况：血流动力学不稳定、严重心律失常、左心室射血分数（LVEF）< 40%、再灌注治疗失败，以及合并介入治疗并发症。

出血风险评估工具：CRUSADE 评分考虑患者基线特征（女性、糖尿病史、周围血管疾病史或卒中）、入院时的临床参数（心率、收缩压和心力衰竭体征）和入院时实验室检查结果（血细胞比容、校正后的肌酐清除率），评估患者住院期间发生严重出血事件的可能性。CRUSADE 分级：低危 ≤ 30 分 < 中危 ≤ 40 分 < 高危。总体上，对接受 CAG 的 ACS 患者，CRUSADE 评分对严重出血具有合理的预测价值，但尚不明确药物治疗或口服抗凝药（OAC）治疗时上述评分方法的价值，正在 OAC 治疗的患者通常评定为高危出血患者。

拟诊为 NSTE-ACS 患者在急诊室首次医疗接触（FMC）时即应进行危险分层。

（1）高危（至少具备下列中的 1 项）　①病史：48 h 内的持续进行性缺血性胸痛；②胸痛特征：静息性胸痛 ≥ 20 min；③临床征象：新发生的肺水肿或出现二尖瓣反流性杂音，低血压，心动过缓或过速，年龄 > 75 岁；④心电图：静息型心绞痛伴 ST 段改变 ≥ 0.05 mV，可能新发生的束支传导阻滞（BBB），持续性室性心动过速；⑤心脏标志物：明显升高 cTn > 0.1 ng/mL。

（2）中危（无高危征象，但有下列中的 1 项）　①病史：有心肌梗死、脑血管或周围血管病史，曾做冠状动脉旁路移植术（CABG），曾用阿司匹林；②胸痛特征：持续性（> 20 min）静息性胸痛现已缓解或静息型心绞痛经休息或含服硝酸甘油在 20 min 内已缓解，有冠心病可能；③临床征象：年龄 > 70 岁；④心电图：T 波倒置 ≥ 0.2 mV，新发生病理性 Q 波或 T 波；⑤心脏标志物：轻度升高 cTnT > 0.01 ng/mL，但 < 0.1 ng/mL。

（3）低危（无高危和中危征象，但有下列中的 1 项）　①胸痛特征：近 2 周有新发生或进行性 CCS Ⅲ 或 Ⅳ 级心绞痛，无持续性（> 20 min）静息性胸痛；②心电图：在胸部不适发作时，心电图正常或无改变；③心脏标志物：正常。

处理：高危或中危，应尽快转运至有条件的医疗机构做冠状动脉造影，根据造影结果，进一步选择早期有创策略（PCI/CABC）或早期保守药物治疗策略。NSTE-ACS 的血运重建分为紧急（2 h 以内）、早期（24 h 以内）和延迟（72 h 以内）3 种策略，分别适用于 NSTE-ACS 极高危、高危和中危患者；低危，应考虑无创性负荷试验或冠状动脉 CT（CTA）检查，根据结果再分为冠心病高危、非高危或阴性，做相应处理。

二、ACS 诊治流程

（一）院前处理及治疗策略的选择

强化院前急救的目标是将患者的总缺血时间控制在 120 min 内，在转运过程中，应尽快开始进行相应的辅助药物治疗。

1. 早期识别及呼救

教育冠心病或拟诊冠心病的患者识别其胸部不适可能是心肌缺血的表现，舌下含服硝酸甘油 5 min 内症状无改善时，就应立即拨打急救电话。

2. 初期的救助

医疗急救人员的初期救助包括吸氧，以及使用硝酸甘油、阿司匹林及吗啡。检测血压、心率，询问有无阿司匹林过敏史及近期胃肠道出血病史，如无禁忌，每隔 5 min 舌下含服硝酸甘油片 1 片直至 3 次，嚼服阿司匹林 160～320 mg。若硝酸甘油的效果不明显，必须在医师的授权下，考虑给予吗啡静脉推注 2～4 mg。

3. 院前 12 导联心电图

如有条件，应尽早做 12 导联心电图，并根据心电图变化，将 ACS 进行分诊，采取不同的处理。

4. 急诊室流程

对于疑诊 ACS 的患者，争取在 10 min 内完成临床问诊和体格检查、记录 18 导联（右胸及后壁导联）心电图并做出分析、送检血标本检测心肌损伤标志物，有条件的可在救护车上完成上述项目。①问诊应注意非典型疼痛部位、无痛性心肌梗死和其他非典型表现，特别是老年、糖尿病、女性及高血压患者，针对性询问病史，包括：冠心病、高血压、糖尿病、外科手术或拔牙、出血性疾病（消化道、贫血等）、脑血管疾病及应用抗栓药物的使用情况。体格检查，重点为生命体征、心肺查体及主要神经体征。对心功能进行 Killip 分级，即 I 级：无明显心力衰竭；II 级：有左心力衰竭，肺部啰音 < 50% 肺野，奔马律，窦性心动过速或其他心律失常，静脉压升高；III 级：肺部啰音 > 50% 肺野，可出现急性肺水肿；IV 级：心源性休克，有不同程度的血流动力学障碍。② 18 导联心电图，根据需要可 5～10 min 重复 1 次观察动态变化，左束支传导阻滞患者发生 AMI 时，心电图诊断困难，须结合临床仔细判读，为及时发现恶性心律失常并处理，建议尽早心电监护。③心肌损伤标志物建议于入院即刻、2～4 h、6～8 h、12～24 h 检测 1 次，cTn 为首选标志物，由于首次 AMI 后 cTn 将持续升高 7～14 天，连续测定 CK-MB 适于诊断再发心肌梗死。

（1）疑诊 STEMI 的处理　缺血性胸痛症状，并至少连续两个胸导或邻近肢导 ST 段抬高＞ 1 mm（0.1 mV）或左束支传导阻滞，即可疑诊 STEMI。对有适应证的 STEMI 或新发 LBBB 患者应在就诊后 30 min 内开始进行溶栓治疗或 90 min 内直接行 PCI，提前电话通知医院启动绿色通道或经远程无线传输系统将 12 导联心电图传输到医院内，在专科医生指导下提前启动 STEMI 治疗措施，如院前溶栓治疗。对疑诊 STEMI 的患者，不管是否接受 PCI，均建议院前给予抗栓治疗，包括强化抗血小板（阿司匹林 150～300 mg 嚼服，氯吡格雷 300 mg 或替格瑞洛 180 mg 口服，拟直接 PCI 者最好用 600 mg 氯吡格雷）和抗凝治疗（低分子肝素）。对计划急诊冠状动脉旁路移植术（CABG）者，不用强化抗血小板药物。

STEMI 再灌注策略（溶栓/血运重建）的选择，见图 4-1。

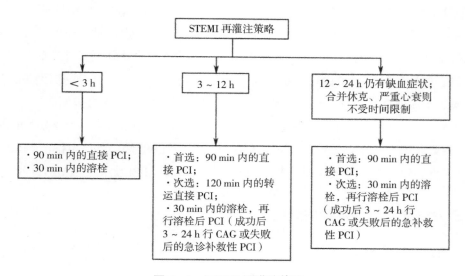

图 4-1　STEMI 再灌注策略

（2）NSTE-ACS 的处理　尽早开始抗心肌缺血及抗栓的药物治疗，若无禁忌，可给予静脉硝酸甘油、阿司匹林、氯吡格雷、低分子肝素、β 受体阻滞剂，以及 ACEI/ARB 和他汀类药物。

UA/NSTEMI 的治疗有两大策略：①早期保守治疗策略即早期内科药物疗法，仅在内科药物疗法无效后，进行冠状动脉造影及血运重建术；②早期有创策略即早期介入疗法，入院后 24 h 内冠状动脉造影，根据冠状动脉造影结果进行血运重建术（PCI/CABG）。对患者进行危险分层，如为高危、中危，应进行早期冠状动脉造影及有创性治疗。

（二）治疗策略

ACS 的治疗目的是开通"犯罪"血管，治疗残存的心肌缺血，稳定急性冠状动脉病变，进行长期的二级预防，包括血运重建、溶栓及抗缺血症状、抗血栓、改善预后药物的选择。

（1）抗心肌缺血药物　包括硝酸酯类、尼可地尔、β 受体阻滞剂、钙通道阻滞剂及吗啡、改善心肌代谢药物。注意用药不良反应及禁忌证。

（2）抗血栓药物　包括抗血小板和抗凝药物。我国常用抗血小板药物包括阿司匹林、氯吡格雷、替格瑞洛及静脉用替罗非班；抗凝药物包括普通肝素、低分子肝素、间接 Xa 因子抑制剂磺达肝癸钠、直接 Xa 因子抑制剂利伐沙班、直接凝血酶（Ⅱa）抑制剂达比加群酯和比伐芦定。注意个体化用药（如体重、肾功能），以及对缺血与出血风险与抗栓用药获益的评估。

（3）改善预后的药物　包括 β 受体阻滞剂、他汀类降脂药、RAAS 抑制剂。

（4）STEMI 的入院常规处理　吸氧、生命体征监测；血流动力学稳定无并发症的患者根据病情卧床休息 1 ~ 3 天，病重者可适当延长；剧烈疼痛后如伴有交感兴奋、心动过速、血压高时应尽早应用吗啡镇痛；急性 STEMI 患者须禁食至胸痛消失，然后给予流质、半流质饮食，逐步过渡至普通饮食；可予缓泻剂预防用力排便。

（5）接受 PCI 的患者，新一代药物涂层支架（DES）优先于金属裸支架（BMS）（I，B）。多支病变、手术风险可接受并且预期寿命 > 1 年的患者，CABG 优先于 PCI（Ⅱa，B）。多支病变、手术风险高或预期寿命 < 1 年的患者，PCI 优先于 CABG（Ⅱa，B）。

三、AMI 严重并发症的处理

（一）心源性休克

STEMI 合并心源性休克时，溶栓治疗的血管开通率明显降低，因此推荐首选血运重建治疗，如直接 PCI 或急诊 CABG。直接 PCI 时可行多支血管介入干预，次选静脉溶栓。

心源性休克可因大面积心肌缺血坏死引起的急性心力衰竭、恶性心律失常或机械性并发症所致，注意心脏压塞、右室心肌梗死等其他原因，并纠正低血容量、药物性低血压等诱因。临床表现为低灌注状态，包括四肢湿冷、尿量减少和（或）精神状态改变；严重持续低血压（收缩压 < 90 mmHg 或平均动脉压较基础值下降 ≥ 30 mmHg）伴左心室充盈压增高（肺毛细血管嵌入压 > 18 ~ 20 mmHg，右心室舒张末期压 > 10 mmHg），心脏指数明显降低［无循环支持时 < 1.8L/（min·m²），辅助循环支持时 < 2.0 ~ 2.2 L/（min·m²）］。

行血流动力学监测（漂浮导管或PICCO），指导补液扩容及缩血管、强心药物的应用。静脉滴注正性肌力药物有助于稳定血流动力学。多巴胺＜3 μg/（kg·min）可增加肾血流量。严重低血压时静脉滴注多巴胺的剂量为5～15 μg/（kg·min），必要时可同时静脉滴注多巴酚丁胺［3～10 μg/（kg·min）］。大剂量多巴胺无效时也可静脉滴注去甲肾上腺素2～8 μg/min。

对于强化药物治疗后仍有持续性或反复发作心肌缺血的患者，应用主动脉球囊反搏（IABP）辅助循环支持。对于完全循环动力衰竭、IABP也不能维持全身血流灌注者，在有条件的医院可予经皮左心室辅助装置，如体外膜肺氧合系统（ECMO），进行部分或完全替代心脏泵血功能。

右心室心肌梗死大多与下壁心肌梗死同时发生，也可单独出现。右胸前导联（尤为V_4R）ST段抬高≥0.1 mV高度提示右心室心肌梗死，所有下壁STEMI的患者均应记录右胸前导联心电图。超声心动图检查可能有助于诊断。右心室心肌梗死易出现低血压，但很少伴发心源性休克。预防和治疗原则是维持有效的右心室前负荷，避免使用利尿剂和血管扩张剂。若补液500～1000 mL后血压仍不回升，应静脉滴注血管活性药（如多巴酚丁胺或多巴胺）。合并房颤及房室传导阻滞时应尽早治疗，维持窦性心律和房室同步十分重要。右心室心肌梗死患者应尽早施行再灌注治疗。

（二）急性心力衰竭

AMI并发心力衰竭患者临床上常表现呼吸困难（严重时可出现端坐呼吸、咳粉红色泡沫痰）、窦性心动过速、肺底部或全肺湿啰音及末梢灌注不良。胸部X线片可评估肺淤血情况。超声心动图除有助于诊断外，还可了解心肌损害的范围和可能存在的机械并发症（如二尖瓣反流或室间隔穿孔）。

轻度心力衰竭（Killip Ⅱ级）时，利尿剂治疗常反应迅速，如呋塞米20～40 mg缓慢静脉注射，必要时1～4 h重复1次。合并肾功能衰竭或长期应用利尿剂者可能需要加大剂量。无低血压患者可静脉应用硝酸酯类药物。无低血压、低血容量或明显肾衰竭的患者应在24 h内开始应用ACEI，不能耐受时可改用ARB。

严重心力衰竭（Killip Ⅲ级）或急性肺水肿的患者应尽早使用机械辅助通气。适量应用利尿剂。无低血压者应给予静脉滴注硝酸酯类。急性肺水肿合并高血压者适宜硝普钠静脉滴注，常从小剂量（10 μg/min）开始，并根据血压逐渐增加至合适剂量。当血压明显降低时，可静脉滴注多巴胺和（或）多巴酚丁胺。如存在肾灌注不良，可使用小剂量多巴胺。该类型患者应考虑早期血运重建治疗。

AMI发病24 h内不主张使用洋地黄制剂，以免增加室性心律失常的危险。

（三）心律失常

STEMI 急性期恶性心律失常发生率高达 20%，对心律失常处理的紧急程度，取决于血流动力学状况。虽然预防性使用利多卡因可减少心室颤动发生，但也可能引起心动过缓和心脏停搏而使病死率增加。因此，再灌注治疗时应避免预防性使用利多卡因。

1. 室性心律失常

对无症状的室性期前收缩，无须处理；室性逸搏心律在再灌注早期常见，除非心率过于缓慢，一般无须特殊处理；非持续性室性心动过速（持续时间 < 30 s）和加速性室性自主心律，通常不需要预防性使用抗心律失常药物；持续性或血流动力学不稳定的室性心动过速需及时抗心律失常药物治疗，必要时电除颤；再灌注治疗、早期应用 β 受体阻滞剂、纠正低血钾和低血镁可降低 STEMI 患者 48 h 内心室颤动发生率。

对于 QT 间期延长有关的尖端扭转型室性心动过速应静脉推注 1～2 g 镁剂（持续 > 5 min），尤其怀疑低钾、低镁的患者，但镁剂并不能降低病死率，因此不支持 STEMI 患者常规补充镁剂。对于表现为电机械分离的室性心动过速和心室颤动，依据心肺复苏指南进行复苏，复苏成功后，要静脉应用胺碘酮联合 β 受体阻滞剂治疗防止室性心动过速和心室颤动复发。室性心律失常处理成功后无须长期应用抗心律失常药物（除了 β 受体阻滞剂）。

2. 房颤

STEMI 时房颤发生率为 10%～20%，可诱发或加重心力衰竭，应尽快控制心室率或恢复窦性心律，处理期间应充分重视抗凝治疗。首次房颤 < 48 h（或者经食管超声心动检查无明确左心房附壁血栓）或接受抗凝治疗至少 3 周，在非紧急恢复窦性心律情况下，建议使用电复律或胺碘酮转复（Ⅰ，C）。不建议使用Ⅰ类抗心律失常药物。

永久房颤合并 cTn 升高的患者，应进一步检查，评估心肌缺血。房颤合并快速心室率时可表现为 cTn 水平升高和胸部不适，给诊断带来挑战，其 cTn 的动态变化类似于 1 型心肌梗死。当 cTn 水平很高时，1 型心肌梗死可能性大，须进行冠状动脉造影检查。

快速心室率的房颤，血流动力学稳定时，推荐静脉注射 β 受体阻滞剂来减慢快速的心室率（Ⅰ，C）。β 受体阻滞剂无效时，可静脉应用强心苷类药物控制心室率（Ⅱb，C）。未使用 β 受体阻滞剂并且没有心力衰竭体征时，可静脉应用非二氢吡啶类 CCB（维拉帕米、地尔硫䓬）控制快速心室率（Ⅱb，C）。不建议使用Ⅰ类抗心律失常药物。

3. 窦性心动过缓

STEMI（尤其是下壁心肌梗死）发病 1 h 内常见窦性心动过缓，严重时使用氨茶碱、阿托品、异丙肾上腺素处理，必要时安装临时起搏器。

4. 房室传导阻滞（AVB）和室内传导阻滞（RBBB、LBBB）

STEMI 时 AVB 患者的病死率高于房室传导正常患者，病死率增加与广泛心肌坏死有关，而非 AVB 本身。下壁心肌梗死的 AVB 发生率高于前壁心肌梗死，但前壁心肌梗死合并 AVB 或室内传导阻滞常提示室间隔坏死广泛而破坏了左右束支，产生双束支（右束支加左前或左后分支）或三束支病变，病死率为下壁心肌梗死合并 AVB 的 1~3 倍。下壁心肌梗死引起的 AVB 通常为一过性，其逸搏位点较高，呈现窄 QRS 波逸搏心律，心室率的频率往往 > 40 次/分。前壁心肌梗死引起的 AVB 通常逸搏位点较低，心电图上呈现较宽的 QRS 波群。

逸搏频率低且不稳定时临时起搏术并不能改善患者的远期存活率，但对于症状性心动过缓的 STEMI 患者，仍建议进行临时起搏治疗，STEMI 急性期后，按适应证需要可置入永久性起搏器。

（四）机械性并发症

左心室游离壁破裂（心脏压塞表现）宜立即进行手术治疗；室间隔穿孔（胸前区收缩期杂音）、乳头肌功能不全或断裂（急性二尖瓣反流），超声明确诊断后，如无心源性休克，宜在血管扩张剂（如静脉硝酸甘油）联合 IABP 辅助循环下尽早行外科手术治疗，某些选择性患者也可行经皮导管室间隔缺损封堵术。

第三节　老年慢性冠脉综合征

心血管疾病（CVD）是我国居民疾病死亡的首位病因。冠状动脉疾病（CAD）的主要病理生理特征是动脉粥样硬化斑块形成和进展，从而引起的心外膜血管阻塞或功能异常与微循环障碍，最终引起心肌缺血。在过去的冠心病分类中，曾经把 CAD 分为"心肌梗死、心绞痛、缺血性心肌病、无症状性心肌缺血和猝死"，或者"急性冠脉综合征（ACS）和稳定型冠心病"。然而，既往分类并未覆盖所有冠心病可能的临床情境，也未能更好地反映出疾病及其风险动态变化的特点。因此，在 2019 年欧洲心脏病学会（ESC）年会上，提出了慢性冠状动脉综合征（CCS）的概念，与 ACS 遥相呼应。

《2019 年 ESC 慢性冠状动脉综合征诊断和管理指南》（后简称"欧洲新指南"）提出了许多新的基本概念和治疗策略，其中，最令人瞩目的亮点是改变了 CAD 临床类型的名称，将"慢性稳定性冠心病"改称为"慢性冠状动脉综合征"。之所以改变，是因为 CAD 是心外膜冠状动脉以粥样硬化斑块积聚和循环功能改变为特征的一种病理过程。这种病变虽然是慢性的，但通常是进行性发展的、呈动态过程；这一过程可以有较长的稳定阶段，但随时可能变得不稳定，典型的情况是斑块破裂或蚀损而引起急性冠状动脉血栓栓塞事件。此外，积极的生活方式干预和适当的药物，以及介入治疗有可能减慢、稳定甚至逆转动脉粥样硬化病变的进程。而"慢性稳定性冠心病"的称呼容易给人一种错觉，误认为病变处于一个稳定不变的状态中，这不利于疾病的预防和干预。

CCS又可以细分成六种临床类型：①怀疑CAD、有"稳定性"心绞痛症状和（或）呼吸困难的患者；②怀疑CAD、有新发心力衰竭或左心室功能异常的患者；③发生ACS后1年内或近期接受血运重建后的无症状或有稳定症状的患者；④初次诊断CAD或血运重建后＞1年的无症状或有症状患者；⑤怀疑血管痉挛性或微血管病变的心绞痛患者；⑥在筛查时发现CAD的无症状患者。

一、CCS的诊断步骤

欧洲新指南提出，新的CCS诊断过程可分成六步：

（1）评估症状和进行体检（对怀疑不稳定心绞痛的患者按ACS处理）。

（2）评估总体健康状况、合并疾病和生活质量（对不可能接受血运重建治疗的患者可考虑减少非必要的诊断试验）。

（3）进行常规心电图、生化检查、胸部X线和超声心动图检查（对左心室射血分数＜50%的患者按心力衰竭处理）。

（4）评估试验前概率（对考虑为其他原因所致胸痛的患者给予相应处理）。

（5）考虑进一步诊断试验，可选择冠状动脉CTA、评估心肌缺血的负荷试验或冠状动脉造影（结合血流储备分数或瞬时无波形比值测定）。

（6）根据症状和发生心血管事件的风险选择适当的治疗。

诊断阻塞性CAD的首选方法不再是心电图负荷试验。欧洲新指南推荐优先采用无创的解剖性（CTA，尤其适用于试验前概率较低的患者）或功能性影像技术（评估心肌缺血，尤其适用于试验前概率较高的患者）如负荷心脏磁共振、负荷超声心动图、单光子发射计算机断层扫描（SPECT）和正电子发射计算机断层显像（PET）。试验前概率很高且药物不能有效控制心绞痛症状的患者、低水平运动就会引起典型心绞痛发作的患者，以及高度怀疑CAD的左心室功能异常患者，可直接选择有创的冠状动脉造影术，以尽快明确诊断和决定是否实施冠状动脉血运重建治疗。

二、CCS 的临床治疗

所有 CCS 患者均应最大程度地改善生活方式，包括戒烟、健康饮食、体力活动、体重管理和干预心理社会危险因素等。药物治疗有两大目标：①减轻心绞痛症状和心肌缺血；②预防心血管病事件。

抗心绞痛和抗心肌缺血的一线药物是 β 受体阻滞剂和钙通道阻滞剂（包括二氢吡啶类和非二氢吡啶类钙通道阻滞剂，推荐级别 I，证据水平 A），可单独使用或联合使用。β 受体阻滞剂的剂量应调整到使静息心率维持在 55 ~ 60 次/分。二线药物包括长效硝酸酯、雷诺嗪、曲美他嗪、尼可地尔或伊伐布雷定，可根据患者的心率快慢、血压高低，以及有无左心室功能异常选择使用。例如，基线心率 < 50 次/分的患者，首选药物为二氢吡啶类钙通道阻滞剂；基线心率 > 80 次/分的患者，首选 β 受体阻滞剂或非二氢吡啶类钙通道阻滞剂；左心室功能异常的患者首选 β 受体阻滞剂；而血压偏低的患者，首选小剂量 β 受体阻滞剂或小剂量非二氢吡啶类钙通道阻滞剂。患者一旦发生心绞痛，应立即停止活动并取坐位舌下含服硝酸甘油（站立位容易诱发晕厥，而卧位会增加静脉回流和心脏的前负荷）。

预防心血管病事件的目标是减少心肌梗死和 CAD 导致的死亡，主要策略之一是采用抗栓药物来降低急性血栓栓塞事件的发生率。抗栓药物包括阿司匹林、口服 $P2Y_{12}$ 抑制剂（氯吡格雷或替格瑞洛）和抗凝药物（新型口服抗凝药或华法林，在大多数情况下优先推荐新型口服抗凝药）。CCS 患者使用抗血小板药物，其预防缺血事件的获益大于增加出血的风险；双重抗血小板治疗（阿司匹林联合一种 $P2Y_{12}$ 抑制剂）是急性心肌梗死和（或）冠状动脉介入治疗（PCI）后抗栓治疗的基石；在心房颤动患者中，抗凝药物的疗效优于单用阿司匹林或阿司匹林－氯吡格雷双重抗血小板治疗。欧洲新指南详细讨论了以下四种临床情况下应该如何使用抗栓药物：①窦性心律的 CCS 患者；②窦性心律的 PCI 术后 CCS 患者；③伴心房颤动的 CCS 患者；④伴心房颤动或有其他口服抗凝药物适应证的 PCI 术后 CCS 患者。

抗栓治疗方案中的一个亮点是对于出血风险不高而缺血事件风险很高的患者，应考虑在阿司匹林基础上加用一种抗栓药物来进行长期二级预防（推荐级别 II a，证据水平 A）；对于出血风险不高而缺血事件风险较高的患者，可考虑在阿司匹林基础上加用一种抗栓药物进行长期二级预防（推荐级别 II b，证据水平 A）。在阿司匹林（75 ~ 100 mg/d）基础上可加用的抗栓药物包括氯吡格雷（75 mg/d）、利伐沙班（2.5 mg，每日 2 次）或替格瑞洛（90 mg，每日 2 次）。此外，欧洲新指南还推荐，对于有胃肠道出血高风险的患者，在单用阿司匹林、双重抗血小板治疗或单用抗凝药物时，均应同时使用质子泵抑制剂（推荐级别Ⅰ，证据水平A）。

预防心血管事件的另一个主要策略是采用他汀类药物、血管紧张素转换酶抑制剂（ACEI）和β受体阻滞剂来阻止或减慢动脉粥样硬化病变的进展、预防或推迟心室功能异常的发生和加重。在合并糖尿病的患者中，欧洲新指南推荐使用钠－葡萄糖协同转运蛋白2抑制剂（恩格列净、坎格列净或达格列净，推荐级别Ⅰ，证据水平A）以及胰高血糖素样肽－1受体激动剂（利拉鲁肽或索马鲁肽，推荐级别Ⅰ，证据水平A）。

欧洲新指南指出，所有确诊为CAD的患者均应接受强化的他汀治疗，不论其基线胆固醇水平是多少（推荐级别Ⅰ，证据水平A）。治疗目标是将低密度脂蛋白胆固醇（LDL-C）水平降至＜1.8 mmol/L（＜70 mg/dL），如果患者基线LDL-C水平已经较低，为1.8～3.5 mmol/L（70～135 mg/dL），仍应进一步降低至少50%。如果使用最大耐受剂量他汀而LDL-C未达标，应联合使用胆固醇吸收抑制剂依折麦布（推荐级别Ⅰ，证据水平B）；联合使用依折麦布后LDL-C仍不能达标的极高危患者，推荐加用PCSK9抑制剂（推荐级别Ⅰ，证据水平A）。值得指出的是，《2019年ESC/EAS血脂异常管理指南》进一步强化了极高危患者（包括CCS患者）的血脂管理靶目标，推荐将LDL-C水平降低50%，同时应降低至＜1.4 mmol/L（＜55 mg/dL）（推荐级别Ⅰ，证据水平A）。

欧洲新指南提升了血运重建治疗的地位。既往的指南认为，在CCS患者中，血运重建属于二线治疗方法，限用于经过最佳药物治疗而仍不能控制心绞痛症状的患者。实际上，在最佳药物治疗基础上通过PCI或CABG来实现血运重建，能有效缓解心绞痛、减少抗心绞痛药物的使用，还能更好地改善患者的运动能力和生活质量。因此，即使患者心绞痛症状已经得到缓解，血运重建治疗仍可考虑用于心肌缺血面积较大（超过左室面积10%）、冠状动脉狭窄＞90%、血流储备分数0.80的患者，以及左心室射血分数35%的缺血性心肌病患者。欧洲新指南还指出，对于接受PCI的患者，不论其是否在术前已经接受过长期他汀治疗，给予高剂量阿托伐他汀均能显著降低围术期心血管事件的发生率。

第四节　老年冠状动脉疾病其他表现形式

一、老年变异型心绞痛

变异型心绞痛为自发性心绞痛的一种。1959年，Prinzmetal等将冠状动脉痉挛引起的缺血性心绞痛命名为"变异型心绞痛"，指出此心绞痛的发作与活动无关。胸痛多发生于休息时和日常活动时，较一般心绞痛重，时间长，时间从几十秒到 30 min 不等；有的表现为一系列短阵发作，每次持续 1~2 min，间隔数分钟后又出现，呈周期性，常在每天一定时间发生，尤以半夜或凌晨多见，患者发作时血压升高，少数发作时血压下降，与劳累、精神紧张无关，无明显诱因，也不因卧床而缓解。患者以中青年人常见，并少有冠心病危险因素。老年人少见，但老年患者常合并高血压、血脂异常、糖尿病等多种冠心病危险因素，造影显示与中青年患者多见的单支冠状动脉病变相比，更常见多支冠状动脉病变及钙化病变。因此，老年变异型心绞痛患者的心肌梗死与死亡风险均高于中青年患者，预后较中青年患者差。

（一）病因

无论是中青年或是老年患者，变异型心绞痛都是由心外膜冠状动脉痉挛导致透壁性心肌缺血引起的，这种短时间的痉挛解除后发生再灌注可引起心肌顿抑。其对心功能的影响取决于缺血发作的程度、频度、持续时间。单次发作并立即使用血管扩张剂通常心肌顿抑不明显，长时间反复发作的，变异型心绞痛特别是倒置 T 波者常可有心肌顿抑发生。

（二）发病机制

据资料报道，变异型心绞痛患者中冠状动脉正常者占 10%~15%，这些病例中，右冠状动脉痉挛更常见。大多数冠状动脉痉挛伴有不同程度的动脉硬化，呈高度狭窄的占 70%~80%，呈临界狭窄的占 10%~15%，如血管痉挛发生在有动脉硬化的血管上，则总是局限于狭窄的部位。老年患者中冠状动脉痉挛多伴有高度狭窄，冠状动脉正常者少见。冠状动脉痉挛是变异型心绞痛的发病机制，已为大量的冠状动脉造影所证实，但确切的发病机制尚不清楚，目前认为冠状动脉痉挛发生的原因是多因素相互作用的结果。自主神经张力的异常改变和冠状动脉内皮细胞功能失调是发病机制的两个重要方面。

（1）自主神经张力的异常改变为交感神经活动增强的表现。冷加压试验是一种交感神经反射性刺激，能促发冠状动脉痉挛。对变异型心绞痛患者进行心脏质谱分析，VA 发作前 5 min，低频成分（U）增加，说明交感神经活动增加，也就是说，交感神经的高反应性可能触发了冠状动脉痉挛。交感神经兴奋一般说在人类仅肾上腺素受体兴奋引起冠状动脉收缩，β 受体兴奋引起冠状动脉扩张，下述各种刺激可以通过交感神经兴奋引起反射性冠状动脉痉挛，如寒冷、剧痛、情绪激动或运动。交感神经的活动性增强虽然在变异型心绞痛中起作用，但另一些研究认为副交感神经的活动性增强，以及交感—副交感的平衡失调可能在变异型心绞痛的发病机制上起重要作用。乙酰胆碱（ACh）是副交感神经的神经递质，冠状动脉痉挛是直接由Ach的胆碱能效应引起的。Lanza等通过心脏质谱分析发现，在变异型心绞痛患者心肌缺血的心电图表现前2 min高频成分（HF）减少，提示神经活动的减少，该研究认为，对心脏迷走神经驱动的减少，以及相联系的交感神经激动的结合，可能是诱发冠状动脉痉挛的最终机制。

（2）内皮细胞功能失调、冠状动脉内皮细胞功能失调被认为是变异型心绞痛发病机制的一个重要方面。对于正常的血管内皮细胞，血管张力要靠缩血管因子和舒血管因子之间的平衡来维持。缩血管因子主要有内皮素、血管紧张素Ⅱ等，舒血管因子主要有内皮细胞衍生舒张因子（EDRF）及前列环素。当血管内皮细胞受损时，内皮细胞衍生收缩因子（EDCF）及其他局部因子（如白介素、血清素和ACh）增加，而EDRF和前列腺素I$_2$（PGI$_2$）减少，从而平衡失调，引起冠状动脉痉挛。其他诱发变异型心绞痛发作的因素有以下几点。

① 吸烟是变异型心绞痛的一个重要危险因素，吸烟不仅可促进动脉粥样硬化，还可使冠状动脉张力增高、增加耗氧量、减少冠状动脉血流量，导致心肌缺血引起冠状动脉痉挛。

② 冠状动脉肌细胞内细胞器中Ca^{2+}含量增多。

③ 花生四烯酸代谢障碍，血小板聚集增强，血栓素A$_2$（TXA$_2$）/PGI$_2$失衡。

④ α受体兴奋。

⑤ 高胰岛素血症及胰岛素抵抗是变异型心绞痛的危险因素，可引起早期粥样硬化病变及随后发生的阻塞性病变。

（三）临床表现

胸痛多发生于休息时和日常活动时。较一般心绞痛重，时间长。时间从几十秒到30 min不等；有的为一系列短阵发作，每次持续1～2 min，间隔数分钟后又出现。呈周期性，常在每天一定时间发生，尤以半夜或凌晨多见。与劳累、精神紧张无关，无明显诱因，也不因卧床而缓解。患者发作时血压升高，少数患者发作时血压下降，硝酸甘油或硝苯地平可迅速缓解症状。与年轻患者相比，老年患者发作时更常伴有心律失常，如室性期前收缩、心动过速或传导阻滞等。

（四）辅助检查

1. 心电图特点

（1）发作时心电图呈ST段暂时性提高，伴对应导联ST段压低，发作缓解后迅速恢复正常。

（2）多数病例可见 ST 段抬高的同时，T 波增高变尖。发作缓解后原 ST 段抬高导联可出现 T 波倒置。

（3）发作前 ST 段呈压低或 T 波倒置，发作时可使 ST 段回升至等电位线或 T 波直立，即所谓的"伪改善"。

（4）发作时 R 波幅度增高或增宽，S 波幅度减小，有时可出现 U 波倒置。

（5）发作时伴各种心律失常，老年患者多见，如频发室性期前收缩、RonT、窦性心动过缓、房室传导阻滞等。

（6）老年患者较年轻患者心肌梗死发生率高，如果以后发生心肌梗死，其对应导联往往是心绞痛发作时出现 ST 段抬高的导联。

2. 24 h 动态心电监测

变异型心绞痛患者于心绞痛发作前可见到周期性（5 ~ 20 min 间隔）、无痛性 ST 段抬高，并有明显时间分布规律，从午夜 0 时至次日上午 10 时，尤其清晨（5 ~ 6 时）发作最频，而上午 10 时至下午 6 时发作最少。老年患者较年轻患者还经常伴有频发室性期前收缩、短阵室性心动过速等。

3. 心肌显像

在休息时发作可显示心肌缺血区充盈缺损，并在含化硝酸甘油后可恢复正常。

4. 冠状动脉造影

发作时痉挛处的冠状动脉管腔完全闭塞或次全闭塞，远端不显影或显影迟缓，经冠状动脉内推注硝酸甘油后可使痉挛解除。怀疑变异型心绞痛，但冠状动脉造影正常或冠状动脉粥样硬化狭窄不显著者宜进一步做冠状动脉激发试验。

（1）麦角新碱激发试验　麦角新碱系冠状动脉血管平滑肌 α 肾上腺素能受体和 5 - 羟色胺受体的兴奋剂，可诱发冠状动脉痉挛，即将 0.4 mg 麦角新碱用生理盐水稀释至 8 mL，每隔 3 ~ 5 min 从静脉推注，逐次增量 0.05 mg（1 mL）、0.1 mg（2 mL）、0.25 mg（5 mL）达总量 0.4 mg，每次给药后 1 min、3 min、5 min 记录心电图自觉症状并进行冠状动脉造影，试验结束后静脉推注硝酸甘油以解除麦角新碱所致全身血管收缩作用。冠状动脉局灶性痉挛致血管狭窄 ≥ 70%，同时伴有心绞痛症状和（或）心电图改变者为阳性。临床确诊为变异型心绞痛患者中，试验几乎均为阳性。此试验有一定危险性，老年患者做该项试验需慎重，需有熟练的冠状动脉造影经验和插管技术，并需要有一定的急救设备知识和丰富的急救经验。

（2）普萘洛尔试验　抑制冠状动脉 β 受体，使 β 受体相对增强，后者可使冠状动脉张力增高，易使变异型心绞痛患者诱发冠状动脉痉挛；但对劳力性心绞痛患者可增加其运动耐受时间，故可用以鉴别劳力性与变异型心绞痛。

（3）阿司匹林激发试验　服阿司匹林 2 g，2 次／天，共 2 天，在运动试验时如有 ST 段抬高并激发心绞痛为阳性。大剂量阿司匹林不仅抑制 TXA_2 生成，亦抑制 PGI_2 生成，使运动所致 α 肾上腺素能神经兴奋而引起冠状动脉张力增加，从而使变异型心绞痛发作加剧。

（4）少数患者心电图运动试验可诱发心绞痛及 ST 段抬高，冷加压试验也可使一部分患者出现典型改变。

（五）诊断及鉴别诊断

静息时周期性缺血性胸痛发作是诊断变异型心绞痛的重要线索，胸痛发作时常伴有相应导联的 ST 段抬高及镜像性 ST 段压低，胸痛中止后，恢复为胸痛前的心电图改变。不伴有心肌酶谱及肌钙蛋白升高。

1. 急性心肌梗死

变异型心绞痛发作时，ST 段明显抬高，对应导联 ST 段压低也很明显，类似急性心肌梗死早期心电图改变。但变异型心绞痛心电图 ST 段多呈弓背向下抬高，发作缓解后，ST 段很快回到等电位线上，缺少动态演变，且心肌酶谱及肌钙蛋白大多正常。

2. 早期复极

此种心电图改变于老年患者少见。早期复极患者常无症状，只是在心电图上常会出现 ST 段抬高，酷似变异型心绞痛和急性心肌梗死的心电图表现。但无变异型心绞痛胸痛中止，心电图即恢复的特点。也无急性心肌梗死心电图的动态演变。心肌酶谱及肌钙蛋白正常。

3. 与其他引起胸痛的疾病相鉴别

如胃食管疾病、主动脉夹层、肋间神经痛等。其中胃食管疾病如食管炎、胃食管反流、食管裂孔疝等，最常见的症状是反酸、烧心，而胸痛多由反流物刺激食管所致，表现为胸骨后不适、烧灼感、针刺样或牵拉样痛。主动脉夹层多伴有高血压或有易患因素如马方综合征，胸痛常位于前胸部，可向背部放射，疼痛较为剧烈，多呈撕裂样或刀割样，且突然发作、持续不缓解；胸片常显示纵隔增宽，心血管超声和 CTA 检查可明确诊断。肋间神经痛的疼痛通常局部且锐利，多呈刺痛或烧灼痛，在胸部或腹部呈条带状分布，咳嗽、深呼吸、大笑或打喷嚏甚至转动身体可使疼痛加重。

（六）治疗

变异型心绞痛的治疗在老年患者与中青年患者中无差异。

1. 一般治疗

镇静、吸氧、心电监护，去除病因，消除患者紧张情绪，治疗危险因素（如高血压、高血脂、糖尿病）等。

2. 药物治疗

择优方案通常首选联合应用硝酸酯类和钙通道阻滞剂。这两类药物对变异型心绞痛者，能解除冠状动脉痉挛，缓解心绞痛及缺血发作的预防远比 β 受体阻滞剂有效。此两类药物联用时，大约 70% 的变异型心绞痛患者疾病发作可完全消失，另有 20% 的患者发作次数明显减少。再加用改善心肌代谢药物，效果更佳。

（1）硝酸酯类药　通过其扩张冠状动脉作用可有效地终止心绞痛发作，也可预防发作。由于多数患者在夜间凌晨时发作，宜每 6 h 服用硝酸异山梨酯加以预防，也可应用长效硝酯类如长效单硝酸异山梨酯。

（2）钙通道阻滞剂　用于治疗变异型心绞痛是重大进展。可明显改善预后。钙通道阻滞剂阻断 Ca^{2+} 内流，降低平滑肌细胞内 Ca^{2+} 浓度，从而使冠状动脉扩张。其作用机制不同于硝酸酯类，两药合用有相加作用。

硝苯地平：有强力冠状动脉扩张作用。定时服用可大幅度减少变异型心绞痛发作。嚼服可迅速终止发作。其作用和含服硝酸甘油相似，通常剂量是每次 10 ~ 40 mg，每 6 h 1 次。使用时需监测心率及血压。

地尔硫草：扩张冠状动脉，对变异型心绞痛的疗效显著。虽同为钙通道阻滞剂，但其作用位点不同于硝苯地平，故两药合用可加强疗效。对心率作用不明显或略减慢，对起搏组织和房室结的传导抑制作用较维拉帕米低，负性作用介于硝苯地平与维拉帕米之间，对心绞痛的治疗有效口服日剂量为 120 ~ 360 mg，老年人应减半量。但对有传导阻滞者应慎用。

维拉帕米：对变异型心绞痛的疗效较硝苯地平和地尔硫草弱，但由于其具有抑制心肌收缩力、减慢心率、抑制传导的作用，故对变异型心绞痛合并劳力性心绞痛者疗效更好。常用剂量 160 ~ 360 mg/d，老年人减半。心功能差者、心动过缓及传导阻滞者慎用，此类患者宜选硝苯地平。

钙通道阻滞剂治疗变异型心绞痛连续应用半年，以后可根据情况逐渐减量直至停药。

（3）β 受体阻滞剂　由于有加重冠状动脉痉挛的可能，一般不宜用于治疗变异型心绞痛。

（4）改善心肌代谢药物　磷酸肌酸钠、强极化液、天门冬氨酸钾镁。

（5）变异型心绞痛发作时可发生心律失常，老年患者较中青年患者多见，须服用适当的抗心律失常药物，如严重室性心律失常，则应予以治疗，如胺碘酮及奎尼丁等。传导阻滞也可发生，尤其在下壁 ST 段抬高型心肌梗死患者中，对用药物治疗的非手术患者，如伴有较严重的心动过缓或房室传导阻滞，可予以山莨菪碱、阿托品，若无效应考虑植入按需起搏器。

3. 冠状动脉成形术（PTCA）

PTCA 对变异型心绞痛有一定疗效，但不如稳定型心绞痛效果好，可能因为成形术后早期容易出现血管痉挛和斑块的不稳定而导致再狭窄率较高，此种情况在老年患者中多见，文献报道达 50%。

4.CABG

变异型心绞痛伴有血管明显狭窄的手术疗效好，病死率低，远期疗效好；伴冠状动脉中度（50% ~ 70%）狭窄者，手术后心绞痛症状改善不明显，故对此类患者不建议行 CABG 治疗。

5. 康复治疗

康复治疗在老年变异型心绞痛患者当中是减少发作、改善预后的重要治疗之一，应引起重视。

（1）适当地体育锻炼以提高心肌功能，促进冠状动脉侧支循环的形成。老年患者运动前需注意避免情绪激动，对于不稳定心绞痛和心肌梗死后半年以内的患者，不宜做剧烈的运动。运动前不宜饱餐。另外，运动要循序渐进，避免突然进行剧烈运动等。

（2）尽量避免诱发心绞痛发作因素，如吸烟等。

（3）合理的营养，少食用高脂肪、高热量食物。

（4）积极治疗诱发心绞痛的疾病，如高血压、血脂异常、肥胖、糖尿病等。

（5）重视老年患者心理健康，必要时进行行为及药物干预，提高老年患者生活满意度。

（七）预后

预后不良因素包括：冠状动脉有严重病变者；左室功能不良者；重度心绞痛，持续时间长者。一般变异型心绞痛发作 6 ~ 12 个月后可转入无症状，在此期间有 20% 的患者发生心肌梗死，10% 的患者死亡（心律失常者多见）。总体来说，变异型心绞痛患者预后较好，尤其在钙通道阻滞剂的应用后。Waling 等报道患者 1 年存活率为

99%；5年存活率在1支病变或无明显血管狭窄患者中分别为94%和95%。多支血管病变者，其1年和5年的存活率分别为87%和77%。老年患者因合并较多伴随疾病及危险的因素，冠状动脉造影更常见多支冠状动脉病变，严重狭窄病变及钙化病变，因此和年轻患者比较，严重心律失常及急性心肌梗死风险更大，预后较年轻患者差。

二、老年X综合征

自冠状动脉造影开展以来，发现有些临床有典型劳累型心绞痛的患者，冠状动脉管腔并无明确狭窄。有10%～30%怀疑有心肌缺血的患者，冠状动脉造影正常。1967年Likoff等报道了一组有典型劳累型心绞痛、平板运动试验阳性而冠状动脉造影正常的患者。1973年Kemp等将此症候群命名为"X综合征"。"X综合征"又称为"微血管心绞痛"，其可能的发病机制是因冠状动脉小于200 μm的微血管及其微循环的结构和功能发生异常所致。按照广义的定义，所有临床有胸痛症状而冠状动脉造影正常的患者均可认为有微血管心绞痛，但这导致了临床诊断的混乱。按照狭义的定义，微血管心绞痛有以下特征：①有典型劳累型心绞痛；②心电图运动试验阳性；③冠状动脉造影正常；④无冠状动脉痉挛，麦角新碱试验阴性；⑤冠状动脉血流储备降低；⑥排除其他引起心电图缺血改变的疾病。本病多见于围绝经期女性，较少见于老年人。但老年人常伴有高血压、高血脂、糖尿病等危险因素，微血管循环异常者几乎为100%，管袢形态，管袢流态，管周状态异常，血流呈现粒流、粒摆流、粒缓流、红细胞聚集、微血栓增多等，均加重了老年人微血管循环障碍，预后较年轻患者差。

（一）病因

本病的发病原因尚未完全清楚，最常提出的有下列3种假设：由一氧化氮（NO）的生成减少所致的内皮依赖性冠状动脉扩张受损、对交感神经刺激的敏感性增高和运动介导的冠状动脉收缩。但也有越来越多的证据表明这些患者有疼痛敏感性增高和痛觉异常。

（二）发病机制

（1）冠状动脉微循环功能障碍或血管舒张储备功能不足 许多因素如老年、高血压、糖尿病及血脂紊乱等引起小冠状动脉病理改变，例如内膜增生及内皮细胞变性，引起微血管内皮细胞功能不全，从而使内皮衍生的NO生成减少，血流介导的微血管扩张能力下降，其舒张储备能力下降，故可引起心肌缺血。其证据有以下几点：

① 当运动或起搏诱发胸痛时，心肌产生乳酸增多，心电图有缺血性改变，超声心动描记术（UCG）示节段性室壁运动及心肌灌注异常，左室射血分数（LVEF）降低，左心室舒张末压增高，冠状动脉阻力降低及其血流量增多的能力减退。

② 患者对血管收缩刺激产生的小冠状动脉收缩反应增加，而对冠状动脉内注射罂粟碱的扩张血管作用减弱。

（2）心肌缺血　心肌缺血是微血管心绞痛可能的发病机制，证据起初源于冠状窦血氧饱和度和 pH 值的变化或是异常心肌灌注显像，并不具有说服力。现在，通过心肌灌注磁共振显像，以及 ^{31}P 磁共振检查，给心脏 X 综合征患者的心肌缺血证据提供新的支持点，约 25% 的患者存在心肌缺血。此外，心内膜心肌活检观察到异常的心肌细胞肥大和纤维化现象；作为心肌再灌注损伤标志的心肌细胞凋亡和毛细血管内皮肿胀现象的存在，同样提示短暂性缺血和再灌注损伤的可能。X 综合征患者心肌灌注显像不但能够反映大冠状动脉水平病变，也能显示小分支血管病变引起的血流灌注异常。

（3）对交感神经刺激的敏感性增高　交感神经占优势的交感迷走失平衡可引起 X 综合征。例如，做心导管检查时，部分 X 综合征患者通常对心内器械操作异常敏感，直接刺激左心房及输注生理盐水就引起典型的胸痛。

（4）疼痛感觉异常　X 综合征患者普遍存在痛敏增加，原因不明。钾离子、腺苷的释放，以及中枢神经系统调节异常可能起一定作用。胸痛的感受是由动脉伸展、心率、心律的改变或心脏收缩力的改变刺激所引起的，当疼痛阈值降低即可引起所谓的过敏性心脏症状。

（5）精神疾患　X 综合征患者具有较高的精神疾患发病率。其中约 30% 的患者可以治疗，另外 30% 的患者，因为存在心理问题可能导致与环境相关的持续性不适。精神疾患尤以焦虑性、抑郁性为多。

（三）临床表现

1. 主要症状

X 综合征患者女性多于男性，多数是围绝经期妇女。这与冠心病男性发病率占优势明显不同，年轻患者发病常与高血压、高血脂、糖尿病等冠心病危险因素无关。而老年患者却常合并高血压、高血脂、糖尿病等危险因素。主要临床表现为发作性胸痛，既可表现为典型劳力性心绞痛，又可表现为非典型胸痛；既可表现为稳定型心绞痛，也可表现为不稳定型心绞痛、持久的静息性胸痛。对含服硝酸甘油无效，胸痛持续时间可长达 1~2h 之久，相当一部分患者诱发体力活动的阈值不恒定，可于凌晨痛醒，也有些患者表现为持续时间较长的闷痛。

2. 其他症状

有一些仅有轻微的或无冠状动脉疾病的患者，由于胸痛而过分关心其个人健康，可出现恐慌、焦虑和抑郁等精神症状，占 X 综合征患者的 2/3。

（四）辅助检查

1. 一般检查

任何实验室检查结果对 X 综合征的诊断几乎无诊断价值。

2. 心肌缺血的客观证据

（1）心电图 无胸痛发作时心电图大多在正常范围，少数患者可有轻度 ST-T 改变。胸痛发作时心电图可出现缺血型 ST-T 改变，活动平板运动试验阳性，有时 Holter 监测也可发现有心肌缺血的 ST-T 改变。但也有一些患者典型胸痛发作时未能发现心电图缺血性改变。

（2）UCG 休息时 UCG 检查一般正常，负荷诱发心绞痛时可见左心室节段性运动功能异常，但双嘧达莫负荷 UCG 却不能发现整体或节段左心室功能受损的征象，而在心外膜大冠状动脉病变时，其可诱发节段性室壁运动异常，这点可作为 X 综合征的鉴别线索之一。

（3）运动核素心肌灌注扫描 当运动诱发心绞痛时，该检查可发现节段性心肌灌注减低或缺损和再分布征象。核素心室造影可显示运动时左心室节段性运动功能异常，左室射血分数不增加或降低。

（4）冠状动脉造影 X 综合征患者冠状动脉造影正常或未发现有意义的狭窄，麦角新碱激发试验阴性。左心室造影未见异常，无心脏扩大或心肌肥厚征象，左心室舒张末压一般正常。

（5）冠状动脉血流储备 冠状动脉内阻力主要来自微血管，而冠脉血流储备可测定微血管对刺激的反应能力，冠状动脉造影正常时可间接反映微血管功能，冠状动脉血流储备（Max/Basal）< 2.0 为异常。

（五）诊断及鉴别诊断

1. 诊断

有典型的劳力性心绞痛，发作时心电图有心肌缺血的表现或胸痛不典型，运动试验阳性，心室功能及冠状动脉造影示冠状动脉正常和麦角新碱激发试验阴性，当具有上述各项时，临床上即可确认为 X 综合征。

2. 鉴别诊断

（1）冠心病心绞痛　X 综合征与心外膜冠状动脉狭窄引起的心绞痛相似。X 综合征在女性的发病率高于男性，与血压及血脂异常无关，但老年 X 综合征患者却常具有合并高血压、高血脂、血糖异常等，胸痛持续时间可较长，而对硝酸甘油反应差，长期随访预后良好，冠状动脉造影正常和麦角新碱试验阴性等特点。冠状动脉痉挛有时可引起心电图 ST 段压低，这类患者冠状动脉造影可能正常，但麦角新碱激发试验阳性，可与 X 综合征相鉴别。

（2）心脏神经症　心脏神经症常表现为持续性心前区钝痛或不适，胸痛部位不固定，且呈点状分布，症状发作与体力活动无关而与精神因素有关，休息时常有发作，做轻度体力活动反觉舒适，患者喜深吸气，心电图大致正常，运动试验无心肌缺血改变，含服硝酸甘油无效，常伴有神经衰弱症状。

（3）急性心肌梗死　由于 X 综合征患者胸痛持续时间较长，含服硝酸甘油效果不佳，因此要注意与急性心肌梗死相鉴别。两者疼痛相似，但心肌梗死疼痛更剧烈，持续时间更长，可达数小时，常伴有休克、心律失常和心力衰竭等并发症，并有典型的心电图动态演变及心肌酶谱的演变。

（4）心肌肥厚　高血压、糖尿病等引起明显左心室肥厚，以及原发性肥厚型心肌病时，由于肥厚的心肌需氧量相对增加，而心内膜下供血减少，即使无心外膜冠状动脉狭窄，在体力负荷过重的情况下，也可因心肌相对缺氧而引起心绞痛。虽然病理检查表明，在肥厚心肌内，小冠状动脉往往有一定程度的增生狭窄，但一般也不诊断为 X 综合征。

（5）其他疾病引起的心绞痛　包括严重的主动脉瓣狭窄或关闭不全、风湿性冠状动脉炎、梅毒性主动脉炎引起的冠状动脉口狭窄或闭塞等均可以引起心绞痛，可根据其他临床表现或辅助检查予以鉴别。

（6）非心源性胸痛　如食管疾病、肋软骨炎、膈疝、消化性溃疡、肠道疾病、颈椎疾病等，须详细了解病史予以鉴别。

（六）治疗

1. 西医治疗

（1）治疗目的　首先要消除患者的疑虑，然后应迅速缓解症状。症状持续是常见的，因此许多患者不能返回工作岗位，而冠状动脉造影示冠状动脉正常本身即可消除患者的疑虑。在一项研究显示中，患者得知冠状动脉正常后，既减少了住院次数，又缩短了因心脏原因住院的天数。

（2）治疗方法 X综合征无特殊的治疗。因老年患者常合并多种危险因素，因此要注意血压、血脂和血糖等的控制。常用的抗心绞痛药物（如硝酸酯、钙通道阻滞剂及β受体阻滞剂等）都可用于本病的治疗，但疗效不恒定。对一些患者可使症状减轻或缓解，但对另一些患者则可能疗效不显著。β受体阻滞剂和钙通道阻滞剂均可有效地减少胸部不适的发作次数，而硝酸酯有益作用仅对一半的患者有效。X综合征患者舌下含化硝酸酯不能提高运动耐量，而且有些患者的运动耐量反而可能降低；而钙拮抗药可减少有些患者的心绞痛发作的频度和严重程度，并提高运动耐量，β受体阻滞剂的效果不如用于冠心病劳力性心绞痛时显著，提示降低心肌氧需量不是预防或代偿血管运动异常的有效措施。尼可地尔能减轻冠状动脉收缩，松弛血管平滑肌，改善缺血部位的微循环。

另外，使用ATP敏感性钾通道开放剂尼可地尔似乎是一种合理的治疗方法，具有直接扩张冠状动脉阻力血管的作用，可作为推荐药物；抗抑郁药可有效地减少胸痛频度50%，绝经后妇女应用激素替代疗法可减弱正常冠状动脉对乙酰胆碱的作用，增加冠状动脉血流量，改善内皮依赖冠状动脉扩张。有一项研究证明此项激素可减少胸痛发作频度50%。

对那些无缺血证据和（或）对抗缺血治疗无反应者，除可提供一般支持治疗外，耐心向患者解释本病的良好预后，使其安心，也是治疗上的重要环节。

因此，首先要向患者解释本病的中期预后相当好，消除其顾虑，然后用长效硝酸酯治疗。若患者还有症状，应该开始用钙拮抗药或β受体阻滞剂，最后可用抗抑郁焦虑药物。若经过上述药物治疗后，症状仍持续存在，要排除胸痛的其他原因，尤其是食管运动异常。

2. 中医治疗

传统医学可结合患者体质使用一些具有活血化瘀、芳香温通、宣痹通阳作用的中草药，有缓解心绞痛的作用。

（七）预后

本病预后较好。CASS登记报道具有心绞痛、冠状动脉造影正常及LVEF>50%的患者，7年存活率为96%；而那些冠状动脉造影示轻度异常管腔狭窄50%的患者，7年存活率为92%。这些患者即使有吸烟或高血压史，运动所致心肌缺血也不会增加病死率，因此其预后良好。老年患者较年轻患者预后差。

第五节　老年冠心病合并心力衰竭

一、概述

心力衰竭（HF）是由于任何心脏结构或功能异常导致心室充盈或射血能力受损的一组复杂临床综合征，其主要临床表现为呼吸困难和乏力（活动耐量受限），以及液体潴留（肺淤血和外周水肿）。心力衰竭为各种心脏疾病的严重的终末阶段，发病率高，是当今最重要的心血管疾病之一。各年龄段心力衰竭病死率均高于同期其他心血管病，其主要死亡原因依次为左心功能衰竭（59%）、心律失常（13%）和猝死（13%）。老年冠心病是心力衰竭最常见的病因，可因心绞痛而限制运动耐量，也可因发生心肌梗死（MI）而导致进一步的心肌损伤，故应根据相应的指南治疗基础冠心病，改善其预后。

依据左心室射血分数（LVEF），心力衰竭可分为LVEF降低的心力衰竭（HFrEF）和LVEF保留的心力衰竭（HFpEF）。一般来说，HFrEF指传统概念上的收缩性心力衰竭，而HFpEF指舒张性心力衰竭。LVEF保留或正常的情况下收缩功能仍可能是异常的，部分心力衰竭患者收缩功能异常和舒张功能异常可以共存。LVEF是心力衰竭患者分类的重要指标，也与预后及治疗反应相关。根据心力衰竭发生的时间、速度、严重程度可分为慢性心力衰竭和急性心力衰竭。在原有慢性心脏疾病基础上逐渐出现心力衰竭症状、体征的为慢性心力衰竭。慢性心力衰竭症状、体征稳定1个月以上称为稳定性心力衰竭。慢性稳定性心力衰竭恶化称为失代偿性心力衰竭，如失代偿突然发生则称为急性心力衰竭。急性心力衰竭的另一种形式为心脏急性病变导致的新发心力衰竭。

根据心力衰竭发生、发展的过程，从心力衰竭的危险因素进展成结构性心脏病，出现心力衰竭症状，直至难治性终末期心力衰竭，可分成前心力衰竭（A）、前临床心力衰竭（B）、临床心力衰竭（C）和难治性终末期心力衰竭（D）4个阶段（表4-1）。这4个阶段不同于纽约心脏协会（NYHA）的心功能分级（表4-2）。心力衰竭是一种慢性、自发进展性疾病，很难根治，但可预防。心力衰竭的阶段划分正是体现了重在预防的概念，其中预防患者从阶段A进展至阶段B，即防止发生结构性心脏病，以及预防从阶段B进展至阶段C，即防止出现心力衰竭的症状和体征，尤为重要。

表4-1 心力衰竭发生、发展的各阶段

阶段	定义
A（前心力衰竭阶段）	患者为心力衰竭的高发危险人群，尚无心脏结构或功能异常，也无心力衰竭的症状和（或）体征
B（前临床心力衰竭阶段）	患者从无心力衰竭的症状和（或）体征，但已发展成结构性心脏病
C（临床心力衰竭阶段）	患者已有基础的结构性心脏病，以往或目前有心力衰竭症状和（或）体征
D（难治性终末期心力衰竭阶段）	患者有进行性结构性心脏病，虽经积极的内科治疗，休息时仍有症状，且须特殊干预

表4-2 NYHA 的心功能分级

分级	症状
I	患者活动不受限，日常体力活动不引起明显的气促、疲乏或心悸
II	患者活动轻度受限，休息时无症状，日常活动可引起明显的气促、疲乏或心悸
III	患者活动明显受限，休息时可无症状，轻于日常活动即引起显著气促、疲乏或心悸
IV	患者休息时也有症状，稍有体力活动症状即加重，任何体力活动均会引起不适。如无须静脉给药，可在室内或床边活动者为IV a 级，不能下床并需静脉给药支持者为IV b 级

二、病因

老年冠心病合并心力衰竭病因主要有以下特点。

（一）多种病因并存

在老年人心力衰竭中，两种或两种以上心脏病并存的检出率高达 65%，以冠心病伴肺心病、高血压伴冠心病多见，其中一种心脏病是引起心力衰竭的主要原因，另一种则参与和促进心力衰竭的发生和发展。

（二）诱因更重要

老年人心力衰竭的诱因与成年人大致相似，但有程度上的差异。由于老年人心脏储备功能差和心脏病相对较重，对非老年人无关紧要的负荷，如快速输入几十毫升液体，就可使老年人发生心力衰竭。因此，诱因在老年人心力衰竭中所起的作用比非老年人更重要。主要诱因有以下几点。

1. 感染

尤其是呼吸道感染，患肺炎的老年人有9%死于心力衰竭。

2. 心肌缺血

老年人因冠状动脉储备功能下降，由心肌缺血诱发心力衰竭者（10.3%）明显高于成年人（2.8%）。冠心病患者发生心力衰竭，有时是由潜在的、可逆性左室功能不全所引起，通过血管成形术或血管重建术恢复冠状动脉血流，往往给患者带来心功能的显著改善。

3. 心律失常

老年人心律失常诱发心力衰竭占6.7%～8.8%，尤其是快速心律失常。

三、发病机制和病理

目前心力衰竭的主要发病机制之一为心肌病理性重构，导致出现心力衰竭进展的两个关键过程：一是心肌死亡（坏死、凋亡、自噬等）的发生，如急性心肌梗死等；二是神经内分泌系统过度激活所致的系统反应，其中肾素 – 血管紧张素 – 醛固酮系统（RAAS）和交感神经系统过度兴奋起着主要作用。切断这两个关键过程是心力衰竭有效预防和治疗的基础。

（一）老年冠心病合并心力衰竭的病理生理特点

1. 心输出量明显降低

由于心脏增龄性变化，老年人最大心输出量（17～20 L/min）比非老年人（25～30 L/min）明显减少。老年人心力衰竭时心输出量比非老年患者减少更明显。

2. 较易发生低氧血症

老年人心力衰竭时，由于增龄性呼吸功能减退、低心输出量、肺淤血、肺通气 / 血流比例失调等原因，容易出现低氧血症，即使轻度心力衰竭也有明显的低氧血症。

3. 心率对负荷的反应低下

老年人因窦房结等传导组织的退行性变，患有心力衰竭时心率可以不增快，即使在运动和发热等负荷情况下，心率增快也不明显，这与非老年人心力衰竭不同。

4. 更容易发生 HFpEF

老年人由于心肌肥大及其间质纤维化，导致心室顺应性降低、心室充盈障碍，比非老年人更易发生 HFpEF，占老年人心力衰竭的40%。70岁以上老年心力衰竭患者中 HFpEF 占50%以上。

（二）对老年人心力衰竭病理生理特点的新认识

1. 老年人心力衰竭时的神经内分泌激活

老年人心力衰竭时，神经内分泌被激活，既是代偿机制之一，又是加重心室重塑和促进心力衰竭恶化的重要因素。

心力衰竭时神经系统表现为交感神经兴奋，而副交感神经受抑制。动脉压力感受器的敏感性降低、中心静脉压升高和心肺容量的增大、RAAS 兴奋，以及低氧血症等变化均可反射性兴奋交感神经。

心力衰竭时内分泌被激活。具有缩血管保钠作用、正性肌力和促生长作用的内分泌素，包括统称 A 类的儿茶酚胺、肾素血管紧张素、加压素（AVP）、神经肽 Y（NY）、内皮素均被激活，而具有扩血管排钠作用、负性肌力和抑制生长作用的内分泌素，包括统称 B 类的心房肽（心钠素、ANP）、前列腺素（PGE_2、PGF_2）、缓激肽（BK）、多巴胺、内皮舒张因子（EDRF）也被激活。首先 A 类激素被激活，从本质上讲是代偿性的，但其后果又可加重心脏负荷和心力衰竭恶化；继发性 B 类激素被激活，实际上是机体自我调控，使 A 类与 B 类达到新的平衡，心力衰竭可停止发展或好转，如果 A 类强于 B 类，则心力衰竭恶化。临床上常采用扩血管、排钠、利尿和减轻心脏负荷的多种措施，其病理生理基础就在于对抗 A 类激素，使之恢复平衡。

2. 心室重塑

心室重塑又称心室重建，既包括心肌细胞的异常（大小、数量和分布的改建），又包括心肌细胞外基质的变化（胶原间质的多少、类型和分布的改建），同时包括心肌实质和间质两者的比例改建。任何形式的改建均可引起心脏舒缩功能障碍乃至心力衰竭发生，初始的心肌损伤、心肌肥厚，继以心室腔扩大就是重塑的过程。故心室重塑是心力衰竭发生、发展的基础。心肌丧失包括心肌细胞死亡和功能丧失两种含义。

（1）心肌细胞死亡　一种是由心肌缺血、中毒和炎症等所致的被动性死亡；另一种为单个细胞自我消化的主动性死亡，又称为凋亡或程序性死亡。

（2）心肌细胞功能丧失　细胞死亡必然功能丧失，但功能丧失细胞未必死亡，如顿抑心肌，就是"无功能状态"的心肌，当心肌缺血再灌注后，虽恢复血供，但舒缩功能不能及时恢复。冬眠心肌就是心肌细胞为了节省能量消耗避免死亡，将其收缩功能降低到近于冬眠的无功能状态，一般是可逆的。

是否发生心力衰竭和心力衰竭的程度，主要取决于心肌细胞功能的丧失量、丧失速度，以及健存心肌的代偿功能等因素。当丧失量达左室的 8%、> 10%、> 15%、> 20%、> 40%时，左室功能的改变依次表现为顺应性降低、射血分数降低、舒张末压升高（＞12 mmHg）、左室扩大、心力衰竭、心源性休克。心肌梗死则呈急骤性大片区域性丧失，更容易引起心室重塑和心力衰竭。健存心肌的代偿主要取决于心肌细胞功能丧失的量和健存心肌微循环血氧供应状态。

心肌细胞外基质的变化主要是胶原沉积和纤维化。间质纤维化不伴心肌细胞坏死时，称反应性纤维化；伴心肌细胞坏死并由纤维组织取代时，称修补性纤维化。心肌间质纤维化可导致以下变化。

①心肌舒张期僵硬度增加，促发 HFpEF。

②心肌电传导的各向异性增加，使冲动传导不均一、不连续，诱发心律失常和猝死。心室重塑是一个非常复杂的过程，其确切机制还远未明了，有多种因素参与作用。心室重塑的促进因子有肾素-血管紧张素系统、去甲肾上腺素、内皮素等；拮抗因子有缓激肽、NO 等。应用血管紧张素转换酶抑制剂、β 受体阻滞剂和醛固酮受体拮抗剂均能改善心室重塑。

③心肌能量代谢障碍：心力衰竭患者心肌三磷酸腺苷（ATP）、磷酸肌酸（CP）及 ATP/CP 比值下降，心肌糖分解代谢、脂肪酸氧化过程的许多限速酶受损、线粒体 ADP/ATP 载体下降。扩张型心肌病心力衰竭心肌中下降尤为明显。

④心肌舒缩功能异常：心力衰竭时心肌 β-肌球蛋白重链基因（β-MHC）增加，以 α-MHC 为主的比例改变，导致收缩蛋白量和质的改变，心肌肌浆网（SR）Ca^{2+}、ATPase 及其 mRNA 均下降，$SRCa^{2+}$释放通道受损，Ca^{2+}转运率（从胞质向 SR）下降。上述改变使衰竭心肌的舒缩功能发生障碍。

⑤基因结构和表达异常：随着细胞分子生物学理论和技术的进展，越来越多的事实证明，许多心血管疾病及心力衰竭的发生、发展与基因结构和表达异常有关。心脏负荷过度和（或）内分泌激素所致的基因结构和表达异常是心力衰竭发生的分子学基础。

四、临床表现

（一）早期表现

原来心功能正常的患者出现原因不明的疲乏或运动耐力明显减低，以及心率增加 15～20 次/分钟，可能是左心功能降低的最早期征兆。继续发展可出现劳力性呼吸困难、夜间阵发性呼吸困难、不能平卧等；检查可发现左心室增大、舒张早期或中期奔马律、P_2 亢进、两肺尤其肺底部有湿啰音，还可有干啰音和哮鸣音，提示已有左心功能障碍。

急性心力衰竭发作迅速，可以在几分钟到几小时（如 AMI 引起的急性心力衰竭）或数天至数周内恶化。患者的症状也可有所不同，从呼吸困难、外周水肿加重到威胁生命的肺水肿或心源性休克，均可出现。急性心力衰竭症状也可因不同病因和伴随临床情况而不同。

（二）急性肺水肿

起病急骤，病情可迅速发展至危重状态。患者突发严重呼吸困难、端坐呼吸、喘息不止、烦躁不安，并有恐惧感，呼吸频率可达 30 ~ 50 次/分钟；频繁咳嗽并咳出大量粉红色泡沫样血痰；听诊心率快，心尖部常可闻及奔马律；两肺满布湿啰音和哮鸣音。

（三）心源性休克

主要有以下表现。

（1）持续性低血压，收缩压降至 90 mmHg 以下，且持续 30 min 以上，需要循环支持。

（2）血流动力学障碍：肺毛细血管楔压（PCWP）≥ 18 mmHg，心脏指数 ≤ 2.2 L/（min·m²）（有循环支持时）或 1.8 L/（min·m²）（无循环支持时）。

（3）组织低灌注状态，可有皮肤湿冷、苍白和发绀；尿量显著减少（< 30 mL/h），甚至无尿；意识障碍；代谢性酸中毒。

（四）老年冠心病合并心力衰竭的临床表现特点

老年心力衰竭患者症状多不典型，部分已处于中度心力衰竭的患者可完全无症状或仅表现为极度疲劳。一旦存在某种诱发因素，即可发生重度急性左心力衰竭，危及生命。有些患者可表现为白天阵发性呼吸困难，尤其是餐后或体力活动后，其意义相似于夜间阵发性呼吸困难者。老年人急性左心力衰竭时，由于心输出量下降，可出现脑缺血症状，如意识障碍、失眠等。因此，对老年患者出现以上表现应提高警惕，结合相应辅助检查早期明确诊断。

（五）多种疾病并存

老年人常有多种疾病并存，可相互影响，掩盖或加重心脏的症状和体征，导致诊断困难，易出现漏诊或误诊。无症状性（无痛性）AMI 或急性心肌缺血合并心力衰竭时，对病因诊断常较困难而易漏诊。老年人突然出现或加重的咳嗽及呼吸困难，对原有肺部疾病的患者，要确诊是肺部感染还是肺淤血，还是两者兼有。心力衰竭患者往往呼吸困难加剧时肺部湿啰音异常增多，尤其是部位增多，且随体位而变化。心力衰竭易合并肾功能障碍、代谢性酸中毒、低氧血症、电解质紊乱及心律失常等。以上老年人心力衰竭的特点在临床诊断中应予准确的判断，及时予以正确的处理。

五、辅助检查

（一）二维超声心动图及多普勒超声

该检查可用于以下几个方面。

（1）诊断心包、心肌或心瓣膜疾病。

（2）定量分析心脏结构及功能各指标。

（3）区别舒张功能不全和收缩功能不全。

（4）估测肺动脉压。

（5）为评价治疗效果提供客观指标。LVEF可反映左心室功能，初始评估心力衰竭或有可疑心力衰竭症状患者均应测量，如临床情况发生变化或评估治疗效果、考虑器械治疗时，应重复测量。不推荐常规反复监测。推荐采用改良Simpson法，其测量的左心室容量及LVEF，与造影或尸检结果比较相关性较好。

（二）心电图

心电图可提供既往心肌梗死、左心室肥厚、广泛心肌损害及心律失常等信息。可判断是否存在心脏不同步，包括房室、室间和（或）室内运动不同步。有心律失常或怀疑存在无症状性心肌缺血时应做24 h动态心电图。

（三）实验室检查

实验室检查包括全血细胞计数、尿液分析、血生化（包括钠、钾、钙、血尿素氮、肌酐、转氨酶和胆红素、血清铁/总铁结合力）、空腹血糖和糖化血红蛋白、血脂及甲状腺功能等，应列为常规。

（四）生物学标志物

1. 血浆利钠肽测定

血浆利钠肽测定可用于因呼吸困难而疑为心力衰竭患者的诊断和鉴别诊断，BNP < 35 ng/L、NT-proBNP < 125 ng/L时不支持慢性心力衰竭诊断，其诊断敏感性和特异性低于急性心力衰竭时。利钠肽可用来评估慢性心力衰竭的严重程度和预后。BNP < 100 ng/L、NT-proBNP < 300 ng/L为排除急性心力衰竭的切点。应注意测定值与年

龄、性别和体质量等有关，老龄、女性、肾功能不全时升高，肥胖者降低。诊断急性心力衰竭时 NT-proBNP 水平应根据年龄和肾功能不全分层：50 岁以下的成人血浆 NT-proBNP 浓度 > 450 ng/L，50 岁以上者血浆浓度 > 900 ng/L，75 岁以上者应 > 1800 ng/L，肾功能不全（肾小球滤过率 < 60 mL/min）时应 > 1200 ng/L。其次，该测定有助于评估严重程度和预后：NT-proBNP > 5000 ng/L 提示心力衰竭患者短期死亡风险较高；> 1000 ng/L 提示长期死亡风险较高。

2. 心肌损伤标志物

心脏肌钙蛋白（cTn）可用于诊断原发病（如 AMI），也可以对心力衰竭患者做进一步的危险分层。测定 cTnT 或 cTnI 旨在评价是否存在心肌损伤、坏死及其严重程度，其特异性和敏感性均较高，AMI 时可升高 3~5 倍以上。重症有症状心力衰竭往往存在心肌细胞坏死、肌原纤维崩解，血清中 cTn 水平可持续升高，为急性心力衰竭的危险分层提供信息，有助于评估其严重程度和预后。

3. 其他生物学标志物

纤维化、炎症、氧化应激、神经激素紊乱及心肌和基质重构的标志物已广泛应用于评价心力衰竭的预后，如反映心肌纤维化的可溶性 ST2 及半乳糖凝集素-3 等指标在慢性心力衰竭的危险分层中可能提供额外信息。

（五）X 线片

X 线片可提供心脏增大、肺淤血、肺水肿及原有肺部疾病的信息。

（六）心力衰竭的特殊检查

心力衰竭的特殊检查用于部分需要进一步明确病因的患者，包括以下几项检查。

1. 心脏磁共振（CMR）

CMR 检测心腔容量、心肌质量和室壁运动的准确性和可重复性较好。经超声心动图检查不能做出诊断时，CMR 是最好的替代影像检查。疑诊心肌病、心脏肿瘤（或肿瘤累及心脏）或心包疾病时，CMR 有助于明确诊断，对复杂性先天性心脏病患者则是首选检查。

2. 冠状动脉造影

冠状动脉造影适用于有心绞痛、心肌梗死或心脏停搏史的患者，也可鉴别缺血性或非缺血性心肌病。

3. 核素心室造影及核素心肌灌注和（或）代谢显像

前者可准确测定左心室容量、LVEF 及室壁运动；后者可诊断心肌缺血和心肌存活情况，并对鉴别扩张型心肌病或缺血性心肌病有一定帮助。

4. 负荷超声心动图

运动或药物负荷试验可检出是否存在可诱发的心肌缺血及其程度，并确定心肌是否存活。对于疑为 HFpEF、静息舒张功能参数无法做结论的患者，也可采用舒张性心功能负荷试验，有一定辅助诊断价值。

5. 经食管超声心动图

经食管超声心动图适用于经胸超声窗不够而 CMR 不可用或有禁忌证时，还可用于检查左心耳血栓，但有症状心力衰竭患者宜慎用该检查。

六、诊断及鉴别诊断

（一）诊断

根据患者病史、症状、体征及辅助检查可初步诊断。主要诊断依据为冠心病证据及循环淤血的表现。症状、体征是早期发现心力衰竭的关键，完整的病史采集及详尽的体格检查非常重要。左心力衰竭的不同程度呼吸困难、肺部啰音，右心力衰竭的颈静脉征、肝大、水肿，以及心力衰竭时出现的奔马律、瓣膜区杂音等是诊断心力衰竭的重要依据。但症状的严重程度与心功能不全程度无明确相关性，需行客观检查并评价心功能。BNP 测定也可作为诊断依据，并能帮助鉴别呼吸困难的病因。

判断心力衰竭程度的几种方法如下。

（1）NYHA 心功能分级　心力衰竭症状严重程度与心室功能的相关性较差，但与生存率明确相关，而轻度症状的患者仍可能有较高的住院和死亡的绝对风险。

（2）6 min 步行试验　用于评定患者的运动耐力。6 min 步行距离 < 150 m 为重度心力衰竭，150 ~ 450 m 为中度心力衰竭，> 450 m 为轻度心力衰竭。

（3）急性左心力衰竭严重程度分级　主要有 Killip 法（表 4-3）、Forrester 法（表 4-4）和临床程度床边分级（表 4-5）3 种。Kilip 法主要用于 AMI 患者，根据临床和血流动力学状态分级；Forrester 法适用于监护病房，以及有血流动力学监测条件的病房、手术室；临床程度床边分级根据 Forrester 法修改而来，主要根据末梢循环的观察和肺部听诊，无须特殊的监测条件，适用于一般的门诊和住院患者。

表 4-3　AMI 的 Killip 法分级

分级	症状与体征
I	无心力衰竭，无肺部啰音，无 S_3

分级	症状与体征
Ⅱ	有心力衰竭，两肺中下部有湿啰音，占肺野下 1/2，可闻及 S_3
Ⅲ	严重心力衰竭，有肺水肿，细湿啰音遍布两肺（超过肺野下 1/2）
Ⅳ	心源性休克

表 4-4　急性心力衰竭的 Forrester 法分级

分级	PCWP（mmHg）	心脏指数［L/（min·m²）］	组织灌注状态
Ⅰ	≤ 18	> 2.2	无肺淤血，无组织灌注不良
Ⅱ	> 18	> 2.2	有肺淤血
Ⅲ	≤ 18	≤ 2.2	无肺淤血，有组织灌注不良
Ⅳ	> 18	≤ 2.2	有肺淤血，有组织灌注不良

表 4-5　急性心力衰竭的临床程度床边分级

分级	皮肤	肺部啰音
Ⅰ	温暖	无
Ⅱ	温暖	有
Ⅲ	寒冷	无或有
Ⅳ	寒冷	有

（二）鉴别诊断

老年冠心病合并心力衰竭主要应与以下疾病相鉴别。

1. 支气管哮喘

左心力衰竭患者夜间阵发性呼吸困难，常称之为心源性哮喘，应与支气管哮喘相鉴别。前者多见于器质性心脏病患者，发作时必须坐起，重症者肺部有干、湿啰音，甚至咳粉红色泡沫痰；后者多见于青少年有过敏史，发作时双肺可闻及典型哮鸣音，咳出白色黏痰后呼吸困难缓解。测定血浆 BNP 水平对鉴别心源性和支气管性哮喘有较大的参考价值。

2. 心包积液、缩窄性心包炎

由于腔静脉回流受阻同样可以引起颈静脉怒张、肝大、下肢水肿等表现，应根据病史、心脏及周围血管体征进行鉴别，超声心动图、CMR 可确诊。

3. 肝硬化腹水伴下肢水肿

应与慢性右心力衰竭相鉴别，除基础心脏病体征有助于鉴别外，非心源性肝硬化不会出现颈静脉怒张等上腔静脉回流受阻的体征。

4. 瓣膜性心脏病

主要通过体格检查及超声心动图加以鉴别诊断。

5. 肺栓塞

急性肺栓塞心电图表现常见窦性心动过速，其次表现为胸前导联不典型 ST-T 改变、右心受累的改变（如右束支传导阻滞、Q Ⅲ T Ⅲ、S Ⅰ Q Ⅲ 或 S Ⅰ 等不典型改变）。超声心动图、胸片、D-Dimer 等可辅助判断。大部分肺血管增强 CT（CTPA）或核素肺灌注通气显像可明确诊断；对于肾功能不全或特殊时期的患者，如孕妇，可以考虑核磁肺血管增强检查；对于血流动力学不稳定高危组患者，可以通过床旁心脏超声检查明确。

七、治疗

（一）慢性心力衰竭合并冠心病

1. 药物治疗

他汀类药物并不能改善心力衰竭患者的预后，但仍可使用，作为冠心病的二级预防。心力衰竭伴心绞痛的患者，控制心率药物首选 β 受体阻滞剂，如不能耐受，可用伊伐布雷定（窦性心律者）、硝酸酯或氨氯地平或尼可地尔。经规范抗心绞痛药物治疗后仍有心绞痛，应行冠状动脉造影，必要时冠状动脉血运重建，也可以考虑从上面列出的药物中选择加用第 3 种抗心绞痛药物。伊伐布雷定是有效控制心率的药物且对心力衰竭患者是安全的。有心肌梗死病史但无心绞痛的心力衰竭患者，ACEI 和 β 受体阻滞剂同样可减少心肌再梗死和死亡的危险。建议应用阿司匹林等抗血小板药物以减少冠状动脉事件。

2. 冠状动脉血运重建

冠状动脉搭桥术 CABG 和 PCI 均适用于伴有心力衰竭的心绞痛患者，其中严重冠状动脉病变特别是 3 支病变或左主干狭窄的患者，可以通过 CABG 改善预后。有 2 支冠状动脉血管病变（包括左前降支狭窄）的缺血性心力衰竭患者，CABG 虽未减少全因病死率，但是心血管疾病病死率及住院率减少。无心绞痛或心肌缺血或缺血区无存活心肌组织的患者，能否从 CABG 中获益仍不明确。存活心肌 ＞ 10% 的患者行血运重建治疗可能获益更多，但尚缺乏证据。对于具体病例，临床上选择 CABG 治疗，须综合考虑冠状动脉病变的程度、血运重建的完全程度、相关的瓣膜病及其并存疾病。

适应证如下。

（1）慢性 HFrEF，LVEF ≤ 35%，有显著心绞痛症状，伴以下情况之一者，推荐行 CABG：左主干显著狭窄、左主干等同病变（前降支及回旋支双支近端狭窄）、前降支近端狭窄伴双支或 3 支病变。如有存活心肌，冠状动脉解剖状况适合，可考虑 PCI。

（2）慢性 HFrEF，LVEF ≤ 35%，有心力衰竭症状，无心绞痛症状或症状轻微，无论左心室收缩末容积大小，如有存活心肌，可考虑行 CABG。如存在巨大左心室室壁瘤，行 CABG 时应行左心室室壁瘤切除术。如有存活心肌，冠状动脉解剖状况适合，可以考虑 PCI。无存活心肌证据，不推荐 CABG 和 PCI。

3. 心脏再同步化治疗（CRT）

适应证：适用于窦性心律，经标准和优化的药物治疗至少 3～6 个月仍持续有症状、LVEF 降低，根据临床状况评估预期生存超过 1 年，且状态良好，并符合以下条件的患者。NYHA Ⅲ 级或 Ⅳa 级患者：LVEF ≤ 35%，且伴 LBBB 及 QRS ≥ 150 ms，推荐置入 CRT 或 CRT-D；LVEF ＜ 35%，并伴以下情况之一：

①伴 LBBB 且 120 ms ≤ QRS ＜ 150 ms，可置入 CRT 或 CRT-D。

②非 LBBB 但 QRS ≥ 150 ms，可置入 CRT/CRT-D。

4. 植入式心脏转复除颤器（ICD）

适应证：二级预防，慢性心力衰竭伴低 LVEF，曾有心脏停搏、心室颤动（心室颤动）或室性心动过速（室性心动过速）伴血流动力学不稳定。一级预防，LVEF ≤ 35%，长期优化药物治疗后（3 个月以上）、NYHA Ⅱ 级或 Ⅲ 级，预期生存期 ＞ 1 年，且状态良好。

5. 心室重建术

心室重建术方法是切除左心室室壁瘢痕组织以恢复更符合生理的左心室容量和形状，但其价值尚不明确，不推荐常规应用（STICH 研究）。难治性心力衰竭伴室性心律失常患者是心室重建和室壁瘤切除术的候选者，但须严格评估和筛选。

（二）急性心力衰竭合并冠心病

1. 因心肌缺血而诱发和加重的急性心力衰竭

其主要表现有胸痛、胸闷等症状，心电图有动态的缺血性 ST-T 改变。如果患者血压偏高、心率增快，可在积极控制心力衰竭的基础治疗上应用 β 受体阻滞剂，有利于减慢心率和降低血压，从而减少心肌耗氧量，改善心肌缺血和心功能。

2. ST 段抬高型 AMI 患者

若有溶栓和直接 PCI 的指征，在治疗时间窗内，评价病情和治疗风险后，如在技术上能够迅速完成，且患者家属理解，可行急诊 PCI 或静脉溶栓治疗。在 IABP 支持下更安全。及早开通心肌梗死相关冠状动脉可挽救濒死心肌，缩小心肌梗死范围，有利于急性心力衰竭的控制。已出现急性肺水肿和明确的 Ⅰ 或 Ⅱ 型呼吸衰竭患者，应首先纠正肺水肿和呼吸衰竭。AMI 后无明显心力衰竭或低血压的患者，β 受体阻滞剂可缩小心肌梗死范围、降低致死性心律失常的风险，适用于反复缺血发作，伴高血压、心动过速或心律失常的患者。

3. 非 ST 段抬高型急性冠状动脉综合征

建议早期行血运重建治疗（PCI 或 CABG），如果血流动力学不稳定，可行紧急血运重建术。

4. 不稳定型心绞痛或心肌梗死并发心源性休克

经冠状动脉造影证实为严重左主干或多支血管病变，并在确认 PCI 和溶栓治疗无效的前提下，可考虑在积极抗急性心力衰竭药物治疗、机械通气、IABP 等辅助下，甚至在体外循环支持下立即行急诊 CABG，有可能挽救生命，改善心力衰竭。

5. 心肌梗死后机械并发症

（1）心室游离壁破裂　发生率为 0.8% ~ 6.2%，可导致心脏压塞和电机械分离，数分钟内即可猝死。亚急性破裂并发心源性休克则为手术提供了机会，确诊后经心包穿刺减压、补液和应用药物维持下，宜立即手术。

（2）室间隔穿孔　发生率为 1% ~ 2%，多在 1 ~ 5 天内。院内病死率可达 87%（SHOCK 研究）。确诊后若经药物治疗可使病情稳定，尽量争取 4 周后手术治疗；若药物治疗（包括 IABP）不能使病情稳定，应早期手术修补，同期进行 CABG。未合并休克的患者，血管扩张剂（如硝酸甘油或硝普钠）可改善病情；合并心源性休克的患者，IABP 可对造影和手术准备提供最有效的血流动力学支持。急诊手术适用于大的室间隔穿孔合并心源性休克的患者，但手术病死率很高。经皮室间隔缺损封堵术可用于部分经选择的患者。

（3）重度二尖瓣关闭不全　本病在 AMI 伴心源性休克的患者中约占 10%，多出现在 2 ~ 7 天。完全性乳头肌断裂者多在 24 h 内死亡，而乳头肌功能不全者较为多见，预后较好。应在 IABP 支持下行冠状动脉造影。出现肺水肿者应立即行瓣膜修补术或瓣膜置换术，并同期行 CABG。

八、预后

老年人心力衰竭预后极差，控制心力衰竭的危险因素十分重要。虽然心力衰竭的治疗得到了长足的进步，其预后也有所改善，但老年人心力衰竭病死率仍比非老年人高 4 ~ 8 倍，85 岁以上男性较 75 ~ 84 岁男性高 3 倍，较女性高 4 倍。老年人心力衰竭 5 年生存率为 25% ~ 50%。随着收缩压升高，心力衰竭发生的危险性也升高。

第六节 老年冠心病合并房颤

一、病因和发病机制

房颤是老年人群中发病率最高的一类心律失常，年龄 > 80 岁的老年人发病率超过 9%。房颤发生率随增龄而升高。老年人易患房颤是因衰老导致窦房结退行性改变，使窦性心律不易保持，从而产生房颤。此外，与年龄增加有关的心房肌萎缩性改变，使心房内的激动被分离成多处微折返，对房颤的发生与维持也起到了一定的作用。据研究报道，欧美国家年龄 65 岁及以上人群患病率约为 7.2%，80 岁及以上者达到 5.0% ~ 15.0%，而在 40 ~ 50 岁人群只有 0.5%。男性患病率高于女性。老年人房颤多发生于器质性心脏病患者。房颤的病因和危险因素有增龄、高血压、冠心病、瓣膜病、心肌病、缩窄性心包炎、肺源性心脏病、心力衰竭、肥胖、糖尿病等。此外，饮酒、电击、外科手术、急性心肌梗死、肺栓塞及电解质紊乱等亦可引发一过性房颤。老年人房颤可造成患者不适及血流动力学障碍，尤其伴有明显器质性心脏病时可使心脏功能恶化，出现低血压、休克或心力衰竭加重。

二、症状和体征

房颤发作时患者可感到心悸、胸闷，严重者可出现晕厥、心绞痛或心力衰竭。持久性房颤，心房内常有血栓形成，血栓脱落可造成栓塞。心脏听诊第一心音强度变化不定，心律极不规则。当心室率快时可发生脉短绌，原因是许多心室搏动过弱以致未能开启主动脉瓣或因动脉血压波太小，未能传导至外周动脉。颈静脉搏动 a 波消失。

三、心电图表现

房颤时 P 波消失，代之以形态不一的 f 波，频率 350 ~ 600 次/分，心室节律绝对不齐，伴有正常的 QRS 波群。房颤未接受药物治疗、房室传导正常者，心室率通常在 120～160 次/分之间，QRS 波群大致与窦性相同。当心室率过快，发生室内差异性传导，QRS 波群增宽变形。

四、治疗

房颤的治疗目标是缓解症状、保护心功能和预防栓塞。治疗主要包括心室率与节律控制（药物和非药物）及抗栓治疗。其中心室率控制和抗栓治疗贯穿房颤治疗的全程。

（一）控制心率和节律的药物治疗

1. 慢心室率（心室率 < 60 次/分）房颤

房颤合并慢心室率并有症状时，非紧急情况可口服茶碱缓释片。紧急情况下可给予阿托品 0.5～1.0 mg 静脉注射；或异丙肾上腺素（急性冠状动脉综合征患者禁用）1 mg 溶于 5% 葡萄糖溶液 500 mL 缓慢静脉滴注，同时准备安装临时起搏器。

2. 快心室率（心室率 > 100 次/分）房颤

除血流动力学不稳定的快速房颤建议尽快行电转复外，其他快速房颤患者的心室率与节律控制药物治疗如下。

（1）控制心率　症状轻微的老年房颤患者首选控制心室率，常用的控制心室率药物有 β 受体阻滞剂、非二氢吡啶类钙通道阻滞剂（NDHP－CCB）、洋地黄类及胺碘酮等。β 受体阻滞剂是无禁忌证患者的首选药物；NDHP－CCB 是慢性阻塞型肺部疾病、哮喘患者的首选；洋地黄类适用于心力衰竭或低血压的患者；胺碘酮可用于严重左心功能不全患者的心室率控制，长期维持仅用于其他药物禁忌或治疗无效。预激综合征并房颤患者控制心室率首选胺碘酮或普罗帕酮，禁用洋地黄类、NDHP－CCB 和 β 受体阻滞剂。静脉给药用于急性期心室率控制，口服药用于长期维持治疗，用药剂量建议个体化，避免发生心动过缓。部分老年房颤患者，可能同时伴有房室结病变、房室传导变慢，所以心室率常可维持在合理水平，此类患者无须用药物控制心室率。

（2）快速房颤的药物复律　对心室率过快致心力衰竭加重、心绞痛加重或血流动力学不稳定的患者，须尽快电复律。持续性房颤患者在心室率控制后仍有症状或患者期望转复窦性心律可考虑复律治疗。由于房颤易复发，因此在复律治疗前应评估转复窦性心律和长期服用抗心律失常药物对患者的获益风险比。药物复律的成功率低于电复律。常用的房颤复律药物有胺碘酮、普罗帕酮和伊布利特，复律时应充分控制心室率。

在转复窦性心律期间需要选择合适的抗凝治疗方案，房颤持续不超过 2 天，复律前无须做抗凝治疗。否则应在复律前接受 3 周华法林或新型口服抗凝药物（NOAC）治疗，待心律转复后继续治疗 3～4 周。紧急复律治疗可选用静脉注射肝素或皮下注射低分子量肝素抗凝。

（3）维持窦性心律的长期治疗　　维持窦性心律是为了缓解房颤相关症状，减缓病程进展。常用的维持窦性心律药物有 β 受体阻滞剂、胺碘酮、普罗帕酮及索他洛尔。老年人中特别要注意胺碘酮导致的甲状腺功能异常。由于老年人甲状腺功能减退的发生比较隐匿，其症状和体征易误诊为其他原因所致，故应加强监测。

另外，还可以应用一些非药物方式控制心率和节律。房颤发作频繁、心室率很快、药物治疗无效者，可施行房室结阻断消融术，并同时安装起搏器。其他治疗方法包括射频消融、外科手术、植入心房除颤器等。近年来有关房颤消融的方法、标测定位技术及相关器械的性能均有了较大的进展。房颤消融的适应证有扩大趋势，但其成功率仍不理想，复发率也偏高。目前国际权威指南中仍将消融疗法列为房颤的二线治疗，不推荐作为首选治疗方法。房颤时心室率较慢、耐受良好者，除预防栓塞并发症外，通常无须特殊治疗。

（二）老年房颤患者的抗栓治疗

高龄冠心病合并房颤患者是血栓栓塞高危人群，其抗栓策略可根据缺血/血栓风险和出血风险确定。建议对高龄患者加强综合管理，并适当调整抗凝药物剂量。

1. 评估冠心病合并房颤患者的缺血和出血风险

为提高抗栓治疗的获益并减少出血风险，在启动抗栓治疗前应对患者的血栓栓塞/缺血风险和出血风险进行评估。

2. ACS 和（或）PCI 合并房颤患者的抗栓治疗

（1）急性期抗栓治疗　　所有口服抗凝药（OAC）治疗的房颤患者在发生急性冠状动脉综合征（ACS）后应立即口服负荷剂量的阿司匹林 100～300 mg，然后维持剂量 75～100 mg/d。在已了解冠状动脉解剖结构或紧急情况下，如很可能行 PCI，可考虑采用 P2Y$_{12}$ 受体拮抗剂进行预处理。在不了解冠状动脉解剖结构时，应延迟至行 PCI 时再使用 P2Y$_{12}$ 受体拮抗剂进行预处理，P2Y$_{12}$ 受体拮抗剂首选氯吡格雷。对于使用维生素 K 拮抗剂（VKA）的患者，氯吡格雷负荷剂量一般选择 300 mg。无论是否中断新型口服抗凝药（NOAC）治疗，氯吡格雷负荷剂量建议选择 300 mg 或 600 mg。

对于 VKA 治疗且行冠状动脉造影和（或）PCI 的患者，术前通常无须停用 VKA，但须检查国际标准化比值（INR）。术中在活化凝血时间（ACT，维持 ≥ 225 s）的指导下使用低剂量（30～50 U/kg）普通肝素治疗。

对于 NOAC 治疗且行急诊 PCI 的患者无须停药。但若行择期 PCI，可考虑在术前停药，通常术前停药 12～24 h，达比加群经肾脏清除率较高，肾功能不全者须考虑延长术前停药时间。无论是否中断 NOAC，术中均需在 ACT 指导下使用肝素治疗。PCI 术后早期，如当天晚上或次日早晨，建议开始 NOAC 术前剂量治疗。术中抗凝除了肝素类药物，也可考虑采用比伐芦定作为替代，但不推荐使用磺达肝癸钠。

（2）PCI 术后及出院后抗栓治疗　PCI 围术期须在双联抗栓治疗的基础上加用阿司匹林（三联治疗）直至出院。对于高缺血/血栓栓塞和低出血风险的患者，出院后可继续使用阿司匹林至术后 1 个月。

推荐大多数患者出院后采用 OAC+单一抗血小板药物（首选氯吡格雷）双联抗栓治疗 12 个月，之后停用抗血小板治疗，给予 OAC 单药治疗。根据患者的缺血和出血风险，可酌情考虑延长（＞12 个月）或较早停用（如 6 个月）抗血小板治疗。如无禁忌证，术后 OAC 治疗推荐首选 NOAC，而非 VKA。血栓栓塞风险较高者推荐达比加群 150 mg 每日 2 次，而出血风险较高者可选择 110 mg 每日 2 次。从卒中预防获益的角度，也推荐采用利伐沙班 15 mg 每日 1 次的双联抗栓方案。双联抗栓治疗时如采用低剂量利伐沙班（15/10 mg 每日 1 次，根据肌酐清除率调整），在停用抗血小板治疗后应采用足剂量利伐沙班（20/15 mg，根据肌酐清除率调整）。

3. 稳定性冠心病合并房颤患者的抗栓治疗

参考利伐沙班 AFIRE 研究的结果，根据 CHA_2DS_2-VASc 评分，如稳定性冠心病合并房颤患者具有抗凝指征，推荐应用卒中预防剂量的 OAC 单药治疗。

对于具有高缺血风险、无高出血风险的患者，可考虑在长期 OAC（如利伐沙班）基础上加用阿司匹林 75～100 mg/d（或氯吡格雷 75 mg/d）。对于适合 NOAC 的患者，推荐 NOAC 优于 VKA。

第五章 老年高血压

第一节 老年原发性高血压

一、老年原发性高血压特点

老年高血压的临床特点一般包括收缩压增高、脉压差增大、血压波动大、血压"晨峰"现象增多、高血压合并体位性低血压和餐后低血压者增多。常见血压昼夜节律异常导致心、脑、肾等靶器官损害的危险增加，白大衣高血压及假性高血压的增多。这些临床特点与老年动脉硬化血管壁僵硬度增加及血压调节中枢功能减退密切相关。

二、老年原发性高血压流行病学

目前全世界约有10亿高血压患者，我国高血压患者至少有2亿人。人群和种群不同，高血压的流行情况明显不同。虽然高血压的患病率与年龄增长显著相关，但一些重要的心血管危险因素，如肥胖、饮酒、盐摄入量、遗传因素等也与高血压的发生密切相关。同时高血压也是心血管疾病最主要的危险因素之一，血压越高，发生冠状动脉粥样硬化性心脏病、心肌梗死、卒中的风险越高。

（一）高血压流行的一般规律

1. 性别

男性、女性高血压患病率差别不大，女性在更年期前患病率略低于男性，但在更年期后迅速升高，甚至高于男性。35岁以上人群中，女性高血压患病率为26.76%、男性为30.74%；40岁以上人群中，女性高血压患病率为35.14%、男性为40.73%；55岁以上汉族人群中，女性高血压患病率为58.27%、男性为50.16%，差异有统计学意义。

2. 钠盐摄入越多，血压水平越高

食盐摄入量与居民的收缩压、舒张压均呈正相关，且高血压患病率随食盐摄入量的增加而上升，每天人均食盐平均消费量在 6 g、12 g、18 g 的人群与小于 6 g 的人群比较，高血压患病率分别增加 1.09 倍、1.11 倍和 1.28 倍。

3. 寒冷地区高血压患病率高于温暖地区

我国北方城市人群高血压患病率为 25.8%，南方城市人群高血压患病率为 20.4%。

4. 不同民族之间患病率不同

非汉族人群高血压患病率高于汉族人群（非汉族男性 39.92%，汉族男性 28.55%；非汉族女性 19.49%，汉族女性 10.29%）。藏族、蒙古族和朝鲜族等患病率较高，而壮族、苗族和彝族等患病率则较低，这种差异可能与地理环境、生活方式等有关，尚未发现各民族之间有明显的遗传背景差异。对 35 岁以上的 9236 名蒙古族、36 154 名汉族人群的调查结果显示，高血压患病率分别为 42% 和 36.7%。

5. 高血压有一定的遗传基础

目前，国内外公认高血压是环境因素和遗传因素共同作用的复杂疾病，在不同种族、不同人群中，遗传因素均对高血压的发生有一定影响，遗传度为 30% ~ 60%。

（二）我国人群高血压的知晓率、治疗率和控制率

由于高血压早期的临床症状不明显、个体敏感性和健康意识存在差异等原因，很多患者并不清楚自己患有高血压，因此也没有就医。高血压及其并发症给个人、家庭及社会造成了沉重的经济负担，全面了解我国人群高血压的知晓率、治疗率和控制率有助于更好地控制高血压。

近 20 年来，经过全社会的共同努力，高血压知晓率、治疗率和控制率有明显提高，取得了显著的进步，尤其是接受过规范管理的高血压患者。虽然如此，我国人群高血压患者的知晓率、治疗率和控制率与发达国家相比仍非常低，分别低于 50%、40% 和 10%；男性低于女性；经济欠发达地区低于较发达地区，特别是经济文化发展水平较低的农村或边远地区情况尤为严重。

三、血压水平分类及定义

目前，我国高血压分类仍以诊室血压作为高血压诊断的依据。有条件的应同时积极采用家庭血压或动态血压诊断高血压。家庭血压 ≥ 135/85 mmHg；动态血压白天 ≥ 135/85 mmHg 或 24 h 平均值 ≥ 130/80 mmHg 为高血压诊断的阈值。18 岁以上成人的

血压按不同水平定义和分级，见表5-1。

表5-1 血压水平分类和定义

分类	收缩压（mmHg）		舒张压（mmHg）
正常血压	< 120	和	< 80
正常高值	120 ~ 139	和（或）	80 ~ 89
高血压	≥ 140	和（或）	≥ 90
1级高血压（轻度）	140 ~ 159	和（或）	90 ~ 99
2级高血压（中度）	160 ~ 179	和（或）	100 ~ 109
3级高血压（重度）	≥ 180	和（或）	≥ 110
单纯收缩期高血压	≥ 140	和（或）	< 90

由于诊室血压测量的次数较少，血压又具有明显波动性，在不能进行24 h动态血压监测时，需要数周内多次测量来判断血压升高情况，尤其对于年轻、中度血压升高者。如有条件，应进行24 h动态血压监测或家庭血压测量。

四、老年高血压病因

影响高血压发生、发展的因素包括很多，是环境因素和遗传因素共同作用的复杂疾病。这些危险因素大致可分为不可改变的和可改变的。不可改变的危险因素包括性别、年龄、种族、家族史、出生时体重、遗传因素等；可改变的危险因素包括体重指数、钠盐摄入量、饮酒、体力活动、心理因素等。

（一）遗传因素

高血压的家族聚集性间接证明了遗传因素在高血压发病机制中的作用。家系研究从而引发了高血压遗传学的研究，而遗传高血压动物模型的成功建立进一步支持遗传在高血压发生、发展中的关键作用。个体间血压差异约30%是由遗传变异造成的，而70%由环境因素及环境与基因的相互作用造成。无论是遗传性高血压，还是原发性高血压、继发性高血压，遗传因素在其发病过程中均发挥一定的作用。目前明确为遗传性高血压的疾病至少有6种：糖皮质激素可治疗醛固酮增多症、Liddle综合征、类盐皮质激素增多症、盐皮质激素受体活性突变、Gordon综合征、高血压伴短指畸形。

（二）环境因素

1. 饮食

食盐的摄入水平对人类高血压发生、发展的影响已经在全世界范围内得到研究证实。钠盐摄入量与高血压水平和高血压患病率呈正相关，膳食钠盐摄入量平均增加 2 g/d，收缩压和舒张压分别增高 2.0 mmHg 和 1.2 mmHg。在调整混杂因素后，食盐摄入量与居民的收缩压、舒张压均呈正相关，且高血压患病率随食盐消费量的增加而上升。人均钠盐摄入量由 16 g/d 降至 10.6 g/d，人均收缩压和舒张压水平分别可下降 5.3 mmHg 和 2.9 mmHg。

此外，由于不同个体对盐的敏感程度不同，人群中血压水平与食盐消费的关系受到个体盐敏感程度的影响。人群中盐敏感者的比例越大，则盐与血压的联系就越强，比例越小，联系也就越弱。

饮酒也是高血压发病的危险因素之一。人群高血压患病率随饮酒量的增加而升高，虽然少量饮酒后短时间内血压会有所下降，但长期少量饮酒可使血压轻度升高。无论男性和女性，高饮酒频率者高血压患病率要高于低饮酒频率者。长期过量饮酒能引起高血压，并加重高血压对心脑血管的靶器官损害。饮酒对血压的影响分为急性效应和慢性效应。急性效应指酒后数小时的影响，一般认为饮酒后血管扩张、血流加速、精神放松，可暂时引起血压降低，但心率加快、射血分数增加，对心脏有一定的损害；慢性效应即饮酒数日后可引起血压上升，且饮酒量越多，血压越高。

2. 心理因素

心理因素作用于人体时，经中枢神经系统接受、整合，可产生紧张、恐惧、忧郁、愤怒等情绪，并将这种信息传至下丘脑，引起一系列自主神经-内分泌反应。如果心理压力强烈而持久，会使神经体液系统血压调节机制遭受破坏，最终发展成高血压。人在精神应激状态下，大脑皮质兴奋、抑制平衡失调，交感神经活动增强，儿茶酚胺引起血管平滑肌增长肥大，导致并维持血压的升高。性格暴躁易怒、情绪急躁者，血压往往偏高；性情温和、处事不惊者，血压往往较稳定。

3. 社会因素

在男性中，文化程度较高者和单身者发生高血压的风险较低，家庭收入与高血压发病风险无明显关系；在女性中，文化程度较高者、家庭收入较高者发生高血压的风险较低，婚姻状况与高血压发病风险无明显关系。在印度尼西亚对青春期前的儿童进行的一项调查显示，在城市地位较低的儿童比地位较高儿童有较低的收缩压和舒张压。

（三）其他因素

1. 体重指数

体重指数（BMI）是高血压重要的危险因素指标之一。中国成人正常 BMI 为 18.5 ~ 23.9 kg/m², BMI ≥ 24.0 kg/m² 为超重，≥ 28.0 kg/m² 为肥胖。人群中 BMI 与血压水平呈正相关，BMI 每增加 1 kg/m²，收缩压升高 2 ~ 3 mmHg、舒张压升高 1 ~ 3 mmHg；BMI 每增加 3 kg/m²，4 年内发生高血压的风险，男性增加 50%、女性增加 57%。

近年来的研究发现，不仅超重者容易患原发性高血压，身体脂肪的分布特点也与原发性高血压密切相关。腹部脂肪聚集越多，血压水平就越高。男性腰围 ≥ 90 cm 或女性 ≥ 85 cm，发生高血压的风险是腰围正常者的 4 倍以上。向心性肥胖者患原发性高血压的危险性远远高于一般人群（分别是 49.4% 和 28.6%）。

随着我国生活水平的提高，人群中超重和肥胖者的比例明显增加。在城市 18 岁以上人群中，超重者的比例已高达 25% ~ 35%，肥胖者的比例高达 10% ~ 19%。超重和肥胖将成为我国高血压患病率增长的一个重要危险因素。

2. 体力活动

体力活动与高血压的关系越来越引起人们的关注。许多前瞻性研究显示，有规律的、有一定强度的体力活动与高血压水平呈负相关。随机临床试验研究结果表明，有规律的运动可使收缩压下降 5 ~ 15 mmHg、舒张压下降 5 ~ 10 mmHg。正常血压人群中，久坐和体力活动均不足者与活跃的同龄对照者相比，发生原发性高血压的危险增加 20% ~ 50%。

随着社会经济的发展和变化，我国居民体力活动仍处于较低水平。中国慢性病及其营养监测（CCDNS）数据显示，2015 年中国 ≥ 18 岁成人经常参加身体活动（每周不少于 3 次、每次至少 30 min 的中高强度身体活动）的比例为 12.5%，较 2010 年（11.9%）虽有所提高，但仍处于较低水平；25 ~ 34 岁人群经常参加身体活动率仅为 8.6%。CHNS 数据显示，1991 ~ 2009 年，中国成人的平均身体活动总量明显下降（399 MET.h/ 周与 213 MET.h/ 周）。2011 年男性职业活动量较 1991 年下降了 31%，女性也有类似趋势。

CCDNS 数据显示，2018 年中国 ≥ 18 岁成人业余静态行为时间平均为 3.2 h/d，与 2013 年（3.3 h/d）接近，但明显高于 2010 年（2.7 h/d）。可以认为，我国居民体力活动水平的下降是导致高血压患病率升高的一个重要原因。

3. 血脂水平

我国 18 岁以上人群血脂异常的患病率为 18.6%，估计患病人数达到 2 亿。血脂异常是原发性高血压发生的重要原因之一。体内脂肪过多，脂肪进入组织后释放过多的游离脂肪酸进入血液，脂肪细胞将游离脂肪酸释放入门静脉系统，作为肝细胞生成极低密度脂蛋白中甘油三酯的底物。血浆中极低密度脂蛋白被脂蛋白酶水解，这样脂蛋白沉积在血管壁上造成血管壁损伤，弹性改变，斑块形成，血流受阻，血管内压增加导致血压升高。高血压患病率随甘油三酯增高而升高，随高密度脂蛋白胆固醇降低而升高。

4. C-反应蛋白

美国波士顿的 Howard 等对 20 525 名大于 45 岁的美国健康职业女性进行了一项随访 7 年的前瞻性定群研究。结果显示，C-反应蛋白（CRP）与发生高血压的危险性增加显著相关，当研究者将 C-反应蛋白作为连续变量进行处理和对基础血压进行控制时观察到了相似的结果。

5. 尿酸

流行病学资料显示，高尿酸与原发性高血压关系密切。血尿酸升高与高血压发生、发展密切相关，并与血压幅值呈正相关，即高血压患者的尿酸明显高于血压正常对照者。而同为高血压患者，血压级别越高，则血尿酸也就越高。国内研究结果显示，按基线血清尿酸四分位分组后，随尿酸水平升高，进展至高血压的比例增加（26.2%、30.9%、34.7%和39.3%）。

6. 血糖

高血压与糖尿病具有共同的发病机制，导致两种疾病呈现群集现象。英国糖尿病前瞻性研究显示，在4054名入选的新诊断的2型糖尿病患者中，患高血压者有1544例，高血压患病率为38%。糖尿病和血胆固醇过高者比其他人患原发性高血压的可能性大。血糖升高可引起血管舒缩功能及血液黏滞度的变化，从而诱发或加重原发性高血压，在糖尿病患者中发生原发性高血压的比例较非糖尿病患者高2倍。

7. 睡眠

近几年睡眠呼吸暂停综合征与原发性高血压的关系引起了关注。有研究表明，原发性高血压的发病风险与阻塞性睡眠呼吸暂停综合征呈线性关系，每小时的睡眠过程中多1次呼吸暂停，可使原发性高血压的发病风险增加约1%。此外，美国健康和营养调查中发现，睡眠时间减少对原发性高血压可能是一个危险因素。年龄在32~59岁、睡眠时间每晚<5 h的人群中，原发性高血压的患病率为24%；而睡眠时间在7~8 h的人群中，原发性高血压的患病率仅为12%，说明睡眠时间较少可增加原发性高血压的发病危险。

五、高血压的发病机制及病理生理

（一）高血压的病理生理学概论

血压是血液在血管内流动对血管壁形成的侧压力。血压调节是复杂的生理机制之一。动脉血压＝心输出量 × 总外周阻力，而心输出量＝每搏量 × 心率。因此血压的调节是由心血管、肾、神经、内分泌等多个系统共同参与协调的。高血压病是血压水平高于正常血压的一种疾病。血压升高的早期不会有明显的心血管功能紊乱、肾脏的损伤等。但长期高血压会激发心脏、血管、肾的代偿机制，表现为血管和心室的肥厚增生、动脉硬化、肾硬化等。那么高血压的病理生理学研究就有助于认识血压的调节机制，有助于做进一步的深入研究。

1. 影响动脉血压的因素

（1）每搏量　指一侧心室收缩射出的血液总量，在心率不变的前提下，每搏量增加，即心脏收缩时射入主动脉的血量增多，动脉管壁承受的张力增大，血流速度随之加快。大动脉内增加的血量大部分可在心舒张期流向外周，到舒张末期大动脉内留存的血量增加并不明显，因此动脉血压的升高主要表现在收缩压升高。反之，每搏量减少，主要表现在收缩压降低，故每搏量的增多或是减少，主要影响收缩压的高低。

（2）心率　心率较快时心脏舒张期明显缩短，流向外周的血流量减少，故舒张末期主动脉内留存的血量增多，表现为舒张压升高。舒张末期主动脉存留的血量增多使得收缩期射入主动脉的血量增多，收缩压也随之升高。但总体而言，收缩压升高不如舒张压升高明显，脉压差减小。相反，心率慢时，舒张压降低得比收缩压幅度增加，脉压差增大。

（3）外周阻力　外周阻力增加可使得舒张期血液流向外周时速度减慢，心脏舒张末期存留在主动脉中的血量增多，故舒张压升高。舒张末期主动脉存留的血量增多使得收缩期射入主动脉的血量增多，收缩压也随之升高。但综合来看，收缩压升高不如舒张压升高明显，脉压差也减小。反之，当外周阻力减少时，收缩压降低不如舒张压明显，脉压差增加。一般情况下，舒张压的高低主要反映外周阻力的大小。

（4）其他因素　血压还受主动脉和大动脉的弹性储备作用，循环系统平均充盈压等因素影响。由于主动脉和大动脉的弹性储备作用，可使得动脉血压的波动幅度明显减小。在老年人中，由于动脉血管管壁硬化、弹性减低，对动脉血压的缓冲作用减弱，即大动脉的弹性储备作用减弱，以致收缩压升得过高，舒张压降得过低，故脉压差增大。

2. 动脉血压的调节

基础血压提供血液通过血管系统的动力，根据各种神经、体液因素对动脉血压调节的过程，可将动脉血压调节分为短期调节和长期调节。

（1）短期调节　是指对短时间内发生的血压变化即可起调节作用，主要是神经调节，包括各种心血管反射通过调节心肌收缩力和血管外周阻力使动脉血压恢复正常并保持相对稳定。

（2）长期调节　是指血压在较长时间内发生变化时，单纯依靠神经调节常不足以将血压调节到正常水平，动脉血压的长期调节主要是通过肾脏调节细胞外液量来实现的，即肾-体液控制系统。当体内细胞外液量增多，循环血量增多，使动脉血压升高，而循环血量增多可直接导致肾脏排水及排钠增加，可以将过多的体液排出体外，使血压恢复到正常水平。反之，当体内细胞外液量或循环血量减少，血压下降时发生相反的调节机制。

（二）交感神经系统在高血压中的作用

1.交感神经系统的结构（图5-1）

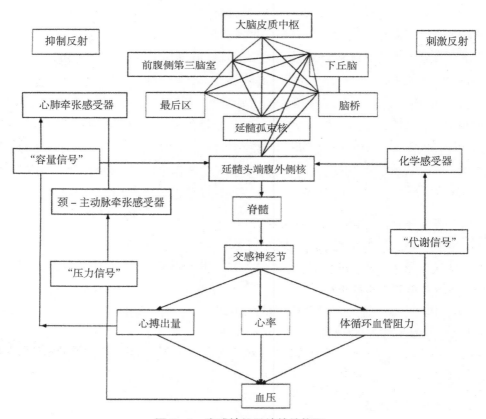

图5-1　交感神经系统的结构图

动脉血压的反馈和行为控制是在延髓头端腹外侧核（RVLM）整合的，传出交感神经系统（SNS）的心血管兴奋神经元的细胞体位于 Cl 亚区，这个地方也是能接受其他中枢神经（CNS）反射并发送出去。最关键的 RVLM 传入信号来自邻近的延髓孤束核（NTS），这里接受来自颈动脉窦和主动脉弓，以及心房和心室的舒张敏感性机械感受器的传入纤维。NTS 接受来自肾和骨骼肌的兴奋性化学感受器的信号，这些信号抑制 RVLM 的交感传出，并企图缓冲急性血压的变化。NTS 整合来自脑干、基底核和覆盖第 4 脑室下壁最后区上的皮质兴奋性或抑制性中枢的各种信号。NTS 也是由没有血脑屏障的这段第 4 脑室下壁最后区（AP）上的信号来控制的。AP 对血管紧张素 Ⅱ 是相当敏感的，可减弱 NTS 的抑制效应，从而增加 RV；M 受体依赖的 SNS 的冲动发放。NTS–RVLM 的混合体也是接受来自肾和骨骼肌的兴奋性末梢化学感受器传入神经元的感受传入信号，引起加强或维持 RVLM 依赖的 SNS 冲动。

2. 交感神经系统的功能

支配血管的神经是交感缩血管神经纤维和舒血管神经纤维，其中以交感缩血管神经纤维为主。交感缩血管神经纤维末梢释放的递质为去甲肾上腺素（NA），主要作用于血管平滑肌的 α 肾上腺素能受体和 $β_1$ 肾上腺素能受体，同时还作用于心肌细胞膜上的 $β_1$ 肾上腺素能受体，NA 与 α 受体结合的亲和力较 β 受体大，故交感缩血管神经纤维兴奋时主要表现为缩血管效应。而作用于 $β_1$ 受体，可引起心率增快，心肌收缩力增强，心输出量增加，故血压上升。此外，交感节后神经元内还含有神经肽 Y 等神经肽类物质，神经肽 Y 具有更强的缩血管作用。

3. 代谢综合征对交感神经的影响

中心性肥胖、高血压、糖耐量异常和高脂血症共同组成代谢综合征。肥胖、胰岛素抵抗和交感神经兴奋活性增强有关。有研究表明体重增加导致交感神经系统活性激活。交感神经去除术可以显著减轻饮食诱导的肥胖动物血压的升高。肥胖患者使用肾上腺素受体阻滞药物后血压下降更明显。大多数高血压患者空腹胰岛素水平增高，并且糖耐量有不同程度的降低，提示胰岛素抵抗现象。肥胖、胰岛素抵抗，两者共同参与了高血压的形成，目前认为其可能有以下几个方面。

（1）肥胖导致血容量和心输出量增加，血浆中及血细胞膜脂肪酸改变。

（2）交感神经系统活性亢进。

（3）盐敏感性增强，肾水、钠潴留量增加。

（4）影响细胞膜钠泵和钙泵的活性。

（5）血管平滑肌的增殖，使得血管腔变狭窄、管壁增厚、外周阻力增高，从而血压升高。

（6）增加内皮素的合成和释放。

（7）增加缩血管物质对血管的敏感性及降低舒血管物质的敏感性。

（8）抑制前列腺素的生成，从而导致血管收缩，血压升高。

4. 衰老对慢性高血压交感神经系统活性的影响

慢性高血压中增加交感活性的最重要因素是衰老，SNS 活性的增加和高血压之间的关系密切。SNS 活性增加在各级原发性高血压中均是主要的病理成分。因为体重随年龄的增长而增加，至少说明衰老、肥胖和高血压共同增加 SNS 活性。SNS 活性会随衰老而增加。年龄调整清除了高血压患者和正常血压者 SNS 活性区别。随着年龄的增加，β 受体数量减少，这部分解释了年龄相关的心输出量减少。血浆中的肾上腺素水平在 60 岁以上的高血压患者中升高，这说明肾上腺素仍持续维持 SNS 的活性异常。在正常人和高血压患者中，随着年龄的增加，肌肉中的交感神经活性也增加，特别是这些组织中的小动脉阻力增加，心脏交感活性相应的增加。总之，SNS 活性增高很可能是年龄相关性高血压的一个重要特征。

（三）肾素－血管紧张素－醛固酮系统（RAAS）与高血压

当肾灌注压和氯化钠负荷降低时，刺激肾脏释放肾素，肾素催化血浆中底物转变为 Ang Ⅰ，在转化酶作用下转变为活性物质血管紧张素 Ⅱ，血管紧张素 Ⅱ 通过刺激肾上腺皮质释放醛固酮，引起水、钠潴留从而引起血压的升高。当血液中流经肾小管的钠恢复正常时，肾素分泌停止。在维持体液平衡和调节血压方面，RAAS 起着主要和长期作用。体内除循环系统中的 RAAS 外，在血管壁、心脏、脑、肾、肾上腺等组织器官中还存在相对独立的局部 RAAS。血管中的 RAAS 不但参与血管平滑肌正常舒张收缩活动的调节，而且在高血压的发病机制中也具有重大作用。血管紧张素 Ⅱ 的受体存在于主动脉中层的平滑肌和内皮细胞上，血管局部产生的血管紧张素通过细胞膜上的受体而发挥作用，当与血管平滑肌膜上的受体结合后，激活磷脂酶 C，产生三磷酸肌醇等活性物质，这些活性物质可以调节钙敏感蛋白激酶 C 的活性，从而增加细胞内钙浓度，引起平滑肌细胞的收缩。血管紧张素 Ⅱ 可促进神经末梢释放儿茶酚胺，加强血管收缩，还有促进血管平滑肌生长的作用。除维持血管阻力外，血管局部产生的血管紧张素 Ⅱ 对血管的顺应性也有一定作用。可以降低动脉顺应性并增加心室后负荷，由于后负荷是决定心室壁张力的主要因素，因此抑制血管内转化酶的活性可减轻左心室肥大。血管紧张素 Ⅱ 可促进血管肥厚的发生，当高血压发生时，血管壁增厚，使血管对缩血管物质的反应增大，血管张力升高。这种肥厚的血管具有将血压信号进行放大的作用，同时血管床阻力也会增加，并会降低抗高血压药物的疗效，这是因血管结构和功能发生改变所致。当RAAS激活引起心脏、脑、肾等重要器官血管肥厚病变，引起血压增高，组织供血减少时，则会出现严重后果。此系统的抑制剂（如转化酶抑制剂）对减缓或逆转心脏和血管肥厚具有明显治疗作用。

（四）外周血管与高血压

外周血管阻力持续增高是高血压发病机制中的主要问题，其原因是外周阻力血管舒缩异常，而血管舒缩活动则取决于平滑肌的收缩与舒张。高血压时血管对缩血管刺激的反应较高，同时对舒血管物质反应性降低。血管对缩血管物质反应性增高与血管平滑肌细胞质游离钙浓度增高或者平滑肌及收缩蛋白对钙敏感性增高有关。具体机制为钙通道活动增强、钾通道功能降低、钙泵活性下降、肌丝收缩装置的钙增敏增强等。这些血管平滑肌收缩导致钙转运和利用异常，进而使细胞内钙增高，这是最终使血管平滑肌收缩增强的一个根本原因。

（五）血管内皮细胞功能失常与高血压

高血压时，血管的结构和功能有所改变，血管的结构改变主要表现为平滑肌细胞体积和数量两方面的增加，即平滑肌细胞的肥大和增殖。血管功能改变主要表现为血管舒缩物质的异常分泌，表现为促生长因子产生异常、血管反应性异常和血管舒缩机制失衡，难以维持血管基础张力和血压的平衡。血管内皮细胞既可以产生收缩物质，也可以产生舒张血管物质，在维持血管舒缩的平衡中起着重要的作用。外周血管阻力增高、内皮细胞依赖性舒张活性降低，以及内皮依赖性收缩作用增强促使内皮功能紊乱，与高血压有着密切的关系。

高血压是以血管平滑肌细胞增生为主要病变的疾病，高血压时血管平滑肌增生、向内膜下迁移，使血管管腔狭窄、增厚，外周阻力增高。内皮细胞损伤、功能紊乱、众多生长因子、血管紧张素Ⅱ、内皮素（ET）生成异常，促使平滑肌细胞分裂和增生活跃。生长因子与血管平滑肌细胞增殖：生长因子是一种多肽物质，在高血压的形成过程中，血管平滑肌受到多种细胞产生的多种生长因子影响，血管内皮细胞和平滑肌细胞均能产生释放多种生长因子，通过旁分泌、自分泌机制刺激平滑肌细胞分裂和增殖。平滑肌细胞的增生是多种生长因子联合作用的结果。生长因子有成纤维细胞生长因子、血小板源性生长因子、转化生长因子-β及内皮源性生长因子。平滑肌细胞可合成平滑肌细胞源生长因子，巨噬细胞合成巨噬细胞源生长因子。

（六）血管重塑与高血压

血管壁的结构在一定范围内是相对稳定的，随着血管生长和衰老的过程发展，其结构会发生一些变化，这种变化往往是血管壁对血流动力学及体液和局部内分泌因素改变的一种长期的适应性反应，与血管当时的功能状态有关。血管在一定条件下其结构和功能为适应而发生的变化称为血管重塑。血流阻力与血管半径的 4 次方成反比，因此管径略有缩小即可产生阻力增加效应。

1. 血管重塑的分类

（1）非肥厚性重塑　主要特征是原有血管平滑肌重新排列，而血管平滑肌细胞并没有明显的增生和肥大，在体积和数量上均无明显变化，因此血管中膜的横截面积亦无明显变化，但血管平滑肌围绕管腔更加紧密排列，血管平滑肌细胞分层增多，造成血管管腔缩小，同时血管外径也减小。

（2）肥厚性重塑　是由增厚的血管中膜侵蚀管腔造成的，在这种条件下，血管中膜的横截面积和血管中膜与血管内径的比例是同步增高的，而血管外径变化并不明显，此时血管平滑肌细胞数量和体积增加，细胞间质纤维化性和非间质纤维性基质不同程度地沉积。实际上，这两种形式的重塑常常以不同的比例和程度在同一小动脉上共存，其中一种形式分别在重塑过程中所占的相对比例被称为重塑指数和增殖指数。这两种重塑效应以不同形式和程度存在。

2. 血管重塑的机制

近些年来大量的临床研究表明，某些特定的遗传因素可能影响血管的结构，例如造成某些阻力血管的平滑肌细胞增生和肥大。也有许多研究发现，交感神经和肾素-血管紧张素系统协同作用也影响了阻力血管的生长和重塑过程。

（1）与生长有关的体液和局部因素对血管重塑的影响　血管重塑与一系列血管活性因子及生长因子有直接或间接的关系，这些因子有可能来自体液循环，也有可能来自血管周围的细胞或血管本身。血管的主要构成成分为血管平滑肌、成纤维细胞和结缔组织及内皮细胞。这些细胞除了构成血管的骨架外，还有重要的生理功能。它们可以感受、传递来自周围环境的机械与激素刺激并且做出相应的感应变化，自身还可以合成和分泌一系列局部活性因子，通过自分泌、旁分泌、细胞内分泌机制影响血管的结构。这些因子主要是一些生长刺激或者抑制因子。这些因子对血管的形成和结构构成有着重要的意义。在某些病理状态下，这些因子会过度增加或者减少，打破了维系血管正常状态精细调节的平衡，从而造成血管内皮屏障的断裂，血管壁的渗透性增强，血液中的血小板和巨噬细胞比较容易侵入血管壁，引起血管平滑肌细胞向血管壁内增生肥厚，细胞间质也发生纤维化。这些因子根据其分子量的不同分为多肽生长因子和小肽生长因子。前者主要指血小板源性生长因子 PDGF、上皮生长因子 EGF、成纤维细胞生长因子 FGF、转化生长因子-β、胰岛素样生长因子 IGF-1、白介素 1 等。后者主要是指血管紧张素 Ⅱ、内皮素等。同时血管内皮释放的内皮舒张因子也在高血压的血管重塑中起到一定的作用。

（2）神经介导的血管增殖　自发性高血压大鼠（SHR）的小动脉血管周围的神经分布有所改变，血管周围交感神经纤维分布增加，其特征是去甲肾上腺素组织荧光活性增加，神经元摄取去甲肾上腺素增加，血管组织中的去甲肾上腺素增加，交感神经的数量也增加，同时发现，某些小动脉（如肠系膜动脉和尾动脉）周围肾上腺素能神经末梢分布增加，伴随着神经生长因子 mRNA 及其含量的增加，表明高血压后小动脉周围的神经支配和分布也发生了一定的重塑，以适应此时血管的结构和功能改变，这些神经末梢释放的递质即去甲肾上腺素，它有很明显的促血管增殖作用。因此，血管周围局部的神经改变也参与了高血压的血管重塑过程。

六、老年原发性高血压临床表现

（一）症状

大多数患者起病缓慢，一般缺乏特殊的临床表现。约 1/5 的患者无症状，仅在测量血压时或发生心、脑、肾等并发症时才被发现。故高血压被称为"无声杀手"。一般的常见症状有头晕、头痛、颈项板紧、疲劳、心悸等，呈轻度持续性，多数症状可自行缓解，在紧张或劳累后加重。也可出现视力模糊、鼻出血等较重症状。症状与血压水平有一定的关联，因高血压性血管痉挛或扩张所致。典型的高血压头痛在血压下降后即可消失。高血压患者可以同时合并其他原因的头痛，往往与血压高度无关，如精神焦虑性头痛、偏头痛、青光眼等。如果突然发生严重头晕与眩晕，要注意可能是短暂性脑缺血发作或过度降压、直立性低血压，这在高血压合并动脉粥样硬化、心功能减退者中容易发生。高血压患者还可以出现受累器官的症状，如胸闷、气短、心绞痛、多尿等。另外，有些症状可能是降压药的不良反应所致。血压随季节、昼夜、情绪等因素有较大波动。冬季血压较高、夏季较低；血压有明显昼夜波动，一般夜间血压较低，清晨起床活动后血压迅速升高，形成清晨血压高峰。患者在家中的自测血压值往往低于诊所血压值。

（二）体征

体格检查：正确测量血压和心率，必要时测量立、卧位血压和四肢血压；测量
BMI、腰围及臀围；观察有无库欣面容、神经纤维瘤性皮肤斑、甲状腺功能亢进性突眼
征或下肢水肿；听诊颈动脉、胸主动脉、腹部动脉和股动脉有无杂音；触诊甲状腺；
全面的心肺检查；检查腹部有无肾脏增大或肿块；检查四肢动脉搏动和神经系统体征。
高血压时体征一般较少。周围血管搏动、血管杂音、心脏杂音等是重点检查的项目。
常见的并应重视的部位是颈部、背部两侧肋脊角、上腹部脐两侧、腰部肋脊处的血管
杂音。血管杂音往往表示管腔内血流紊乱，与管腔大小、血流速度、血液黏度等因素
有关，提示存在血管狭窄、不完全性阻塞，或代偿性血流量增多、加快，如肾血管性
高血压、大动脉炎、主动脉狭窄、粥样斑块阻塞等。肾动脉狭窄的血管杂音，常向腹
两侧传导，大多具有舒张期成分。心脏听诊可有主动脉瓣区第二心音亢进、收缩期杂
音或收缩早期喀嚓音。

有些体征常提示继发性高血压可能，如腰部肿块提示多囊肾或嗜铬细胞瘤；股动
脉搏动延迟出现或缺如，并且下肢血压明显低于上肢，提示主动脉缩窄；向心性肥胖、
紫纹与多毛提示 Cushing 综合征可能。

（三）老年高血压的临床特点

随着年龄的增加，动脉硬化加重，血管弹性降低；左心室肥厚，舒张功能减退；
压力感受器敏感性下降：肾功能下降、水盐代谢能力减弱；胰岛素抵抗、糖代谢异常；
内分泌功能减退。因此，高龄高血压患者的临床特点与 80 岁以下患者有所不同。

1. 收缩压增高为主

老年人收缩压水平随年龄增长升高，而舒张压水平在 60 岁后呈现降低的趋势。在
老年人群中，收缩压增高更常见，单纯收缩期高血压成为老年高血压最为常见的类型，
占 60 岁以上老年高血压的 65%，70 岁以上老年患者 90% 以上为单纯收缩期高血压。
大量流行病学与临床研究显示，与舒张压相比，收缩压与心、脑、肾等靶器官损害的
关系更为密切，收缩压水平是心血管事件更为重要的独立预测因素。

2. 脉压增大

脉压是反映动脉弹性功能的指标。老年人收缩压水平随年龄增长升高，而舒张压
趋于降低，脉压增大是老年高血压的重要特点。脉压 > 40 mmHg 视为脉压增大，老年
人的脉压可达 50 ~ 100 mmHg。大量研究表明，脉压增大是重要的心血管事件预测因子。
Framingham 心脏研究显示，老年人脉压是比收缩压和舒张压更重要的危险因素。中国

收缩期高血压研究、欧洲收缩期高血压研究和欧洲工作组老年人高血压试验（EWPHE）等老年高血压研究显示，60岁以上老年人的基线脉压水平与全因死亡、心血管死亡、脑卒中和冠心病发病均呈显著正相关。我国脑血管病患者脉压水平与脑卒中再发的关系研究提示脉压水平与脑卒中复发密切相关，脉压越大，脑卒中再发危险越高。

3.血压波动大

随着年龄增长，老年人压力感受器敏感性降低，而动脉壁僵硬度增加，血管顺应性降低，使老年高血压患者的血压更易随情绪、季节和体位的变化而出现明显波动，部分高龄老年人甚至可发生餐后低血压。老年人血压波动幅度大，进一步增加了降压治疗的难度，因此需谨慎选择降压药物。此外，老年高血压患者常伴有左心室肥厚、室性心律失常、冠状动脉，以及颅内动脉病变等，血压急剧波动时，可显著增加发生不良心血管事件及靶器官损害的危险。

（1）容易发生体位性低血压 体位性低血压是指从卧位改变为直立体位的3 min内，收缩压下降≥20 mmHg或舒张压下降≥10 mmHg，同时伴有低灌注的症状，如头晕、乏力、恶心、视物模糊、苍白、冷汗。由于老年人自主神经系统调节功能减退，尤其当高血压伴有糖尿病、低血容量或应用利尿剂、扩血管药物及精神类药物时更容易发生体位性低血压。一旦发生体位性低血压，往往导致不良事件增加，应及时去除诱因（如血容量不足）、调整药物治疗方案、完善相应检查。而体位性高血压，即体位由卧位转为直立后收缩压升高＞20 mmHg，也是老年人血压调节能力下降的表现之一。有体位性高血压患者与高血压合并体位性低血压患者相比，年龄更高，其左室肥厚、冠心病、无症状性脑血管病的发生率更高。因此，在老年人高血压的诊断与疗效监测过程中需要注意测量立位血压。

（2）常见血压昼夜节律异常 健康成年人的血压水平表现为昼高夜低型，夜间血压水平较日间降低10%～20%（杓型血压节律）。老年高血压患者常伴有血压昼夜节律的异常，表现为夜间血压下降幅度＜10%（非杓型）或＞20%（超杓型），甚至表现为夜间血压不降反较白天升高（反杓型），使心、脑、肾等靶器官损害的危险性显著增加。老年人清晨高血压指老年患者清晨醒后1 h内的家庭自测血压或起床后2 h的动态血压记录≥135/85 mmHg；或早晨6：00～10：00的诊室血压≥140/90 mmHg。老年高血压患者非杓型血压发生率可高达60%以上。与年轻患者相比，老年人靶器官损害程度与血压的昼夜节律更为密切。

（3）餐后低血压 餐后2 h内收缩压比餐前下降＞20 mmHg；或餐前收缩压≥100 mmHg，而餐后＜90 mmHg；或餐后血压下降未达到上述标准，但出现餐后心脑缺血症状。餐后低血压在居家护理的老年人中患病率为24%～36%，在我国住院老年患者中为 74.7%。其发病机制主要为餐后内脏血流量增加，回心血量和心输出量减少；压力感受器敏感性减低，交感神经代偿功能不全；餐后具有扩血管作用的血管活性肽分泌增多。

七、老年高血压并发症

老年高血压常与多种疾病并存，并发症多。常伴发动脉粥样硬化性疾病，如冠心病、脑血管病、外周血管病、缺血性肾病，以及血脂异常、糖尿病、老年痴呆等疾患。若血压长期控制不理想，更易发生或加重靶器官损害，显著增加心血管病死率与全因病死率。部分老年人的靶器官损害常缺乏明显的临床表现，容易漏诊，应进行综合评估并制订合理的治疗策略。在老年患者中脑血管病变较常见，应注意筛查评估，若患者存在 ≥ 70% 的双侧颈动脉狭窄伴有严重颅内动脉狭窄，过度降压治疗可能会增加缺血性卒中的危险。

（一）老年原发性高血压与心脏并发症

高血压最常损害的靶器官之一是心脏，通过血流动力学与遗传等因素之间复杂的相互作用引起心脏结构和功能异常，表现出舒张功能不全、左心室肥大、心律失常、冠状动脉粥样硬化，最终导致心力衰竭、冠心病、猝死、心血管死亡等的危险增加。积极降压治疗是预防高血压心脏并发症的关键。

1. 老年高血压与左心室肥大

左心室肥大是心脏在长期压力负荷增加下维持心输出量的适应性反应。华琦等发现原发性高血压中 30% ~ 40% 的患者能够检测出左心室肥大，而正常成人左心室肥大检出率是 2.5% ~ 5%。大量的流行病学资料显示收缩压、舒张压、脉压水平与左心室肥大相关。血压的昼夜节律变化，血压变异性等亦与左心室肥大相关。Framingham 研究发现左心室肥大是心血管事件的独立危险因素。李岩等对北京地区高血压患者 2240 例（左心室肥大 330 例、无左心室肥大 1910 例，年龄 25 ~ 64 岁）的 10 年心血管病事件和死亡进行观察，发现高血压人群左心室肥大阳性与左心室肥大阴性比较，冠心病、卒中、总心血管病事件和总死亡 RR 分别为 1.47、1.79、1.65 和 1.70。

目前，已经有大量临床循证医学依据表明长期有效的降压可以逆转左心室肥大和改善患者的心血管事件发生率。Christian 等研究证明高血压治疗过程中心血管事件的发生与基线左心室重量指数水平密切相关，同时亦与治疗过程中左心室肥大是否逆转有关，基线左心室重量指数 ≥ 125 g/m² 与左心室重量指数 < 125 g/m² 比较，每百人年心

血管事件发生绝对数量分别是 3 例次和 6 例次，而通过治疗左心室肥大逆转的受试对象平均每百人年心血管事件数＜ 2 例次。

2. 老年原发性高血压与冠心病

高血压在冠心病的发生、发展过程中起着极为重要的作用。长期血压升高、血管内皮功能受损，以及血管紧张素 Ⅱ、儿茶酚胺、内皮素等血管活性物质共同作用，促使冠状动脉内膜损伤、血管壁增生肥厚、脂质沉积、致动脉粥样硬化斑块形成，导致冠心病的发生。另外，血压持续升高、左心室肥大、高血压患者心肌中冠状动脉阻力小血管及微小血管再生不足、平滑肌迁移重组，导致血管壁增厚、管腔变小，再加上血管内皮依赖血管舒张异常，表现为冠状动脉小动脉或微小血管病变，均会使冠状动脉血流储备下降，引起心肌缺血症状发作。

流行病学研究显示高血压患者患冠心病的危险是非高血压患者的 2 ~ 3 倍，而且血压升高水平与冠心病发生率呈线性相关。如冠心病患者合并高血压，高血压对冠状动脉粥样硬化病变产生加速及恶化作用，高血压可因心肌耗氧量的增加加剧冠心病的发展，发生心绞痛，重者可致急性心肌梗死、心脏病猝死的发生。有人对冠状动脉造影分析发现，单支冠状动脉病变发生率明显高于未合并高血压的冠心病患者，而多支血管病变者大多数均合并有高血压，并发现血压水平越高，发生 2 支或 3 支血管病变、慢性闭塞性血管病变及左主干病变也越多，说明血压水平直接影响冠状动脉狭窄程度及范围。

3. 老年高血压病与心力衰竭

收缩压和（或）舒张压升高是心力衰竭进展的主要危险因素，持续的高血压促进了病理性心肌细胞肥厚和心肌损伤，后者又引起肾素 – 血管紧张素 – 醛固酮系统（RAAS）和交感神经系统的过度兴奋，导致一系列神经内分泌因子的激活，从而产生心肌重构；而心肌重构反过来又使 RAAS 和交感神经系统兴奋性进一步增加，加重心肌重构，形成恶性循环，最终发生心力衰竭。血压升高也是冠状动脉粥样硬化病变的主要危险因素，后者又是引起心力衰竭的主要因素之一。而且，高血压还增加血管的抵抗和阻力，降低血管的顺应性，并损伤血管内皮的功能，此种高血压性血管病变也在心力衰竭发生中起了一定的作用。

Framingham 研究表明高血压是心力衰竭的重要危险因素，Daniel 等发现 15.7% 的高血压患者在随访期间出现心力衰竭。而高血压患者一旦发生心力衰竭则预后不良，5 年后存活率男性为 24%、女性则为 31%。1999 年 WHO/ISH 高血压的治疗指南中指出，有高血压病史的患者心力衰竭的危险性至少增加 6 倍。中华医学会心血管病学分会对我国部分地区 42 家医院 1980 ~ 2000 年的住院病历进行回顾性分析，共入选 10 714 名心力衰竭患者，结果显示心力衰竭的病因依次为冠心病、风湿性心脏瓣膜病（简称风心病）及高血压。

因此降压治疗可降低高血压患者心力衰竭的发生率，也可减少伴心力衰竭患者的心血管事件，降低病死率和改善预后。

（二）老年高血压与卒中

高血压是卒中的重要危险因素之一。特别是高血压晚期阶段，易发生全身器官小动脉硬化，使小动脉平滑肌变形、动脉壁变薄，局部可在高血流压力下膨出，形成微动脉瘤，当血压骤然上升时引起破裂出血。脑动脉粥样硬化时，由于血管壁受损，管腔狭窄、闭塞，加上高脂血症，以及血流动力学异常等因素，容易形成血栓，造成局部缺血、缺氧，导致脑软化、坏死。大量的研究结果表明，高血压是卒中持续和独立的危险因素，即血压水平越高、卒中的危险性越大。在全球 61 个人群（约 100 万人，年龄在 40 ~ 89 岁）的前瞻性观察数据分析中，在收缩压 115 ~ 180 mmHg，舒张压 75 ~ 110 mmHg 范围内，各年龄段脑卒中病死率均与收缩压、舒张压升高相关（图 5-2）。

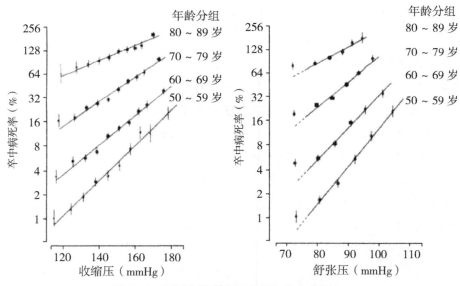

图 5-2　不同年龄段血压水平与卒中病死率

亚洲人群血压升高与卒中、冠心病事件的关系更强，出血性卒中在我国比欧美人群比例更高。SHEP（美国）与 SYST-Eur（美国）两项大型临床试验中高血压所致心肌梗死和卒中的发生率相近，分别为 4.4%、5.2% 和 10.3%、8.1%。而 SYST-China（中国）和 Nice-EH（日本）的两项研究中显示高血压患者心肌梗死和卒中发生率分别是 2.5%、12.9% 和 4%、16%。包括 13 个人群的亚太队列研究（APCSC）发现收缩压每升高 10 mmHg，亚洲人群卒中与致死性心肌梗死的风险分别增加 53% 与 31%，而澳大利亚与新西兰人群只分别增加 24% 和 21%。

（三）老年原发性高血压与肾损害

长期高血压可导致肾小球小动脉阻力下降，从而使肾自我调节能力下降，收缩压与肾小球内压呈正相关。这种肾内机械压力刺激可引发代谢、血流动力学及炎症机制，最终导致细胞外基质增加过多。同时，肾内压力增加可通过兴奋 RAAS 及对上皮足突细胞的损害而造成蛋白尿。肾内局部肾素-血管紧张素系统活化又可进一步促进代谢异常并使肾疾病进一步恶化，最终可导致慢性肾衰竭。根据美国肾脏数据登记系统（USRDS）2011 年的资料显示，美国终末期肾病患者中约有 24% 的原发病是高血压肾损害，居第 2 位；自 2000 年以来该比例增长了 8.7%。欧洲肾脏学会、欧洲透析和移植学会（ERA-EDTA）数据显示，高血压肾损害占全部终末期肾病的 17%。我国全国性透析登记 CNRDS 数据显示，2011 年新导入的透析患者中，由高血压肾损害引起的终末期肾病患者占 9.9%，仅居原发性肾小球疾病和糖尿病肾病之后。这些数据显示，高血压肾损害已成为当前国内外终末期肾病的重要病因构成。

八、辅助检查

（一）基本项目

1. 实验室检查

血常规、空腹血糖（当空腹血糖 ≥ 6.1 mmol/L 时测定餐后 2 h 血糖）、血脂、血离子、肾功能、血尿酸、血同型半胱氨酸、尿液分析（蛋白、糖和尿沉渣镜检）。

2. 物理检查

床旁心电图、24 h 动态血压监测、超声心动图、颈动脉超声、眼底检查、胸部 X 线检查，以及踝臂血压指数等。

（二）血压测量

血压测量是评估血压水平、诊断高血压，以及观察降压疗效的主要手段。目前，在临床和人群防治工作中，主要采用诊室血压、动态血压，以及家庭自测血压3种方法。各种测量血压方法特点见表5-2。

表5-2 不同测量血压的方法

测量方法	仪器	血压（mmHg）	临床意义
诊室血压	水银柱血压计 电子血压计	≥140/90	诊断高血压及其分级的标准方法和主要依据
动态血压	动态血压监测仪	24 h≥130/80 白天≥135/85 夜间≥120/70	（1）诊断评估高血压 （2）诊断白大衣性高血压 （3）发现隐匿性高血压 （4）查找难治性高血压原因 （5）评估高血压升高程度：短时变异和昼夜节律
家庭自测血压	上臂式电子血压计	≥135/85	（1）长期监测日常血压 （2）避免白大衣效应 （3）辅助降压疗效评价 （4）不建议用于精神高度焦虑患者

诊室血压由医护人员在诊室按统一规范进行测量，目前尚是评估血压水平和临床诊断高血压并进行分级的标准方法和主要依据。测血压前需注意，受试者应至少以坐位安静休息5 min，30 min内禁止吸烟、饮咖啡和茶并需排空膀胱。另外，老年人、糖尿病患者及出现体位性低血压情况者，应加测站立位血压。站立位血压应在卧位改为站立位后1 min和5 min时测量。

家庭血压的监测通常由被测量者自我完成或家庭成员协助完成，因测量环境熟悉，故可避免白大衣高血压的发生。另外，家庭血压监测还可用于评估数日、数周、数月甚至数年血压的长期变异或降压治疗效应，有助于增强患者的参与意识，改善患者的治疗依从性。一般情况建议，每天早晨和晚上测量血压，每次测2~3遍，取平均值；

血压控制平稳者，可每周只测 1 天血压。对初诊高血压或血压不稳定的高血压患者，建议连续家庭测量血压 7 天。

动态血压监测则通常由自动血压测量仪器完成，测量次数较多，误差较小，可避免白大衣效应，并可测量夜间睡眠期间的血压。因此，既可更准确地测量血压，也可评估血压短时变异和昼夜节律。动态血压监测可发现隐蔽性高血压，检查顽固难治性高血压的原因，评估血压升高程度、短时变异和昼夜节律等。随着其价格的下降，动态血压监测将在临床工作中被更加广泛地应用。

（三）其他可选择项目

对怀疑为继发性高血压患者，根据需要可以分别选择以下检查项目：血浆肾素活性、血和尿醛固酮、血和尿皮质醇、血游离甲氧基肾上腺素及甲氧基去甲肾上腺素、血和尿儿茶酚胺、动脉造影、肾和肾上腺超声、CT 或磁共振成像（MRI）、睡眠呼吸监测等。对有并发症的高血压患者，进行相应的脑功能、心功能和肾功能检查。

九、老年原发性高血压诊断

高血压病患者往往早期症状不典型，诊断主要靠血压测量进行诊断。而高血压的诊断、评估是一项系统工作，不仅取决于血压数值的高低及波动变异程度，更涉及多器官多系统心血管病相关危险因素，目前根据《中国高血压防治指南》包括以下三个方面。

（1）确定高血压水平及其他心血管危险因素。

（2）判断高血压病的原因，明确有无继发性高血压。

（3）寻找靶器官损害及相关临床情况。

通过以上系统性评估，对评价高血压患者预后及其他心血管疾病及其并发症发病风险具有积极意义，给予诊断及治疗。同时进一步完善检查以明确高血压病因的鉴别诊断。

（一）高血压的诊断标准

目前测量高血压方法主要有 3 种，即诊室血压测量（OBPM）、动态血压监测（ABPM）和家庭血压测量（HBPM）。目前诊室血压仍为高血压诊断的标准方法，是评估血压水平和临床诊断高血压并进行分级的"金标准"和主要依据。

按照《中国高血压防治指南》（2018 年版），高血压诊断主要根据诊室测量的血压值，采用经核准的水银柱或电子血压计，在未使用降压药物的情况下，非同日 3 次测量血压。成年人的收缩压 ≥ 140 mmHg 和（或）舒张压 ≥ 90 mmHg 则诊断为原发性高血压，收缩压 ≥ 140 mmHg 和舒张压 < 90 mmHg 则诊断为单纯性收缩期高血压。患者既往有高血压病史，目前正在使用降压药物，血压虽然低于 140/90 mmHg，也诊断为高血压。

若收缩压为 120 ~ 139 mmHg 和（或）舒张压 80 ~ 89 mmHg，称之为正常高值。是否血压升高，不能仅凭 1 次或 2 次诊所血压测量值来确定，需要一段时间的随访，观察血压变化和总体水平。人类 24 h 血压值接近正态钟形曲线，人为根据血压升高水平及最高血压情况对高血压患者进行分级，对指导药物治疗方案、预测远期预后具有关键意义。

指南中同时提及了动态血压及家庭血压对于高血压诊断的积极意义，我国利用 24 h 动态血压的诊断标准为 24 h 血压平均值 ≥ 130/80 mmHg，白天血压平均值 ≥ 135/85 mmHg、夜间血压平均值 ≥ 120/70 mmHg。夜间血压下降百分率 =（白天平均值 — 夜间平均值）/ 白天平均值。该值 10% ~ 20%：杓型；< 10%：非杓型。收缩压与舒张压不一致时，以收缩压为准。血压晨峰：起床后 2 h 内的收缩压平均值 — 夜间睡眠时收缩压最低值（包括最低值在内 1 h 的平均值）≥ 35 mmHg 为晨峰血压增高。

（二）其他心血管危险因素

1. 病史采集

（1）病史　了解高血压初次发病时间（年龄）、血压最高水平和一般水平、伴随症状、降压药使用情况及治疗反应，尤其注意有无继发性高血压症状。

（2）个人史　了解个人生活方式，包括饮食习惯（油脂、盐摄入）和嗜好（乙醇摄入量、吸烟情况），体力活动量，体重变化；已婚女性患者，注意询问月经及避孕药使用情况。

（3）既往史　了解有无冠状动脉粥样硬化性心脏病（冠心病）、心力衰竭、脑血管病、周围血管病、糖尿病、痛风、血脂异常、支气管痉挛、睡眠呼吸暂停综合征、肾脏疾病等病史。

（4）家族史　询问高血压、糖尿病、冠心病、脑卒中家族史及其发病年龄。

（5）社会心理因素　了解家庭、工作、个人心理及文化程度。

2. 体格检查

（1）记录年龄、性别。

（2）测量血压　老年人测坐位、立位血压。

（3）测量身高、体重、腰围。

（4）其他必要的体检　如心率、心律、大动脉搏动及大血管杂音等。

3. 实验室检查

（1）常规检查

①尿常规（尿蛋白、尿糖和尿沉渣镜检）。

②血常规（血细胞计数和血红蛋白）。

③血生化　血钾、空腹血脂［总胆固醇（TC）、低密度脂蛋白胆固醇（LDL-C）、高密度脂蛋白胆固醇（HDL-C）、甘油三酯（TC）、空腹血糖、血肌酐、血尿酸、肝功能］。

④心电图。

（2）选择性检查　有条件的单位可做以下检查：24 h 动态血压监测、超声心动图、颈动脉超声、尿白蛋白/尿肌酐、胸片、眼底、餐后血糖、血同型半胱氨酸、脉搏波传导速度等。

（三）评估靶器官损伤

血压容易引起损害的"靶器官"有大脑、全身血管、心脏、眼睛和肾脏等。"靶器官损害"引起的病理生理改变也很多，如靶器官损害引起的左心室肥厚、腔隙性脑梗死、动脉壁增厚及管腔狭窄、肾功能减退、局部或全身性的动脉硬化等。"靶器官损害"是长期而持续的高血压引起的，短期或一过性的血压升高一般不会引起"靶器官损害"。是否存在"靶器官损害"，要通过一定的检查才可以确定。高血压患者应定期评估和检查"靶器官损害"的程度。

常见的靶器官损害如下。

1. 心脏损害

高血压可使心脏的结构和功能发生改变。由于血压长期升高，心脏的左心室泵血的阻力也上升，左心室长期处于超负荷状态，因代偿而使心室壁逐渐肥厚，左心室腔容积缩小，腔内压力升高，心脏舒张功能减退，最终发生左心房和左心室扩大。心肌肥厚和心肌重量的增加使心肌耗氧量也相应增加，但无相应的供血增加，结果引起心绞痛和心力衰竭。上海、北京等地的调查显示，62.9% ~ 93.6%的冠心病患者有高血压病史。另据临床流行病学调查结果，非高血压人群中左室肥厚的发生率为 1% ~ 9%，而高血压患者中左室肥厚的发生率高达 25% ~ 30%。

2. 血管损害

高血压对全身的血管有明显的损害作用，可引起血管硬化和管腔狭窄。血液是在血管中流动的，血压升高后首当其冲遭受损害的就是全身的血管。在长期的高压作用下血管会发生管壁痉挛、增厚和硬化。如高血压损害心脏的冠状动脉血管，使其发生粥样硬化，管腔狭窄或闭塞，使心肌的血液供应减少，可导致心律失常、心绞痛、心肌梗死等。高血压患者中冠心病患病率是血压正常者的 2 ~ 4 倍。

3. 肾脏损害

肾脏是由无数个肾单位组成的，每个肾单位又由肾小球和肾小管组成，肾血管有入球小动脉、出球小动脉和静脉 3 种。高血压除造成肾小球动脉硬化外，还使肾小球内的滤过压升高，出现"超滤过"现象，长期的"超滤过"效应使肾小球发生硬化，功能减低，最终出现肾衰竭。轻症高血压患者若不控制血压，5 ~ 10 年可以出现轻、中度肾小球动脉硬化；严重的高血压患者短期内就可引起肾损害。肾小动脉的硬化主要发生在入球小动脉，如无并发糖尿病，较少累及出球小动脉。当肾脏入球小动脉因高血压而发生管腔变窄，甚至闭塞时，会导致肾实质缺血、肾小球纤维化、肾小管萎缩等问题，使血压进一步升高且变得更加难以控制。最初表现为尿浓缩功能减退，夜尿增多，尿常规检查有少量蛋白尿；若肾小球动脉硬化进一步发展，将出现大量蛋白尿。体内代谢废物排泄受阻，尿素氮，肌酐大幅度上升，此时肾脏病变加重，促进高血压的进展，形成恶性循环，使血压上升，舒张压高达 130 mmHg 及以上，肾单位、肾实质坏死，最终发生尿毒症或肾衰竭。

4. 脑损伤

高血压是脑卒中（脑出血、脑梗死、一过性脑缺血等）的主要危险因素。高血压对神经系统，特别是对大脑的损害非常严重。在长期高血压作用下，脑部的小动脉会发生管壁痉挛、增厚、狭窄和硬化。硬化的血管在血压增高时不仅很容易破裂出血，而且还容易在血管内形成血栓，使脑血管出现管腔狭窄或闭塞而导致脑梗死。由于高血压患者可反复多次地发生脑出血或脑梗死，最终导致脑组织严重破坏，形成脑萎缩，使患者发展成痴呆症。高血压患者最常见的并发症为脑出血，因为大脑血管的结构比较薄弱，当发生硬化时变得更为脆弱，容易在血压波动时出现痉挛，继而破裂出血。据统计，全世界每年有超过 200 万人死于脑血管意外。我国每年新发完全性脑中风（脑出血和脑梗死）120 万人 ~ 150 万人，死亡 80 万人 ~ 100 万人，存活者中约 75% 致残，5 年内复发率高达 41%。我国的脑出血多半是由高血压引起的，只要严格控制血压，大部分脑出血是可以被预防的。

5. 其他组织和脏器损害

如高血压可引起视网膜血管病变，导致眼底出血或血管闭塞而引起失明。

（四）危险度分层

高血压预后不仅与高血压水平相关，而且与影响其他心血管危险因素、靶器官损害程度相关。故为判断高血压预后，应对高血压患者进行心血管危险分层，目前我国仍根据《中国高血压防治指南》（2018 年版）分层原则和基本内容，将高血压患者按心血管风险水平分为低危、中危、高危和很高危 4 个层次（表 5-3），危险分层因素包括其他心血管危险因素、糖尿病、靶器官损害及并发症。目前根据以往我国高血压防治指南实施情况和有关研究进展，对影响风险分层的内容做了部分修改。该指南将糖耐量受损和（或）空腹血糖异常列为影响分层的心血管危险因素；将判定腹型肥胖的腰围标准改为：男性≥ 90 cm，女性≥ 85 cm；将 eGFR ＜ 60 mL / min（1.73 m^2）、颈 - 股动脉脉搏波速度≥ 12 m / s 和踝 / 臂血压指数＜ 0.9 列为影响分层的靶器官损害指标界值。

表 5-3　高血压患者心血管危险分层标准

其他危险因素及病史	高血压		
	1 级	2 级	3 级
无	低危	中危	高危
1 ~ 2 个其他危险因素	中危	中危	很高危
≥ 3 个其他危险因素或靶器官损害	高危	高危	很高危
临床并发症或合并糖尿病	很高危	很高危	很高危

十、老年原发性高血压鉴别诊断

（一）肾性高血压

肾性高血压是一种常见疾病，占高血压的 10% ~ 15%，肾脏疾病为继发性高血压的重要原因之一。临床表现为严重高血压，可出现低血钾。肾性高血压可分为两大类：肾血管性高血压和肾实质性高血压。肾血管性高血压是由于一侧肾动脉或其分支的狭窄，使肾血流减少，因而兴奋肾素 - 血管紧张素系统。在急性或慢性肾实质病变的高血压，亦曾用肾素 - 血管紧张素系统来解释其血压的升高。但这两种肾性高血压有许多不同之处：在肾血管性高血压，肾血流的减少，是由一侧的肾动脉或其分支狭窄引起的；而在肾实质性高血压，肾血流的减少是由多数肾内小血管的炎症或纤维化病变所致。此外，在肾实质性高血压，其周围血浆肾素水平的升高远不如肾血管性高血压那样常见。

1. 急性肾小球肾炎

急性肾小球肾炎引起的高血压，是临床上较常见的继发性高血压之一。其特点是，轻症及儿童患者高血压较为少见或为短暂性且以收缩压升高为主，而成人患者高血压的发生率为 70%～80%，收缩压和舒张压常均升高。血压升高的程度多为中度以下，血压显著升高仅见于老年及晚期患者。从时间上看，高血压的出现多在水肿、蛋白尿出现的同时，仅少数患者血压升高先于其他症状。高血压持续时间长短不一，一般与水肿及尿的改变相平行，绝大多数呈缓慢下降，少数患者血压可急剧升高，甚至引起高血压脑病及心力衰竭。儿童患者中，还有以高血压脑病为首发表现者，在诊断上应引起注意。

2. 慢性肾小球肾炎

慢性肾脏病早期少有明显的肾脏病变的临床表现，在病程的中后期出现高血压。肾穿刺病理检查有助于诊断慢性肾小球肾炎；多次尿细菌培养和静脉肾盂造影对诊断慢性肾盂肾炎有价值。糖尿病肾病者均有多年糖尿病病史。

3. IgA 肾病

IgA 肾病以免疫球蛋白沉着于肾小球系膜区为特征的慢性肾小球疾病，临床常以单纯性血尿为主要表现，好发于儿童和青年，以男性为主。多数患者起病前有呼吸道或消化道感染史，但潜伏期较短，常表现为突然起病的血尿，少数患者有肾炎综合征表现或肾病综合征表现。病情可以反复，但多数预后良好。临床诊断须经肾活检和免疫病理检查。

4. 间质性肾炎

间质性肾炎是由多种原因引起的以肾间质–小血管病变为主要表现的综合征，病因包括感染、药物过敏、毒物损害、免疫损害、物理损害、放射性肾炎、血液循环障碍等。临床分急、慢两型，急性患者常见于药物过敏后，表现为畏寒、发热、皮疹、少尿、蛋白尿、尿红白细胞增多等，除少数合并急性肾衰竭者外，一般很少引起高血压；慢性患者症状隐匿，患者可长期无不适感觉，但尿常规检查有红白细胞增多和蛋白阳性，随病情进展逐渐出现高血压、贫血及夜尿增多、尿比重降低等肾小管功能损害表现。X 线或超声检查患者双肾体积缩小，表面不平。

5. 慢性肾盂肾炎

慢性肾盂肾炎是有病原体直接侵袭肾盂肾盏部引起的慢性炎症，好发于女性，尤其是育龄妇女。致病菌以大肠埃希菌最多见，上行感染是其最常见的传染途径。临床表现虽也可有全身感染中毒症状、尿路刺激症状和尿中白细胞增多三大表现，但一般不典型，尿细菌学检查阳性是诊断的重要依据。慢性肾盂肾炎引起高血压仅见于疾病晚期肾实质遭受严重破坏甚至发生尿毒症时，此时静脉肾盂造影见肾盂肾盏变形、狭窄，两肾大小不一且外形凹凸不平，肾功能损害以小管功能损害为主。

6. 肾动脉狭窄

肾动脉狭窄是继发性高血压的常见原因之一，患病率占高血压人群的 1% ~ 3%。由于肾动脉狭窄，导致肾脏缺血，血浆肾素活性增高，引起高血压。特点为病程短，为进展性或难治性高血压，舒张压升高明显（常 > 110 mmHg），腹部或肋脊角连续性或收缩期杂音，两侧肾脏大小不等（长径相差 > 1.5 cm）。可行超声检查、静脉肾盂造影、血浆肾素活性测定、放射性核素肾显像、肾动脉造影等以明确。

7. 糖尿病性肾病变

糖尿病发展到一定阶段，患者不仅出现大、中动脉粥样硬化，还常常合并肾小球微血管病变，在临床上引起以蛋白尿和肾功能损害为特征的临床表现，即糖尿病肾病。糖尿病早期，病理学表现为肾增大和肾小球滤过率增加；糖尿病肾病形成后，临床最早表现是尿中出现微量蛋白并且具有间歇性、无症状性和运动试验阳性的特征。以后随病情进展，尿蛋白的含量逐渐增多，并转为持续阳性，每日排出量不随病情改善而减少；数年后临床出现高血压、水肿、蛋白尿等糖尿病肾病的典型表现，此期尿液检查可以发现白细胞和管型，血浆总蛋白和白蛋白低下，血脂可以升高；晚期发生肾衰竭尿毒症。糖尿病肾病患者的高血压，一般出现较晚，血压升高的幅度也较一般轻且多数以舒张压升高为主。如果注意糖尿病肾病的发展过程，糖尿病肾病性高血压的诊断一般不难。

8. 痛风性肾病变

痛风性肾病变的形成原因与尿酸盐在肾间质组织沉淀有关，进展缓慢。早期表现为间歇性蛋白尿、等张尿和高血压，晚期可以出现尿素氮升高等肾功能不全表现。根据本病典型关节炎发作表现、泌尿系结石病史和化验血尿酸升高，一般可做出诊断，必要时辅以关节腔穿刺取滑液检查或痛风石活检验证为尿酸盐结晶也可明确诊断。

9. 风湿性疾病

风湿性疾病是主要影响骨关节及其周围软组织的一组疾病的总称，其病因与感染、免疫损伤、代谢异常、内分泌障碍、遗传等多种因素有关，其中许多可以累及肾，引起肾性高血压，临床比较常见的有狼疮肾、结节性多动脉炎、硬皮病等。

狼疮性肾炎是系统性红斑狼疮（SLE）最常见的内脏损害和重要的死亡原因，严格来讲，几乎所有 SLE 皆可累及肾，但在临床仅约半数出现尿的异常。现已明确狼疮肾是免疫复合物沉积于肾小球所引起的免疫性损伤，肾小管和间质也常累及。狼疮肾的临床表现差异很大，轻者仅偶有少量蛋白尿，严重者可有血尿、蛋白尿、高血压、肾功能损害等典型肾炎综合征表现。

结节性多动脉炎的肾损害发生率也比较高（70% ~ 80%），典型病例中约 2/3 的患者因肾衰竭死亡。结节性多动脉炎的肾损伤在病理学上分两种：肾多动脉炎，即肾中等大小动脉特别是弓形动脉和叶间动脉的急性炎症，临床上可因肾梗死而引起高血压；坏死性肾小球肾炎，即肾小球毛细血管内微血栓形成，临床表现为显著镜下血尿、红细胞管型及进行型肾衰竭，患者常有进行性高血压，临床上主要依据活检确诊。

硬皮病的肾损害主要源于肾小叶间动脉的内膜增厚、管腔狭窄和人球小动脉呈纤维素样坏死。临床表现分急性和慢性两型：急性型突然起病，类似恶性高血压，常在数天至数周内出现氮质血症；慢性型表现为在多年硬皮病基础上逐渐出现的轻度蛋白尿和镜下血尿，血压常轻度升高，病情进展比较缓慢，晚期也可并发氮质血症。本病确诊有赖于皮肤和肾组织活检。

（二）内分泌性高血压

内分泌性高血压是一组以高血压为共同表现的内分泌系统疾病，属于继发性高血压，占全部高血压的 3.6% ~ 10%。据统计，在内分泌性高血压中最多见的是原发性醛固酮增多症，其次为皮质醇增多症、嗜铬细胞瘤、甲状腺功能亢进症。

1. 原发性醛固酮增多症

原发性醛固酮增多症（简称原醛症）是一种以高血压、低血钾、低血浆肾素及高血浆醛固酮水平为主要特征，因肾上腺皮质肿瘤或增生，分泌过多的醛固酮所致的继发性高血压。其发病年龄高峰为 30 ~ 50 岁，女性多于男性；在高血压人群中的患病率为 0.5% ~ 2%，近年来，国外学者提出原醛症已成为继发性高血压中最常见的形式，其患病率已高达 15% 左右。原醛症以肾上腺腺瘤多见，经手术切除腺瘤后可得到治愈，但如不能早期诊断和及时治疗，则长期高血压可导致严重的心、脑、肾血管损害。腺瘤临床表现为中度高血压，眼底病变常较轻微，低钾表现如乏力、周期性麻痹等多见，但很少发生心律失常；醛固酮增高不受体位影响，手术切除是最好的治疗方法。癌症很罕见，其临床异常与腺瘤相似，但严重得多，可同时有皮质醇增多症、高雄激素或雌激素表现。原发性肾上腺增生可为微小或大结节样增生，也可能为完全正常的肾上腺组织，肾上腺部分或完全切除可缓解症状。能用糖皮质激素控制的醛固酮增多症为常染色体显性遗传病，青年男性发病，血醛固酮、18-皮质醇及18-羟皮质醇升高；地塞米松 1 ~ 2 mg，治疗 2 ~ 3 周可使血压、血钾、醛固酮水平恢复正常。

典型的症状和体征如下。

（1）轻至中度高血压。

（2）多尿尤其夜尿增多、口渴、尿比重偏低。

（3）发作性肌无力或瘫痪、肌痛、搐搦或手足麻木感等。

凡高血压者合并上述3项临床表现，并有低钾血症、高血钠而无其他原因可解释的，应考虑本病之可能。

2. 皮质醇增多症

皮质醇增多症又称库欣综合征，是由于多种原因引起的肾上腺皮质长期分泌过多糖皮质激素所产生的临床症候群，也称为内源性库欣综合征。高发年龄在 20～40 岁，男女发病率之比约为 1∶3，按其病因可分为促肾上腺皮质激素（ACTH）依赖型和非依赖型两种，主要表现为满月脸、多血质外貌、向心性肥胖、痤疮、紫纹、高血压、继发性糖尿病和骨质疏松等。此外，长期应用大剂量糖皮质激素或长期酗酒也可引起类似库欣综合征的临床表现，称为外源性、药源性或类库欣综合征。

3. 嗜铬细胞瘤

在高血压患者中，嗜铬细胞瘤的发病率约为 0.6%。嗜铬细胞瘤患者由于肿瘤大量分泌儿茶酚胺，引起阵发性或持续性高血压。阵发性高血压发作时血压骤升，伴剧烈头痛、心悸、出汗、面色苍白、恶心、乏力等症状，历时数分钟至数天，发作间期血压可正常。持续性高血压者可阵发加剧。血压增高期测定血或尿中肾上腺素、去甲肾上腺素或其代谢产物 3-甲基-4 羟-苦杏仁酸（VMA），如显著增高，提示本病。酚妥拉明试验、胰高血糖素激发试验等有助于诊断。约 13% 的嗜铬细胞瘤为恶性，其余为良性。经手术切除后，大多数患者的血压下降到正常。

4. 甲状腺功能亢进症

大量甲状腺激素的分泌，使全身组织对氧的需要增加，组织的血流量亦相应增加。当毛细血管床极度开放时，就形成动静脉分流，临床上出现收缩压上升、舒张压下降、脉压变大。

（三）主动脉狭窄

主动脉狭窄是较常见的先天性心血管疾病，临床多表现为上肢高血压、下肢低血压或呈上肢血压高于下肢血压的反常现象。主动脉狭窄下肢动脉可减弱或消失，有冷感、乏力感，在背部和腰部可听到收缩期血管杂音，可有侧支动脉侵蚀的切迹，如患者血压异常升高或伴胸部收缩期杂音，应怀疑本症存在，主动脉造影或主动脉 CTA 或 MRA 检查可确诊。主动脉狭窄存在一系列潜在的并发症，如严重的上肢高血压、脑血管意外、动脉内膜炎、主动脉夹层分离或夹层血肿等疾病，以及较高的主动脉狭窄自然病死率，因此成人主动脉狭窄一经确认应积极手术治疗。

（四）睡眠呼吸暂停综合征（OSA）

美国高血压预防、治疗和评价委员会第七次报告中把 OSA 作为高血压的主要病因，明确指出由 OSA 引发的高血压是病因明确的继发性高血压。以志愿者和不同动物为实验对象的数项研究，均证实睡眠呼吸暂停模式的间歇低氧可通过炎症和氧化应激反应对血管内皮舒缩功能损害，增加肾素－血管紧张素－醛固酮系统活性和增强交感神经兴奋性等机制导致血压的持续升高。美国威斯康星州睡眠队列研究证实 24 h 血压和睡眠呼吸暂停低通气指数（AHI）间存在线性关系，并且这种线性关系不依赖于体重指数（BMI）等混杂因素。2003 年，中华医学会呼吸病学分会睡眠呼吸疾病学组调查了全国 20 家医院 OSA 患者的高血压患病率。结果显示，我国 OSA 人群中高血压患病率近50％，且晨起与夜间血压增高和非杓型改变的趋势非常显著。研究证实高血压的患病率及血压升高的程度与 OSA 的严重程度有明确的相关关系。此外 OSA 引发的高血压并不仅局限于成人，研究显示 OSA 已成为儿童高血压的重要病因之一。儿童扁桃体、腺样体的切除和持续气道正压通气（CPAP）治疗对高血压的疗效优于成年患者。

OSA 最显著的病理生理变化是间歇性低氧血症及高碳酸血症，伴有睡眠中的觉醒及睡眠结构的改变。交感神经兴奋是这类患者高血压发生的重要原因。OSA 患者随睡眠时反复发作的呼吸暂停，伴随的低氧血症、高碳酸血症通过负反馈机制刺激主动脉弓和主动脉体的化学感受器，影响脑干及心血管中枢，交感神经张力增加，导致血压升高。OSA 相关高血压研究中发现，肾素－血管紧张素－醛固酮系统及心钠肽等的浓度也发生了一定变化。此外交感神经活化，可增加肾小球入球动脉的痉挛收缩，造成肾小球滤过率下降，使继发性容量负荷增加、动脉血压增高，从而出现以舒张压升高的OSA 相关性高血压。若不能得到有效控制，可出现左室容量负荷过重，严重者表现为左心功能不全及单纯性舒张期心力衰竭。心房钠尿肽（ANP）的增加能够抑制醛固酮合成和肾素的分泌，同时也能降低 RAAS 的活性，在某种程度上是机体对容量负荷产生的代偿性反应。

（五）医源性高血压

医源性高血压指在临床诊断或治疗过程中产生的暂时性血压升高，不仅可使血压正常者血压升高，也可使患者原有高血压加重，诱发高血压危象或成为难治性高血压，还可增加心血管的发病率和病死率。临床上只要注意患者的用药史，尤其在停药后血压逐渐回落则可以成立诊断。

一些引起血压升高的常用药有以下类型。

（1）非甾体抗炎药，如阿司匹林、布洛芬、安乃近。

（2）女用避孕药，多由孕激素和雌激素配伍组成，如炔诺酮。

（3）肾上腺皮质激素，包括糖皮质激素如氢化可的松、可的松。

（4）拟肾上腺药物，如肾上腺素、去甲肾上腺素、异丙肾上腺素。

（5）单胺氧化酶抑制剂。

（6）三环类抗抑郁药，如丙米嗪、多塞平。

（7）环孢素和免疫抑制剂。

（8）重组促红细胞生成素。

十一、老年高血压病相关预后

影响高血压预后的因素很多，包括血压升高水平、其他心血管危险因素，以及靶器官损害程度。因此，从指导治疗和判断预后的角度，现在主张对高血压患者做心血管危险分层，将高血压患者分为低危、中危、高危和很高危。

在影响预后的因素中，除危险因素外，是否存在靶器官损害至关重要。靶器官损害发生后，不仅独立于始动的危险因素，而且会加速心、脑血管病的发生，成为预测心、脑血管病的危险标记。左心室肥厚、颈动脉内膜中层厚度（IMT）增加或粥样斑块、动脉弹性功能减退和微量白蛋白尿等靶器官损害，目前被公认为是心血管危险性的重要标记。

十二、老年高血压病治疗

（一）治疗的目的和意义

高血压是心脑血管疾病的重要危险因素，它可以引起脑、心脏、肾及血管的损害，临床上可导致卒中、冠心病、心律失常、心力衰竭、肾功能不全、动脉栓塞等相关疾病，其病死率及致残率较高。同时，高血压也是可以预防和控制的疾病。控制高血压患者的血压到目标水平，能最大限度地降低其心脏、脑、肾和血管等靶器官损害及其病残率和病死率，从而改善患者的生存质量，有效降低疾病负担。

原发性高血压目前尚无根治方法，高危患者能通过降压治疗获得更大益处。据国际大量随机化对照的降压临床试验结果（如 PROGRESS、HOPE 等试验）显示，收缩压每降低 10 ~ 14 mmHg 和（或）舒张压每降低 5 ~ 6 mmHg，脑卒中危险减少 40%、冠心病减少 17%、人群中总的主要心血管事件减少 33%。据我国 4 项临床试验的综

合分析显示，收缩压每降低 9 mmHg 和（或）舒张压每降低 4 mmHg，脑卒中危险减少
36%、冠心病减少 3%、人群中总的主要心血管事件减少 34%。虽然降压治疗不是治本，
但也不仅仅是对症的，降压治疗的最终目的是减少高血压患者心、脑血管病的发生率
和病死率。

高血压患者发生心、脑血管并发症往往与血压高度有密切关系，因此降压治疗应
该确立血压控制目标值。另一方面，高血压常常与其他心、脑血管病的危险因素合并
存在，例如肥胖、高胆固醇血症、糖尿病等，协同加重心血管危险，决定了治疗措施
必须是综合性的。

（二）高血压治疗的基本原则

高血压是一种以动脉血压持续升高为特征的进行性"心血管综合征"，常伴有其
他危险因素、靶器官损害或临床疾患，需要进行综合干预。抗高血压治疗包括非药物
和药物两种方法，大多数患者需长期甚至终身坚持治疗。定期测量血压，规范治疗，
改善治疗依从性，尽可能实现降压达标，坚持长期、平稳、有效地控制血压。

高血压的治疗应紧密结合高血压的分级即危险分层方案，全面考虑患者的血压水
平，以及并存的心血管危险因素、靶器官受损程度，全面评估确定治疗方案。不同级
别的危险等级有着不同的治疗原则。

1. 低危患者

低危患者以改变生活方式为主，观察 1 ~ 3 个月后，如无效再决定是否开始药物治疗。

2. 中危患者

如果患者病情允许，首先积极改善生活方式，同时观察患者的血压及其他危险因
素数周，进一步了解病情，然后决定是否开始药物治疗。

3. 高危患者和很高危患者

必须立即开始对高血压及并存的危险因素和临床情况进行药物治疗，制订长期随
访及终身治疗的原则。无论患者高血压病的危险程度如何，都应该首先或同时纠正不
良生活方式，确定改善生活方式为治疗高血压病的基础。

降压药治疗对象：高血压 2 级或以上患者（ ≥ 160/100 mmHg）；高血压合并糖尿
病或已经有心、脑、肾靶器官损害和并发症患者；凡血压持续升高，改善生活行为后
血压仍未获得有效控制患者。从心血管危险分层的角度，高危和很高危患者必须使用
降压药物强化治疗。

多重心血管危险因素协同控制：各种心血管危险因素相互之间有关联，80% ~
90% 的高血压患者有血压升高以外的危险因素。降压治疗后尽管血压控制在正常范围，

血压升高以外的多种危险因素依然对预后产生重要影响。在血压升高以外的诸多因素中，性别、年龄、吸烟、血胆固醇水平、血肌酐水平、糖尿病和冠心病对心血管危险的影响最明显。因此，必须在心血管危险控制新概念指导下实施抗高血压治疗，控制某一种危险因素时应注意尽可能改善或至少不加重其他心血管危险因素。降压治疗方案除了必须有效控制血压和依从治疗外，还应顾及可能对糖代谢、脂代谢、尿酸代谢等的影响。

（三）原发性高血压治疗的目标

高血压患者的主要治疗目标是最大程度地降低心血管并发症发生与死亡的总体危险。需要治疗所有可逆性心血管危险因素、亚临床靶器官损害，以及各种并存的临床疾病。

标准目标：对检出的高血压患者，在非药物治疗的基础上，使用本书推荐的起始与维持抗高血压药物，特别是那些每日 1 次使用能够控制 24 h 血压的降压药物，使血压达到治疗目标，同时，控制其他的可逆性危险因素，并对检出的亚临床靶器官损害和临床疾病进行有效干预。

基本目标：对检出的高血压患者，在非药物治疗的基础上，使用国家审核批准的任何安全有效的抗高血压药物，包括短效药物每日 2～3 次使用，使血压达到治疗目标，同时，尽可能控制其他的可逆性危险因素，并对检出的亚临床靶器官损害和临床疾病进行有效干预。

降压目标：一般高血压患者，应将血压（收缩压/舒张压）降至 140/90 mmHg 以下；65 岁及以上的老年人的收缩压应控制在 150 mmHg 以下，如能耐受还可进一步降低；伴有肾脏疾病、糖尿病或病情稳定的冠心病或脑血管病的高血压患者治疗更宜个体化，一般可以将血压降至 130/80 mmHg 以下。伴有严重肾脏疾病、糖尿病或处于急性期的冠心病或脑血管病患者，应按照相关指南进行血压管理。

舒张压低于 60 mmHg 的冠心病患者，应在密切监测血压的情况下逐渐实现降压达标。

（四）原发性高血压的治疗策略

应全面评估患者的总体危险，并在危险分层的基础上做出治疗决策。

很高危患者：立即开始对高血压及并存的危险因素和临床情况进行综合治疗。

高危患者：立即开始对高血压及并存的危险因素和临床情况进行药物治疗。

中危患者：先对患者的血压及其他危险因素进行为期数周的观察，评估靶器官损害情况，然后决定是否及何时开始药物治疗。

低危患者：对患者进行较长时间的观察，反复测量血压，尽可能进行 24 h 动态血压监测，评估靶器官损害情况，然后决定是否及何时开始药物治疗。

1. 非药物治疗

生活方式干预包括提倡健康生活方式，消除不利于心理和身体健康的行为和习惯，达到减少高血压与其他心血管病的发病危险。它不仅可以预防或延迟高血压的发生，还可以降低血压，提高降压药物的疗效，从而降低心血管风险。

（1）减少钠盐摄入 钠盐可显著升高血压及高血压的发病风险，而钾盐则可对抗钠盐升高血压的作用。我国各地居民的钠盐摄入量均显著高于目前世界卫生组织每日应少于 6 g 的推荐，而钾盐摄入则严重不足，因此，高血压患者均应采取多种措施，尽可能减少钠盐的摄入量，并增加食物中钾盐的摄入量。主要措施包括：尽可能减少烹调用盐，建议使用可定量的盐勺；减少味精、酱油等含钠盐的调味品用量；少食或不食含钠盐量较高的各类加工食品，如咸菜、火腿、香肠及各类炒货；增加蔬菜和水果的摄入量；肾功能良好者，使用含钾的烹调用盐。

（2）控制体重 超重和肥胖是导致血压升高的重要原因之一，而以腹部脂肪堆积为典型特征的中心性肥胖还会进一步增加高血压等心血管与代谢性疾病的风险，适当降低升高的体重，减少体内脂肪含量，可显著降低血压。

衡量超重和肥胖最简便和常用的生理测量指标是体重指数和腰围。前者通常反映全身肥胖程度，后者主要反映中心型肥胖的程度。成年人正常体重指数为 18.5 ~ 23.9 kg/m^2，在 24.0 ~ 27.9 kg/m^2 为超重，提示需要控制体重；BMI ≥ 28.0 kg/m^2 为肥胖，应减重。成年人正常腰围 < 90/85 cm（男/女），如腰围 ≥ 90/85 cm（男/女），同样提示需控制体重；如腰围 ≥ 95/90 cm（男/女），也应减重。

最有效的减重措施是控制能量摄入和增加体力活动。在饮食方面要遵循平衡膳食的原则，控制高热量食物（高脂肪食物、含糖饮料及酒类等）的摄入，适当控制主食（碳水化合物）用量。在运动方面，规律的、中等强度的有氧运动是控制体重的有效方法。减重的速度因人而异，通常以每周减重 0.5 ~ 1 kg 为宜。对于非药物措施减重效果不理想的重度肥胖患者，应在医生指导下，使用减肥药物控制体重。

（3）不吸烟 吸烟是一种不健康行为，是心血管病和癌症的主要致病因素之一。被动吸烟也会显著增加心血管疾病危险。吸烟可导致血管内皮损害，显著增加高血压患者发生动脉粥样硬化性疾病的风险。戒烟的益处十分肯定，而且任何年龄戒烟均能获益。烟草依赖是一种慢性成瘾性疾病，不仅戒断困难，复发率也很高。因此，医生应强烈建议并督促高血压患者戒烟，并鼓励患者寻求药物辅助戒烟（使用尼古丁替代品、安非他酮缓释片和伐尼克兰等），同时也应对戒烟成功者进行随访和监督，避免复吸。

（4）限制饮酒 长期大量饮酒可导致血压升高，限制饮酒量则可显著降低高血压的发病风险。我国男性长期大量饮酒者较多。所有高血压者均应控制饮酒量。每日乙醇摄入量男性不应超过 25 g、女性不应超过 15 g。

（5）体育运动　一般的体力活动可增加能量消耗，对健康十分有益。而定期的体育锻炼则可产生重要的治疗作用，可降低血压、改善糖代谢等。因此，建议每天应进行适当的 30 min 左右的体力活动；而每周则应有 1 次以上的有氧体育锻炼，如步行、慢跑、骑车、游泳、做健美操、跳舞和非比赛性划船等。

典型的体力活动计划包括 3 个阶段：

① 5～10 min 的轻度热身活动。

② 20～30 min 的耐力活动或有氧运动。

③ 放松阶段，约 5 min，逐渐减少用力，使心脑血管系统的反应和身体产热功能逐渐稳定下来，运动的形式和运动量均应根据个人的兴趣、身体状况而定。

（6）减轻精神压力，保持心理平衡　心理或精神压力引起心理应激反应，即人体对环境中心理因素和生理因素的刺激做出的反应。长期、过量的心理反应，尤其是负性的心理反应会显著增加心血管病风险。精神压力增加的主要原因包括过度的工作和生活压力及病态心理，包括抑郁症、焦虑症、A 型性格（一种以敌意、好胜和妒忌心理及时间紧迫感为特征的性格）、社会孤立和缺乏社会支持等。应采取各种措施，帮助患者预防和缓解精神压力，以及纠正和治疗病态心理，必要时建议患者寻求专业心理辅导或治疗。

2. 原发性高血压的药物治疗

药物治疗应建立在非药物治疗的基础上。药物治疗原则：小剂量开始、联合治疗、避免频繁换药、24 h 平稳降压及个体化治疗。

降压药物的种类：目前有临床试验证据表明，有效降压并减少心脑血管并发症的常用药物有血管紧张素转换酶抑制剂（ACEI）、血管紧张素 Ⅱ 受体拮抗剂（ARB）、β 受体阻滞剂（BB）、钙通道拮抗剂（CCB）和利尿剂等。大规模临床研究发现，α 受体阻滞剂可以增加心力衰竭的发病，目前已经不推荐其作为降血压治疗的一线用药，WHO/ISH2000 年根据 ALLHAT 的结果将其降为二线降压药物。

（1）降压药物应用的基本原则　降压治疗药物应用应遵循以下 4 项原则。

①小剂量：初始治疗时通常应采用较小的有效治疗剂量，并根据需要逐步增加剂量。降压药物多需要长期或终身应用，故对于药物的安全性和患者的耐受性须特别重视。

②尽量应用长效制剂：尽可能使用一天一次、具有持续 24 h 降压作用的长效药物，以有效控制夜间血压与晨峰血压，更有效预防心脑血管并发症发生。如使用中、短效制剂，则需每天 2～3 次用药，以达到平稳控制血压的目的。

③联合用药：既增加降压效果又不增加不良反应，在低剂量单药治疗疗效不满意时，可以采用两种或多种降压药物联合治疗。事实上，2级以上高血压为达到目标血压常需联合治疗。对血压≥160/100 mmHg或中危及以上患者，起始即可采用小剂量两种药联合治疗或用小剂量固定复方制剂。

④个体化：根据患者具体情况和耐受性及个人意愿或长期承受能力，选择适合患者的降压药物。

（2）常用降压药物的种类和作用特点　常用降压药物包括钙通道阻滞剂、血管紧张素转换酶抑制剂（ACEI）、血管紧张素受体阻滞剂（ARB）、利尿剂和β受体阻滞剂5类，以及由上述药物组成的固定配比复方制剂。此外，α受体阻滞剂或其他种类降压药有时亦可应用于某些高血压人群。

钙通道阻滞剂、ACEI、ARB、利尿剂和β受体阻滞剂及其低剂量固定复方制剂，均可作为降压治疗的初始用药或长期维持用药的单药或联合治疗。尽管这5大类降压药物均可作为初始和维持用药，但不能简单地理解为可以不加选择地随意使用，应根据患者的危险因素、亚临床靶器官损害，以及合并临床疾病情况，合理使用药物，优先选择某类降压药物，有时又可将这些临床情况称为强适应证。

①钙通道阻滞剂：主要通过阻断血管平滑肌细胞上的钙离子通道发挥扩张血管降低血压的作用，包括二氢吡啶类钙通道阻滞剂和非二氢吡啶类钙通道阻滞剂。我国以往完成的较大样本的降压治疗临床试验多以二氢吡啶类钙通道阻滞剂为研究用药，并证实以二氢吡啶类钙通道阻滞剂为基础的降压治疗方案可显著降低高血压患者脑卒中风险。前者如硝苯地平缓释片或控释片、尼群地平、拉西地平、氨氯地平和非洛地平等。此类药物可与其他4类药联合应用，尤其适用于老年高血压、单纯收缩期高血压、伴稳定型心绞痛、冠状动脉或颈动脉粥样硬化及周围血管病患者。常见不良反应包括反射性交感神经激活导致的心跳加快、面部潮红、脚踝部水肿、牙龈增生等。二氢吡啶类CCB没有绝对禁忌证，但心动过速与心力衰竭患者应慎用，如必须使用，则应慎重选择特定制剂，如氨氯地平等分子长效药物。急性冠脉综合征患者一般不推荐使用短效硝苯地平。

②ACEI：作用机制是抑制血管紧张素转化酶阻断肾素血管紧张素系统发挥降压作用。常用药包括卡托普利、依那普利、贝那普利、雷米普利、培哚普利等。在欧美国家人群中进行了大量的大规模临床试验，结果显示此类药物对于高血压患者具有良好的靶器官保护和心血管终点事件预防作用。ACEI单用降压作用明确，对糖脂代谢无不良影响。限盐或加用利尿剂可增加ACEI的降压效应。尤其适用于伴慢性心力衰竭、心肌梗死后伴心功能不全、糖尿病肾病、非糖尿病肾病、代谢综合征、蛋白尿或微量白

蛋白尿患者。最常见不良反应为持续性干咳，多见于用药初期，症状较轻者可坚持服药，不能耐受者可改用 ARB。其他不良反应有低血压、皮疹，偶见血管神经性水肿及味觉障碍。长期应用有可能导致血钾升高，应定期监测血钾和血肌酐水平。禁忌证为双侧肾动脉狭窄、高钾血症，妊娠妇女禁用。

③ ARB：作用机制是阻断血管紧张素Ⅱ型受体发挥降压作用。常用药包括氯沙坦、缬沙坦、厄贝沙坦、替米沙坦等，也在欧美国家进行了大量较大规模的临床试验研究。结果显示，ARB 可降低高血压患者心血管事件危险，降低糖尿病或肾病患者的蛋白尿及微量白蛋白尿，尤其适用于伴左室肥厚、心力衰竭、心房颤动预防、糖尿病肾病、代谢综合征、微量白蛋白尿或蛋白尿患者，以及不能耐受 ACEI 的患者。不良反应少见，偶有腹泻，长期应用可升高血钾，应注意监测血钾及肌酐水平变化。双侧肾动脉狭窄、妊娠妇女、高钾血症者禁用。

④ 利尿剂：通过利钠排水、降低高血容量负荷发挥降压作用，主要包括噻嗪类利尿剂、袢利尿剂、保钾利尿剂与醛固酮受体拮抗剂等几类。在我国，常用的噻嗪类利尿剂主要是氢氯噻嗪和吲达帕胺。PATS 研究证实吲达帕胺治疗可明显减少脑卒中再发危险。小剂量噻嗪类利尿剂（如氢氯噻嗪 6.25 ~ 25 mg）对代谢影响很小，与其他降压药（尤其 ACEI 或 ARB）合用可显著增加后者的降压作用。此类药物尤其适用于老年和高龄老年高血压、单独收缩期高血压或伴心力衰竭患者，也是难治性高血压的基础药物之一。其不良反应与剂量密切相关，故通常应采用小剂量。噻嗪类利尿剂可引起低血钾，长期应用者应定期监测血钾，并适量补钾。痛风者禁用，对高尿酸血症及明显肾功能不全者慎用，后者如需使用利尿剂，应使用袢利尿剂，如呋塞米等。

保钾利尿剂（如阿米洛利）、醛固酮受体拮抗剂（如螺内酯）等有时也可用于控制血压。在利钠排水的同时不增加钾的排出，在与其他具有保钾作用的降压药（如ACEI 或 ARB）合用时需注意发生高钾血症的危险。螺内酯长期应用有可能导致男性乳房发育等不良反应。

⑤ β受体阻滞剂：主要通过抑制过度激活的交感神经活性、抑制心肌收缩力、减慢心率发挥降压作用。常用药物包括美托洛尔、比索洛尔、卡维地洛和阿替洛尔等。比索洛尔对 β_1 受体有较高选择性，因阻断 β_2 受体而产生的不良反应较少，既可降低血压，也可保护靶器官、降低心血管事件风险。β受体阻滞剂尤其适用于伴快速性心律失常、冠心病心绞痛、慢性心力衰竭、交感神经活性增高，以及高动力状态的高血压患者。常见的不良反应有疲乏、肢体冷感、激动不安、胃肠不适等，还可能影响糖、脂代谢。高度心脏传导阻滞、哮喘患者为禁忌证。慢性阻塞性肺病、运动员、周围血管病或糖耐量异常者慎用，必要时也可慎重选用高选择性β受体阻滞剂。长期应用者突然停药

可发生反跳现象，即原有的症状加重或出现新的表现，较常见有血压反跳性升高，伴头痛、焦虑等，称之为撤药综合征。

⑥ 血管紧张素受体脑啡肽酶抑制剂（ARNI）：目前，沙库巴曲缬沙坦已在中国获批用于治疗原发性高血压。这是该药获批的第二个适应证，此前已获批用于治疗心力衰竭。该药在降压方面表现出降幅大、起效快、24 h控压的特点，同时对心脏、肾脏和血管等器官也表现出优越的保护作用，可以多途径阻断心血管事件链，降低心血管事件的发生风险。

⑦ 肾素抑制剂：为一类新型降压药，其代表药为阿利吉伦，可显著降低高血压患者的血压水平，但对心脑血管事件的影响尚待大规模临床试验的评估。

（3）降压药的联合应用

① 联合用药的意义：联合应用降压药物已成为降压治疗的基本方法。许多高血压患者，为了达到目标血压水平需要应用两种或两种以上降压药物。

② 联合用药的适应证：2级高血压和（或）伴有多种危险因素、靶器官损害或临床疾患的高危人群，往往初始治疗即需要应用两种小剂量降压药物，如仍不能达到目标水平，可在原药基础上加量或可能需要3种，甚至4种以上降压药物。

③ 联合用药的方法：两种药物联合时，降压作用机制应具有互补性，因此，具有相加的降压效果，并可互相抵消或减轻不良反应。例如，在应用ACEI或ARB基础上加用小剂量噻嗪类利尿剂，降压效果可以达到甚至超过将原有的ACEI或ARB剂量翻倍的降压幅度。同样的，加用二氢吡啶类钙通道阻滞剂也有相似效果。

ACEI或ARB加噻嗪类利尿剂：利尿剂的不良反应是激活RAAS，可造成一些不利于降低血压的负面作用。而与ACEI或ARB合用则抵消此不利因素。此外，ACEI和ARB由于可使血钾水平略有上升，从而能防止噻嗪类利尿剂长期应用所致的低血钾等不良反应。ARB或ACEI加噻嗪类利尿剂联合治疗有协同作用，有利于改善降压效果。

二氢吡啶类钙通道阻滞剂加ACEI或ARB：前者具有直接扩张动脉的作用，后者通过阻断RAAS，既扩张动脉，又扩张静脉，故两药有协同降压作用。二氢吡啶类钙通道阻滞剂常见的不良反应为踝部水肿，可被ACEI或ARB消除。CHIEF研究表明，小剂量长效二氢吡啶类钙通道阻滞剂加ARB初始联合治疗高血压患者，可明显提高血压控制率。此外，ACEI或ARB也可部分阻断钙通道阻滞剂所致反射性交感神经张力增加和心率加快的不良反应。

钙通道阻滞剂加噻嗪类利尿剂：我国FEVER研究证实，二氢吡啶类钙通道阻滞剂加噻嗪类利尿剂治疗，可降低高血压患者脑卒中发生风险。

二氢吡啶类钙通道阻滞剂（D-CCB）加β受体阻滞剂：前者具有的扩张血管和轻

度增加心率的作用，正好抵消 β 受体阻滞剂的缩血管及减慢心率的作用。两药联合可使不良反应减轻。

我国临床主要推荐应用的优化联合治疗方案：D-CCB 加 ARB；D-CCB 加 ACEI；ARB 加噻嗪类利尿剂；ACEI 加噻嗪类利尿剂；D-CCB 加噻嗪类利尿剂；D-CCB 加 β 受体阻滞剂。

次要推荐使用的可接受联合治疗方案：利尿剂加 β 受体阻滞剂；α 受体阻滞剂加 β 受体阻滞剂；D-CCB 加保钾利尿剂；噻嗪类利尿剂加保钾利尿剂。

④ 多种药物的合用

三药联合的方案：在上述各种两药联合方式中加上另一种降压药物便构成三药联合方案，其中二氢吡啶类钙通道阻滞剂+ACEI（或 ARB）+噻嗪类利尿剂组成的联合方案最为常用。

四药联合的方案：主要适用于难治性高血压患者，可以在上述三药联合基础上加用第四种药物，如 β 受体阻滞剂、螺内酯、可乐定或 α 受体阻滞剂等。

⑤ 固定配比复方制剂：常用的一组高血压联合治疗药物。通常由不同作用机制的两种小剂量降压药组成，也称为单片固定复方制剂。与分别处方的降压联合治疗相比，其优点是使用方便，可改善治疗的依从性，是联合治疗的新趋势。对 2 级或 3 级高血压或某些高危患者可作为初始治疗的药物选择之一。应用时注意其相应组成成分的禁忌证或可能的不良反应。

我国传统的固定配比复方制剂：复方利血平（复方降压片）、复方利血平氨苯蝶啶片（降压 0 号）、珍菊降压片等，此类复方制剂组成成分的合理性虽有争议，但仍在基层广泛使用。

新型的固定配比复方制剂：一般由不同作用机制的两种药物组成，多数每天口服 1 次，每次 1 片，使用方便，改善依从性。目前我国上市的新型的固定配比复方制剂主要包括 ACEI+噻嗪类利尿剂；ARB+噻嗪类利尿剂；二氢吡啶类钙通道阻滞剂+ARB；二氢吡啶类钙通道阻滞剂+β 受体阻滞剂；噻嗪类利尿剂+保钾利尿剂等。

⑥ 降压药与其他心血管治疗药物组成的固定配比复方制剂：有二氢吡啶类钙通道阻滞剂+他汀、ACEI+叶酸。此类复方制剂使用应基于患者伴发的危险因素或临床疾患，需掌握降压药和相应非降压药治疗的适应证及禁忌证。

3. 综合干预多种危险因素

高血压患者往往同时存在多个心血管病危险组分，包括危险因素，并存靶器官损害，伴发临床疾患。除了针对某一项危险组分进行干预外，更应强调综合干预多种危险组分。综合干预有利于全面控制心血管危险因素，有利于及早预防心血管病。高血压患者综合干预的措施是多方面的，常用的有降压、调脂、抗栓治疗。有资料提示高同型半胱氨酸与脑卒中发生危险有关，而添加叶酸可降低脑卒中发生危险，因此，对叶酸缺乏人群补充叶酸也是综合干预的措施之一。通过控制多种危险因素，保护靶器官，治疗已确诊的糖尿病等疾患，来达到预防心脑血管病发生的目标。

价格低廉的小剂量多效固定复方制剂（Polypil）有利于改善综合干预的依从性和效果。目前，已经上市的Polypil有降压药/调脂药（氨氯地平/阿托伐他汀）固定复方制剂；降压药/叶酸（依那普利/叶酸）固定复方制剂；正在进行的国际Polypil干预研究（TIPS），将评估Polypil对易患心血管病的中高危人群的心血管病的一级预防作用。

第二节　老年继发性高血压

一、老年肾脏疾病继发高血压

（一）概述

高血压是肾脏疾病的主要临床表现之一。由肾脏疾病引起的高血压约占高血压患者的10%，在继发性高血压患者中是第一位原因。老年高血压也分为原发性和继发性两大类。原发性老年人高血压如得不到有效控制，病程中不可避免地将引起心、脑、肾等器官的损害，加之随着年龄增长，上述脏器均有不同程度的老化和血管硬化，因此，老年人高血压的心、脑、肾等靶器官的并发症较为常见，且预后较差。其中，肾的损害患病率较高。继发性老年人高血压同样以肾脏病引起者居多，其中又以肾动脉硬化所致肾血管性高血压最为常见。

（二）老年人肾脏病引起高血压的发病机制

随着老年人年龄的增长，机体对水电解质的调节能力呈下降趋势，总体钠量和可交换钠量逐渐增加，总体钾量和可交换钾量明显减少。肾血流量从40岁以后由于肾动脉系统硬化，血管床减少和心输出量减少而进行性减少。肾小球滤过功能亦进行性下降。另外，随年龄增长，大动脉粥样硬化，周围血管阻力增高。以上因素使得老年人易发生高血压，此时如患有实质性或血管性肾脏疾患，则可通过单一或多种机制引起高血压。

1. 高血容量

正常情况下由于肾小球滤过与肾小管重吸收处于平衡状态，肾血流量适应机体需要随时调整，此时出现水、钠容量改变不会引起高血压。如果肾排钠功能受损，水、钠潴留明显，将会导致血压增高。

2. 高肾素分泌

肾脏实质性疾病引起血管病变或肾血管本身病变致肾缺血，将使肾素分泌增加。肾素－血管紧张素－醛固酮系统活性增强导致高血压发生。

3. 肾脏分泌的其他血管活性物质

激肽释放酶、利钠激素、加压素、内源性洋地黄样物质、内皮素等，均与高血压的发生、发展有关联。

4. 神经系统

肾的传出交感神经兴奋性增高可使肾脏血流动力学改变，肾血流量和肾小球滤过率下降，促进肾素分泌，并直接作用肾小管使钠潴留。

肾脏疾患引起高血压，往往是多种因素综合作用的结果。在产生高血压后，又能引起如阻力血管肥大、适应性压力感受器反射改变等变化，使高血压持续发展。

（三）老年人高血压引起肾脏损害的发病机制

高血压病引起肾损害主要表现为良性肾小动脉硬化，以入球小动脉和小叶间动脉硬化为主，继之可出现肾实质缺血、萎缩、纤维化和坏死，导致慢性肾功能不全。高血压时肾动脉硬化的发生和发展，往往与高血压引起的各系统动脉粥样硬化的发生和发展同步进行，故有文章提出，以血肌酐、蛋白尿和微量白蛋白尿的测定，来作为评价高血压病患者的心血管疾病发病率和病死率的独立指标是可行的。

衰老是肾动脉、肾小动脉硬化的重要原因。随着年龄增加，肾动脉内膜增厚，玻璃样变，肾小动脉纤维组织堆积。有报道显示高血压相关性肾进展性病变常发生于老年人，而且与动脉粥样硬化性肾血管疾病有关。

老年人高血压易发生肾功能的损害，除了由于高血压本身造成的肾损害和衰老引发的肾动脉硬化两方面因素以外，还不能忽视下列能够影响老年人肾小球硬化的因素，如高蛋白饮食与肾小球高灌注、高滤过；脂质代谢的异常；糖尿病；高尿酸血症和其他病理因素；药物性肾损害等。

总之，肾脏疾病常引起高血压，而高血压可导致肾脏损害，肾脏损害后反过来使高血压加重，二者相互促进、相互影响。

（四）老年人肾性高血压和高血压肾损害的临床表现

1. 肾性高血压

（1）肾血管性高血压　随年龄增加，作为全身动脉粥样硬化的一部分，肾动脉粥样硬化发生率增高，肾血管性高血压发病率亦同步增加，其中以男性多见，男女比例为2∶1，本病在吸烟及高脂血症者更为多见，并可伴发冠心病，脑动脉硬化等疾病。

舒张压明显增高为其特点。收缩压高于200 mmHg、舒张压高于120 mmHg者约占60%，肾动脉狭窄越严重舒张压越高。上腹部或肾部可出现高调粗糙收缩期或双期杂音，影像学及超声检查提示一侧肾脏缩小，肾动脉造影可发现肾血管狭窄。

（2）肾实质病变性高血压　包括急慢性肾小球肾炎、慢性肾盂肾炎、肾结核、多囊肾、糖尿病性肾病、原发性高尿酸血症性肾病、止痛药性肾病、肾肿瘤等多种疾病均可引起高血压。

急性肾小球肾炎多发生于儿童和青少年，老年人较少见，起病前常见感染，高血压并有血尿、蛋白尿、水肿、肾功能减退，病程较短。

慢性肾小球肾炎，有蛋白尿、血尿等改变，一般尿异常出现在高血压的前面，血压增高在后，有贫血，肾功能损害相对心、脑、眼底损害较重。

慢性肾盂肾炎，多见于女性，反复泌尿系感染发作，肾区有叩痛，尿白细胞增加，多次尿培养结果阳性。较晚期才出现血压增高。B超检查可有两肾大小不等，肾盂造影有肾盂、肾盏变形，抗感染治疗有效。

肾结核，有明显尿路刺激症状，反复血尿，尿细菌学检查有结核分枝杆菌。肾盂造影发现肾实质虫蚀样破坏性缺损，可有结核中毒症状和肾外结核表现，一般晚期出现高血压。

多囊肾，常有遗传史，以肾脏肿大、腰区局部不适、隐钝痛、血尿、尿路感染反复发生为主要表现，高血压出现早，肾功能损害发生时期较晚。肾脏B超检查对诊断有帮助。

糖尿病性肾病，有多尿、多饮、多食、消瘦等临床表现，早期主要表现为血糖增高及蛋白尿。高血压出现在较晚期。

原发性高尿酸血症性肾病，高尿酸血症发生在先、高血压出现在后，常伴有痛风关节炎及尿路结石，早期尿酸增多。

止痛药性肾病，有长期服解热消炎镇痛药病史。表现为血压偏高，轻度蛋白尿，尿浓缩功能减退。

2.高血压性肾损害

老年人高血压性肾病首先具备老年人高血压的临床特点，即单纯收缩期高血压多见；血压波动大，易发生体位性低血压；多数轻型，恶性或急性型罕见；常合并较多的其他慢性病，如冠心病、糖尿病、痛风等；神经体液成分改变，β受体反应性减少，血浆肾素活性减低，血浆儿茶酚胺水平升高，细胞外容量和血容量显著减少。

高血压病引起的良性小动脉肾硬化首发的临床症状多表现为夜尿增多，这是由肾小管缺血性病变致尿浓缩功能减退所致，肾小球发生病变时，出现蛋白尿。蛋白尿一般为轻至中度（+～++），24 h尿蛋白定量一般不超过2 g，大量蛋白尿罕见，血压下降后蛋白尿可减少。尿沉渣镜检红、白细胞及管型很少。随着病情的不断发展，肌酐清除率开始下降，当降至50 mL/min以下时，可在感染、外伤、药物中毒等应激情况下出现氮质血症。若病情进一步发展，无应激情况亦出现氮质血症，最后少数患者可发展为尿毒症。老年人高血压引起肾脏损害的同时，常常合并高血压引起的心脏损害、脑损害，前者主要是左室肥厚，后者可是脑梗死或脑出血。

临床上有一些实验室检查可帮助早期发现肾损害，如尿微量白蛋白测定、尿 β_2- 微球蛋白测定、尿沉渣红细胞计数、尿NAG酶测定。老年高血压患者若以上检测指标增加，常提示有高血压病引起的肾损害。

（五）治疗

肾脏病可引起高血压。而高血压，无论原发或继发均可引起和加重肾脏损害。有效治疗高血压能减少终末期肾病的发生率。故如何有效地控制高血压，对于老年人肾病和高血压意义重大。

肾脏疾病所致高血压主张选用钙通道阻滞剂、噻嗪类利尿剂、血管紧张素转化酶抑制剂治疗。避免使用哌唑嗪、甲基多巴等，因哌唑嗪可引起严重的体位性低血压，而甲基多巴对中枢神经系统有抑制作用，可导致精神抑郁。β受体阻滞剂仅适用于高肾素型或肾血管性高血压或伴有冠心病心绞痛、心动过速患者，对于心率缓慢、左心功能不全和慢性阻塞性肺部疾病的老年高血压患者不宜使用。

钙通道阻滞剂可选用硝苯地平，每次10 mg，每日3次；尼群地平，每次5～10 mg，每日2～3次。前者适用于中重度高血压患者；后者作用时间长，降压作用平衡。近年来，不少临床研究证实钙通道阻滞剂通过降低全身血压，可使肾小球高血流动力学状况得到改善。钙通道阻滞剂扩张肾小球入球小动脉，不扩张出球小动脉，但由于降低全身系统性高血压，使肾小球毛细血管内压也随之降低。此外，钙通道阻滞剂减少氧消耗，抗血小板聚集，减少钙离子在间质沉积，可减轻肾脏损伤及稳定肾功能。

有明显水、钠潴留时，肾功能好的患者可加用噻嗪类利尿剂，氢氯噻嗪常用剂量是12.5～25 mg/d。肾功能减退的患者，噻嗪类药物疗效差或无效，可短期使用袢利尿剂，常用呋塞米，20～100 mg/d。非噻嗪类利尿剂吲达帕胺，是一种降压作用强而利尿作用弱的药物，作用时间长、不良反应小，适合老年高血压患者，每日服用一次2.5 mg。

使用利尿剂时应注意其引起的电解质紊乱、高血糖、高尿酸血症、高脂血症等不良反应。此外，经常或过度使用利尿剂，可引起有效血容量下降并导致肾素，血管紧张素分泌增加，从而加重肾损害，使用时应注意。

血管紧张素转化酶抑制剂除有肯定的降压疗效外，还可通过扩张肾小球出球小动脉降低肾小球囊内压，减少蛋白尿，并能抑制肾动脉粥样硬化的发展，减轻肾小球硬化，从而保护肾脏。常用的转换酶抑制剂有卡托普利，每次 12.5 ~ 25 mg，每日 1 ~ 2次；依那普利，每次 5 mg，每日 1 ~ 2 次。目前，有长效的血管紧张素转化酶抑制剂药物，如贝那普利，每次 10 mg，每日 1 次；蒙诺，每次 10 mg，每日 1 次，均适于老年人高血压，使用血管紧张素转化酶抑制剂可出现咳嗽、血钾增高等不良反应。

二、老年内分泌疾病继发高血压

在老年高血压患者中，继发性高血压较常见。如果既往无高血压病史的老年人血压在短时间内突然升高、原有高血压突然加重、血压明显波动或应用多种降压药物治疗后血压仍难以控制，应注意除外继发性高血压。老年内分泌性高血压常见的疾病包括原发性醛固酮增多症及嗜铬细胞瘤，临床症状往往不典型、病程较长、并发症较多，容易误诊。

（一）原发性醛固酮增多症

原发性醛固酮增多症（简称"原醛症"）是由于肾上腺皮质发生病变从而分泌过多的醛固酮，导致水钠潴留、血容量增多、肾素 - 血管紧张素系统的活性受抑制，临床表现以高血压、低血钾、低肾素及高醛固酮水平为主要特征的综合征。本病多见于成年人，发病年龄高峰为 30 ~ 50 岁，女性多于男性。以往文献报道原醛症在高血压人群中的患病率为 0.4% ~ 2.0%，近年采用血浆醛固酮/血浆肾素活性比值进行筛查，发现原醛症在高血压人群中的患病率为 10% 以上，在顽固性高血压患者中高达 20%。流行病学研究发现，原醛症为继发性高血压的首要病因。由于我国未普遍在原发性高血压，尤其是高危的高血压人群中筛查原醛症，至今我国尚无原醛症的流行病学调查结果。此外，国内外均未针对老年高血压人群原醛症的患病率进行调查，缺乏相关数据。

1. 病因分类

（1）醛固酮瘤　最常见，占原醛症的 65% ~ 80%。主要为肾上腺皮质腺瘤，绝大多数为一侧单个腺瘤，直径大多为 1 ~ 2 cm。患者血浆醛固酮浓度与血浆促肾上腺皮质激素（ACTH）的昼夜节律平行，血浆肾素的变化不明显。

（2）特发性醛固酮增多症（简称"特醛症"） 多见，占原醛症的 15% ~ 40%。双侧肾上腺球状带增生，有时伴结节。病因不清，可能与肾上腺球状带细胞对血管紧张素Ⅱ的敏感性增强有关，应用醛固酮拮抗剂可抑制醛固酮分泌减少，改善高血压和低血钾。

（3）糖皮质激素可治性醛固酮增多症（GRA） 又称 ACTH 依赖性醛固酮增多症，多于青少年期起病，可为家族性，以常染色体显性方式遗传，也可为散发性，肾上腺呈大、小结节性增生，其血浆醛固酮浓度与 ACTH 的昼夜节律平行，用生理替代性的糖皮质激素数周后可使醛固酮分泌量、血压及血钾恢复正常。

（4）醛固酮癌 少见，为分泌大量醛固酮的肾上腺皮质癌，往往还分泌糖皮质激素、雄激素。肿瘤体积大，直径多在 5 cm 以上，切面常显示出血、坏死。

（5）迷走的分泌醛固酮组织 少见，可发生于肾内的肾上腺残余肿瘤或卵巢、睾丸肿瘤。

2. 病理生理

大量醛固酮引起潴钠、排钾、血容量增多，血管壁内及血液循环中钠离子浓度增加，血管对去甲肾上腺素的反应加强等原因引起高血压。一般体液增加 2 ~ 4 L，钠潴留约 300 mmol 后引起体内排钠系统反应，肾近曲小管重吸收钠减少，心钠肽分泌增多，使钠代谢达到近于平衡的状态，避免了细胞外液进一步增加和出现水肿，称为对盐皮质激素的"脱逸"现象。

大量醛固酮引起尿路失钾，同时，粪、汗、唾液中亦丢钾，低钾可引起一系列神经、肌肉、心脏及肾脏功能障碍。细胞内大量钾离子丢失后，钠、氢离子进入细胞内，引起细胞内 pH 值下降，细胞外液氢离子减少；pH 值上升，呈碱血症。一般常见的其他原因（如厌食、呕吐、腹泻等）引起缺钾时，肾小管上皮细胞内钾减少，于是肾远曲小管内 Na^+-H^+ 交换占优势，Na^+-K^+ 交换减弱，尿呈酸性。原醛症患者虽然肾小管上皮细胞内缺钾，但在醛固酮的作用下，继续失钾潴钠，Na^+-K^+ 交换增加，尿呈中性或弱碱性。碱中毒时细胞外液游离钙减少，加上醛固酮促进尿镁排出，故可出现肢端麻木和手足搐搦。醛固酮还可直接作用于心血管系统，对心脏结构和功能有不良影响。

由于醛固酮分泌增多，钠潴留导致细胞外液和血容量增多，使肾小球小动脉内压上升而反馈抑制球旁细胞与致密斑细胞分泌肾素，故原醛症又称为低肾素性醛固酮增多症。

3. 临床表现

原醛症的发展可分为以下阶段。

（1）早期 仅有高血压，无低血钾症状，醛固酮分泌增多及肾素系统受抑制，导致血浆醛固酮/肾素比值上升。

（2）高血压，轻度钾缺乏期　血钾轻度下降或呈间歇性低血钾或在某种诱因下（如应用利尿药）出现低血钾。

（3）高血压，严重钾缺乏期　主要临床表现如下。

①高血压：为最早且最常出现的症状，可早于低钾血症3～4年出现。随着病情进展，血压逐渐升高，大多数在170/100 mmHg左右，少数患者血压高达210/130 mmHg。患者常诉头痛、头晕、耳鸣等症状，可有弱视及高血压眼底等临床表现。常用降血压药的效果不如一般原发性高血压，部分患者可呈难治性高血压，出现心血管病变及脑卒中。

②神经肌肉功能障碍

A.肌无力及周期性瘫痪：很常见，通常血钾愈低，肌肉受累愈重。常见诱因为劳累，服用氢氯噻嗪、呋塞米等促进排钾的利尿药，以及受冷、紧张、腹泻等。麻痹多累及下肢，严重时可累及四肢，甚至全身，出现呼吸及吞咽困难。初发时常伴有感觉异常，如蚁走感、麻木感或肌肉隐痛，反射常消失或减弱，一般为双侧对称性，可持续数小时至数天，甚至数周。发作自每年几次至每周、每天多次不等，轻者神志清醒、重者可出现神志模糊甚至昏迷。一般可自行恢复，重者必须及早口服或静脉滴注钾剂。

B.肢端麻木，手足搐搦：约有1/3的患者出现手足搐搦，伴低钙束臂征（Trouseau征）及低钙击面征（Chvostek征）阳性，可持续数天至数周，可与周期性瘫痪交替出现，发作时各种反射亢进。在低钾严重时，由于神经肌肉应激性降低，手足搐搦可较轻微或不出现；而在补钾后，应激功能恢复，手足搐搦变得明显。肢端麻木及手足搐搦与碱中毒时游离钙降低有关，伴低镁血症时使上述症状更为明显。

③肾脏表现

A.慢性失钾致肾小管上皮细胞呈空泡变性，浓缩功能减退，患者常诉多尿，尤其是夜尿增多，以致失水引起口渴、多饮。尿比重偏低，但垂体后叶素（ADH）治疗无效。

B.常易并发尿路感染。

C.尿蛋白增多，少数患者发生肾功能减退。

④心脏表现

A.心电图呈低血钾图形：Q-T间期延长，T波增宽、降低或倒置，U波明显，T、U波相连成驼峰状。

B.心律失常：期前收缩、阵发性室上性心动过速较为常见，最严重时可发生心室颤动。由于患者合并高血压，故后期常伴心肌肥大、心脏扩大，甚至发生心力衰竭。

⑤其他表现：儿童患者可因长期缺钾等代谢紊乱而出现生长发育障碍。血钾降低可抑制胰岛素分泌或致胰岛素抵抗，患者可出现糖调节受损，如糖耐量减低，甚至发

生糖尿病。

4. 实验室检查

（1）血、尿生化检查

① 低血钾：大多数患者血钾低于正常，一般为 2 ~ 3 mmol/L，严重者更低。低血钾往往呈持续性，也可为间歇性。早期患者血钾可正常。

② 高血钠：血钠一般在正常高限或略高于正常，平均值约 142.7 mmol/L，80% 患者的血钠轻度增高。

③ 碱血症：血液 pH 值和 CO_2 结合力为正常高限或略高于正常，血液 pH 值可达 7.6，CO_2 结合力平均约 30 mmol/L，可高达 38.9 mmol/L。

④ 尿钾高：在低血钾条件下（血钾 < 3.5 mmol/L），尿钾仍在 25 mmol/24h 以上。

⑤ 其他：血氯化物为正常低值或略低于正常，2/3 患者的血氯化物为 90 ~ 100 mmol/L。血钙、血磷大多正常，有手足搐搦者游离钙常偏低，但总钙多正常。血镁常轻度降低。由于失钾抑制胰岛素释放，约有半数的患者可出现糖耐量减低。

（2）尿液检查

① 尿液 pH 值呈中性或偏碱性。

② 尿比重减低，往往为 1.010 ~ 1.018，少数患者呈低渗尿。

③ 部分患者有蛋白尿，并发尿路感染者尿中可有白细胞。

（3）醛固酮测定 血浆醛固酮浓度及尿醛固酮排出量受体位及钠摄入量的影响，立位及低钠时升高。原醛症患者血、尿醛固酮皆增高。正常成人参考值：血浆醛固酮卧位时 50 ~ 250 pmol/L，立位时 80 ~ 970 pmol/L（血浆醛固酮 pmol/L 换算成 ng/dL 时除以 27.7）；尿醛固酮于钠摄入量正常（每天摄入钠 160 mmol、钾 60 mmol）时为 6.4 ~ 86 nmol/d，低钠摄入（每天摄入钠 10 ~ 20 mmol、钾 60 mmol）时 47 ~ 122 nmol/d，高钠摄入（每天摄入钠 240 mmol、钾 60 mmol）时 0 ~ 13.9 nmol/d。原醛症伴严重低血钾者，醛固酮分泌受抑制，血、尿醛固酮增高可不明显，而在补钾后，醛固酮增多更为明显。研究发现，随年龄增长，醛固酮水平呈下降趋势，老年人尿醛固酮排泄和血浆醛固酮浓度降低。因此，在分析醛固酮测定结果时，应注意到年龄因素的影响。

（4）肾素、血管紧张素 II 测定 原醛症患者中血容量扩张使肾素 – 血管紧张素系统受到抑制，患者血浆肾素、血管紧张素 II 基础值降低，有时在可测范围之下。正常参考值前者为（0.55 ± 0.09）pg/（mL·h）、后者为（26.0 ± 1.9）pg/mL。经肌内注射呋塞米（0.7 mg/kg）并站立 2 h 后，正常人血浆肾素、血管紧张素 II 较基础值增加数倍，兴奋参考值分别为（3.48 ± 0.52）pg/（mL·h）及（45.0 ± 6.2）pg/mL；原醛症患者血浆肾素、血管紧张素Ⅱ较基础值只有轻微增加或无反应。醛固酮瘤患者肾素、血管紧张素受抑制程度较特发性原醛症患者更显著。醛固酮高，而肾素、血管紧张素Ⅱ低为原醛症的特点。

5. 诊断与病因诊断

在美国JNC7高血压指南中，1期[（140～159）/（90～99）mmHg]、2期[（160～179）/（100～109）mmHg]和3期（＞180/110 mmHg）高血压患者原醛症的患病率分别为2%、8%和13%；经3种降压药治疗后，收缩压和舒张压仍高于140/90 mmHg的顽固性高血压患者中原醛症患病率高达17%～23%。

（1）筛查指征　包括JNC7定义的2期[（＞160～179）/（100～109）mmHg]、3期（血压＞180/110 mmHg）高血压、药物难治性高血压；高血压伴有持续性或利尿剂引起的低钾血症；高血压伴有肾上腺意外瘤；有早发高血压或40岁以前发生脑血管意外家族史的高血压患者。同时，也推荐对原醛症患者一级亲属中的所有高血压患者进行该病的筛查。

（2）筛查试验　原醛症的实质是因醛固酮自主分泌过多，使机体内潴钠而致血钠、血容量增多，肾素分泌受抑制，呈盐敏感性高血压，为高醛固酮、低肾素性高血压。指南推荐，首先应测定并运用血浆醛固酮（PAC）与肾素（PRA）比值（ARR）在上述患者中筛查原醛症患者。目前大多数学者认为，在高盐饮食摄入3天以后（24 h尿钠排量＞200～250 mmol），如24 h尿醛固酮排泄量＞14 μg或血浆醛固酮浓度（PAC）＞151 g/dL（415.5 pmol/L），PAC（ng/dL）/PRA[ng/（mL·h）]比值＞20时，诊断原醛症的敏感性为95%、特异性为75%；当PAC（ng/dL）/PRA[ng/（mL·h）]比值＞50时，特异性明显提高，但需除外因使用利尿剂使血钾降低而抑制醛固酮的分泌或因肾受损而出现的低PRA，故采用PAC/PRA比值仅作为原醛症的筛选试验。

（3）确诊试验　指南推荐ARR增高的患者选择生理盐水试验、口服高钠负荷试验、卡托普利试验、氟氢可的松抑制试验中的一种试验，根据结果作为确诊或排除原醛症的依据。其中，生理盐水试验及卡托普利试验方法简单易行，应用较多。四种试验方法如下。

① 生理盐水试验：生理情况下细胞外液容量扩张或肾小管腔内钠离子浓度升高时，反馈抑制肾素分泌、醛固酮分泌减少，肾排钠增多，从而使高钠及高容量状况得以纠正，体内代谢维持平衡；而原醛症患者醛固酮分泌呈自主性，不受高钠摄入的抑制。方法：首先空腹留取肾素、醛固酮、血电解质，之后静脉滴注0.9%氯化钠溶液500 mL/h，4 h后再次留取上述标本。临床意义：若不能将醛固酮水平抑制到5 ng/dL以下，可能

为原醛症；如醛固酮大于 10 ng/dL，则原醛症的诊断成立。试验过程中应监测血压、心率。禁忌证：因该试验短时间内使血容量增加，故血压控制困难、心功能不全、肾功能不全者不宜应用。原醛症患者因高钠摄入不能抑制醛固酮生成，钠摄入后到达肾远曲小管使钠离子浓度升高、钠钾交换增加、低血钾更为明显，故严重低钾血症患者严禁使用此方法。

②口服高钠负荷试验：同生理盐水试验。方法：3 天高盐饮食后测定 24 h 尿醛固酮含量。临床意义：原醛症患者高盐饮食不能将尿醛固酮抑制到低于 10 μg/24 h。同时应测定 24 h 尿钠和尿肌酐，以确认摄入高盐和充足的尿样采集。该试验对确诊原醛症有 96% 的敏感性和 93% 的特异性。

③氟氢可的松抑制试验：氟氢可的松为盐皮质激素，正常人应用后可抑制醛固酮水平。方法：每 6 h 口服氟氢可的松 0.1 mg 或每 12 h 口服 0.2 mg；连续 4 天，每日口服氯化钠大于 200 mmol，第 4 天测定。临床意义：若直立体位的醛固酮水平未抑制到 5 ng/dL 以下，可确诊为原醛症。禁忌证：因氟氢可的松为盐皮质激素，有水、钠潴留作用，故重度高血压或充血性心力衰竭患者禁用。

④卡托普利试验：卡托普利为 ACEI 类降压药，可抑制肾素血管紧张素转化，进而减少醛固酮分泌。方法：常规普通饮食、平卧位，如需排尿，则应于次日上午 4 时以前，上午 4 时至 8 时应保持卧位，上午 8 时测血压，取血检测血浆醛固酮和肾素活性，取血后立即口服卡托普利 25 mg，服药后 2 h 再次测定上述指标。如 ARR > 25 或血浆醛固酮 > 12 ng/dL 或下降 < 20 ng/dL，可确诊原醛症。该试验诊断原醛症的敏感性为 71% ~ 100%、特异性为 91% ~ 100%。

（4）病因诊断　由于目前大多数增生患者不需要手术治疗，腺瘤患者手术效果良好，故本病确诊后需进一步明确病因，主要鉴别醛固酮瘤及特发性原醛症，也需考虑少见的病因。

①动态试验（主要用于鉴别醛固酮瘤与特醛症）：醛固酮瘤的分泌受体位变化（由卧位至立位）和肾素-血管紧张素的影响较小，而与 ACTH 昼夜变化有关。上午直立位前后血浆醛固酮浓度变化：正常人在隔夜卧床后，上午 8 时测血浆醛固酮，保持卧位到中午 12 时，血浆醛固酮浓度下降和血浆 ACTH、皮质醇浓度的下降相一致；如上午 8 时至 12 时立位，则血浆醛固酮升高，这是由于站立后肾素-血管紧张素升高的作用超过 ACTH 的影响。特醛症患者在上午 8 时至 12 时立位时血浆醛固酮水平明显升高，并超过正常人，主要因患者站立后血浆肾素有轻度升高、对血管紧张素的敏感性增强所致；醛固酮瘤患者在此条件下，血浆醛固酮不升反降，这是因为患者肾素-血管紧张素系统受抑制更重，立位后也不能升高，而血浆 ACTH 浓度下降的影响更为明显。

② 地塞米松抑制试验：主要用于诊断 GRA。在 GRA 患者中，因醛固酮增多可被小剂量糖皮质激素持久抑制，故口服地塞米松 2 mg/d（0.5 mg，每 6 h），服药 3 ~ 4 周后，醛固酮可降至正常，低 PRA、高血压及低血钾等症状可被改善并恢复至正常或接近正常。长期应用小剂量地塞米松（如 0.5 mg/d）即可使患者维持正常状态。

③ 影像学检查：可协助鉴别肾上腺腺瘤与增生，并可确定腺瘤的部位。肿瘤体积特大，直径达 5 cm 或更大者，应除外肾上腺癌。

a. 肾上腺超声检查：为无伤性检查，可探出直径大于 1.0 cm 以上的腺瘤，但难以鉴别较小的腺瘤和特发性增生。

b. 肾上腺 CT 和 MRI：对所有定性诊断为原醛症的患者均应做肾上腺定位检查以鉴别其亚型分类及定位，同时排除表现为较大肿物的肾上腺皮质癌。指南推荐肾上腺 CT 扫描为首选的无创性定位检查方法，因肾上腺腺瘤较小，故应采用高分辨 CT 连续薄层及造影剂对比增强扫描并行冠状位及矢状位三维重建显像，可发现几毫米大小的肿瘤并提高肾上腺腺瘤的诊断阳性率。但如果较小的肿瘤完全被正常组织包围，则检出较为困难。磁共振显像（MRI）在原醛症亚型中对较小腺瘤的分辨率低于 CT 扫描，故不推荐在原醛症患者首选 MRI 检查。

④ 肾上腺静脉血激素测定：如上述方法不能确定病因，可通过肾上腺静脉导管术采双侧肾上腺静脉血测定醛固酮/皮质醇比值，以确定是否单侧或双侧肾上腺醛固酮分泌过多。由于此项检查较昂贵，且为有创检查，存在发生静脉血栓形成等风险，故要求操作者有熟练的插管技术。

6. 鉴别诊断

对于有高血压、低血钾的患者，鉴别诊断至关重要，误诊将延误治疗。

（1）原发性高血压　服用排钾利尿剂（如氢氯噻嗪、呋塞米等）或伴发慢性腹泻而失钾，根据病史可以鉴别。

（2）伴高血压、低血钾的继发性醛固酮增多症　肾素活性过高所致继发性醛固酮增多症可伴高血压、低血钾，需与原醛症相鉴别。肾素过多症又可分为原发性或继发性。原发性者由分泌肾素肿瘤所引起，继发性者因肾缺血所致。

① 分泌肾素的肿瘤：多见于青年人，高血压、低血钾皆很严重，血浆肾素活性甚高。肿瘤可分为两类：肾小球旁细胞肿瘤、Wilms 瘤及卵巢肿瘤。

② 继发性肾素增高所致继发性醛固酮增多包括：a. 恶性高血压，肾脏普遍缺血，伴肾素增多，部分患者可出现低血钾，血压高，进展快，常有氮质血症或尿毒症。一般无碱中毒，由于肾功能不全，可有酸中毒。b. 肾动脉狭窄所致高血压，老年人多见。部分患者在上腹中部或肋脊角区可闻及血管杂音。由全身性多发性大动脉炎所致者可

在颈部、腋部听到血管杂音或一侧桡动脉搏动减弱或不能触及。放射性核素肾图示患者肾功能异常。肾动脉造影可确诊。

③一侧肾萎缩：也可引起严重高血压及低血钾。

（3）Liddle综合征　为常染色体显性遗传疾病，病因为上皮细胞钠通道异常，突变使通道处于激活状态，导致钠重吸收过多及体液容量扩张。患者出现高血压，肾素受抑制，但醛固酮低，并常伴低血钾，应用螺内酯无效，表明病因非盐皮质激素过多。阻止肾小管上皮细胞重吸收钠并排泄钾的药物，如阿米洛利、氨苯蝶啶可纠正低血钾，降低血压。治疗可用阿米洛利10 mg，每日2~3次；或氨苯蝶啶100 mg，每日3次。待血钾、血压恢复正常后，改用维持量，前者2.5~5 mg，每日2~3次；后者50 mg，每日1~2次。

7. 治疗

原醛症的治疗包括手术和药物治疗。醛固酮瘤的根治方法为手术切除。特发性增生患者手术效果差，应采用药物治疗。有时难以确定为腺瘤或特发性增生，可先用药物治疗，继续观察，定期做影像学检查，有时原来未能发现的小腺瘤，在随访过程中可显现出来。

（1）手术治疗　切除醛固酮腺瘤。术前宜低盐饮食、用螺内酯做准备，以纠正低血钾，并减轻高血压，术前准备需要3~4周。螺内酯每日120~240 mg，分次口服，待血钾正常、血压下降后，减至维持量时，即进行手术。术中静脉滴注氢化可的松100~300 mg，术后逐步递减，约一周后停药。腺瘤手术效果较好，术后电解质紊乱得以纠正，多尿、多饮症状消失，大部分患者血压降至正常，其余患者血压也有所下降。

（2）药物治疗　对于不能手术的肿瘤患者及特发性增生患者，采用螺内酯治疗，用法同手术前准备。长期应用螺内酯可出现男性乳腺发育、性功能障碍，女性月经失调、乳房胀感等不良反应，可改为氨苯蝶啶或阿米洛利，以助排钠潴钾。必要时可加用其他降血压药物。

钙离子拮抗药可使部分原醛症患者醛固酮产生量减少，血钾和血压恢复正常，因为醛固酮的合成需要钙的参与。对于特醛症患者，血管紧张素转换酶抑制剂也有效。

对于GRA，可用糖皮质激素治疗，通常成人用地塞米松0.5~1 mg/d，用药后3~4周症状缓解，血钾上升较快而高血压较难纠正时可加用其他降压药治疗，如钙离子拮抗药等。

8. 预后

醛固酮瘤手术效果较好，手术后电解质紊乱可获得纠正，临床症状消失，大部分患者血压降至正常或接近正常。特醛症患者手术后低血钾症大多可纠正，但血压下降往往不满意，多数需要服用药物治疗。醛固酮癌预后不良，发现时往往已失去手术根治机会，化疗药物（如米托坦、氨鲁米特、酮康唑等）可暂时减轻醛固酮分泌过多所致的临床症状，但对病程演进无明显改善。

（二）嗜铬细胞瘤

嗜铬细胞瘤是起源于肾上腺髓质、交感神经节或其他部位嗜铬组织的肿瘤，由于瘤组织持续或间断地释放大量儿茶酚胺，可引起持续性或阵发性高血压和多个器官功能及代谢紊乱。嗜铬细胞瘤90%为良性，恶性仅占10%。高血压中嗜铬细胞瘤的发生率为0.05%～0.1%。本病以20～50岁最多见，男女发病率无明显差异。有关嗜铬细胞瘤的流行病学资料很少，有研究认为老年高血压中嗜铬细胞瘤的发病率较低，但是国外一项包括40 000例的尸体解剖研究共发现54例嗜铬细胞瘤，1/4患者的年龄在70岁以上。其中仅13例生前做出诊断，其余41例均为尸检发现。因此，尽管老年高血压中嗜铬细胞瘤检出率较低，但其发病率可能并不低。

嗜铬细胞瘤80%～90%位于肾上腺髓质，大多数为单侧单个病变，少数为双侧或一侧肾上腺瘤与另一侧肾上腺外瘤并存，多发者多见于儿童和家族性患者。肾上腺外嗜铬细胞瘤称为副神经节瘤，主要位于腹部，多在腹主动脉旁。

肾上腺髓质的嗜铬细胞瘤可产生去甲肾上腺素和肾上腺素，以前者为主，极少数只分泌肾上腺素；肾上腺外的嗜铬细胞瘤，除主动脉旁嗜铬体所致者外，只产生去甲肾上腺素，不能合成肾上腺素，因为将去甲肾上腺素转变为肾上腺素的苯基乙醇胺–N–甲基转移酶需要高浓度的皮质醇才能激活，只有肾上腺髓质及主动脉旁嗜铬体才具备此条件。

嗜铬细胞瘤可产生多种肽类激素，其中一部分可能引起嗜铬细胞瘤中一些不典型的症状，如面部潮红（舒血管肠肽、P物质）、便秘（鸦片肽、生长抑素）、腹泻（血管活性肠肽、血清素、胃动素）、面色苍白、血管收缩（神经肽Y）、低血压或休克（舒血管肠肽、肾上腺髓质素）等。

1. 临床表现

嗜铬细胞瘤的临床表现与肿瘤所分泌的肾上腺素及去甲肾上腺素的量、比例及释放方式（阵发性或持续性）有关。临床表现以心血管症状为主，兼有其他系统的表现。

（1）心血管系统

①高血压：为最主要症状，有阵发性和持续性两型，持续性者亦可有阵发性加剧。

A. 阵发性高血压。为特征性表现。发作时血压骤升，收缩压往往达200～300 mmHg，舒张压亦明显升高，可达130～180 mmHg，伴剧烈头痛，面色苍白，大汗淋漓，心动过速，心前区及上腹部紧迫感，可有心前区疼痛、心律失常、焦虑、恐惧感、恶心、呕吐、视物模糊、复视。约 10% 的患者可表现为典型的"头痛、心悸、出汗"三联征。诱发因素可为情绪激动、体位改变、吸烟、创伤、小便、大便、灌肠、挤压肿瘤、麻醉诱导和药物（如组胺、胍乙啶、甲氧氯普胺）等。发作时间一般数分钟，长者可达 1~2h 或更久。发作频繁者 1 日数次，少者数月 1 次。随着病程演进，发作渐频，时间渐长，一部分患者可发展为持续性高血压伴阵发性加剧。随着年龄增长，机体对儿茶酚胺的反应性降低，老年嗜铬细胞瘤患者很少出现典型的三联征。

B. 持续性高血压。高血压患者有以下情况时，要考虑嗜铬细胞瘤的可能：对常用降压药效果不佳，但对 α 受体阻断剂、钙通道阻滞剂有效；交感神经过度兴奋，高代谢，头痛，焦虑，烦躁，伴直立性低血压或血压波动大。一部分患者病情发展迅速，呈急进性高血压过程，表现为舒张压高于 130 mmHg，眼底损害严重，短期内可出现视神经萎缩，甚至失明，可发生氮质血症、心力衰竭、高血压脑病。需迅速使用抗肾上腺素药控制病情，并及时进行手术治疗。

② 低血压、休克：可能原因为 a. 肿瘤骤然发生出血、坏死，停止释放儿茶酚胺；b. 大量儿茶酚胺引起严重心律失常或心力衰竭，致心输出量锐减；c. 由于肿瘤主要分泌肾上腺素，兴奋肾上腺素能 β 受体，促使周围血管扩张；d. 大量儿茶酚胺使血管强烈收缩、组织缺氧、微血管通透性增加，血浆外溢，血容量减少；e. 肿瘤分泌多种扩血管物质，如舒血管肠肽、肾上腺髓质素等。

③ 心脏表现：大量儿茶酚胺可引起儿茶酚胺性心肌病，伴心律失常，如期前收缩、阵发性心动过速，甚至心室颤动。部分患者可发生心肌退行性变、坏死、炎性改变。患者可因心肌损害发生心力衰竭或因持久性血压过高而发生心肌肥厚、心脏扩大、心力衰竭、非心源性肺水肿。

（2）代谢紊乱

① 基础代谢增高：儿茶酚胺可使体内耗氧量增加，基础代谢率上升。代谢亢进可引起发热及体重减轻。

② 糖代谢紊乱：肝糖原分解加速及胰岛素分泌受抑制而肝糖异生加强，可引起血糖过高、糖耐量减低。

③ 脂代谢紊乱：脂肪分解加速、血游离脂肪酸增高。

④ 电解质代谢紊乱：少数患者可出现低钾血症，可能与儿茶酚胺促使 K+ 进入细胞内及促进肾素、醛固酮分泌有关。

（3）其他临床表现

① 消化系统：由于儿茶酚胺可使肠蠕动及张力减弱，故可引起便秘、腹胀、腹痛，甚至肠扩张。此外，儿茶酚胺导致胃肠壁内血管发生增生性及闭塞性动脉内膜炎，可

造成肠坏死、出血、穿孔。胆石症发生率较高，与儿茶酚胺使胆囊收缩减弱、Oddi 括约肌张力增强，引起胆汁潴留有关。

②腹部肿块：少数患者在左侧或右侧中上腹部可触及肿块，个别肿块可很大，触及时可能诱发高血压。

③泌尿系统：病程长、病情重者可发生肾功能减退。膀胱内嗜铬细胞瘤患者排尿时常引起高血压发作，有时可致排尿时晕厥。

④血液系统：在大量肾上腺素作用下，血容量减少，血细胞重新分布，周围血中白细胞增多，有时红细胞也可增多。

⑤伴发其他疾病：嗜铬细胞瘤可伴发于一些因基因种系突变而致的遗传性疾病。遗传性嗜铬细胞瘤常为多发性，手术治疗后易复发。

2. 诊断

嗜铬细胞瘤多为良性，切除肿瘤后大多数患者可恢复正常，为可治愈的继发性高血压病。另外，本病发作时可诱发高血压危象或休克，故应及早诊治，但由于患者常呈间歇性发作，给诊断带来一定困难。对临床提示本病者，应做以下检查。

（1）生化检查——血、尿儿茶酚胺及其代谢物测定　持续性高血压型患者尿儿茶酚胺（CA）及其代谢物香草基杏仁酸（VMA）、甲氧基肾上腺素（MN）和甲氧基去甲肾上腺素（NMN）皆升高，常在正常高限的两倍以上，其中，MN、NMN 的敏感性和特异性最高。文献报道 24 h 尿 CA 对嗜铬细胞瘤的诊断敏感性为 70%～80%、特异性为 80%～90%；24 h 尿 VMA 的敏感性为 63%，而特异性相对较好，为 94%。阵发性者平时儿茶酚胺可不明显升高，而在发作后才高于正常，故需测定发作后血或尿 CA。摄入咖啡、可乐类饮料，以及左旋多巴、拉贝洛尔、普萘洛尔、四环素等药物可导致假阳性结果；休克、低血糖、高颅内压可使内源性 CA 增高。由于受各种干扰因素影响，嗜铬细胞瘤的诊断符合率仅为 70%。目前国际上推荐使用血、尿间羟肾上腺类似物（MNs），主要包括 MN 和 NMN 作为嗜铬细胞瘤诊断的首选指标。测定血浆 MN、NMN 诊断嗜铬细胞瘤的敏感性为 97%～99%、特异性为 82%～96%；测定尿 MN、NMN 诊断嗜铬细胞瘤的敏感性为 96%～97%、特异性为 45%～82%。血浆 MNs 能反映肿瘤细胞产生的游离代谢产物，不受肾功能的影响。若 MNs 水平高于正常参考值 3 倍以上，则能明确诊断。

（2）影像学检查　对于明确病灶的位置，以及与周围组织的关系有十分重要的作用。

① B 型超声：是首选的无创检查，并且在高血压患者中应该作为常规检查。行 B 型超声对肾上腺及肾上腺外（如心脏等处）肿瘤定位检查：对直径 1 cm 以上的肾上腺肿瘤阳性率较高。

② CT 扫描：90% 以上的肿瘤可准确定位，由于瘤体出血、坏死，CT 显示常呈不

均质性。

③ MRI：优点为无须注射造影剂，患者不暴露于放射线中，可显示肿瘤与周围组织的关系及某些组织学特征，有助于鉴别嗜铬细胞瘤和肾上腺皮质肿瘤。

④ 放射性核素标记的间碘苄胍（MIBG）：可被肾上腺素能囊泡浓集，特别适用于转移性、复发性或肾上腺外肿瘤，并可显示其他的神经内分泌瘤。MIBG 是胍乙啶的芳烷基衍生物，其结果与去甲肾上腺素相似，是去甲肾上腺素运载体的基质，能被肿瘤组织的小囊泡提取并储存，集中于嗜铬组织中使之显影。

⑤ 嗜铬细胞瘤及另一些神经内分泌瘤细胞：可有生长抑素受体表达，利用放射性核素标记的生长抑素类似物奥曲肽做闪烁显像有助于定位诊断。

⑥ 如上述方法皆未能确定肿瘤位置，可做静脉导管术，在不同部位采血测儿茶酚胺浓度，根据其浓度差别，可大致确定肿瘤的部位。

3. 鉴别诊断

嗜铬细胞瘤主要应与其他继发性高血压及高血压病相鉴别，包括急进性高血压、间脑肿瘤、颅后窝瘤（小脑及脑干肿瘤）、卒中（卒中后 2 ~ 3 个月内有血压波动，尿 VMA 升高）等引起的高血压。

4. 治疗

手术切除肿瘤病灶是嗜铬细胞瘤的首选治疗方法，建议所有生化检查阳性的嗜铬细胞瘤患者术前都进行适当的药物准备，以阻断儿茶酚胺释放。术前准备的目的是使患者血压、心率正常，扩充容量，避免手术诱发儿茶酚胺危象及可能的心血管并发症。

控制嗜铬细胞瘤高血压的常用药物有 α 肾上腺素能受体阻滞剂、钙通道阻滞剂、血管扩张剂等。酚妥拉明为肾上腺素能受体阻滞剂，因作用时间短、不良反应较多，仅用于功能试验及危象抢救。当患者骤发高血压危象时，应积极抢救：立即给予吸氧，静脉缓慢推注酚妥拉明 1 ~ 5 mg，同时密切观察血压，当血压下降至 160/100 mmHg 左右时即停止推注，继之以 10 ~ 15 mg 酚妥拉明溶于 5% 葡萄糖生理盐水 500 mL 中缓慢静脉滴注。

嗜铬细胞瘤手术切除前应用 α 受体阻滞剂可使血压下降，减轻心脏的负担，并恢复原来降低的血容量。有时由于 α 受体被阻滞后 β 受体活性增强而出现心动过速和心律失常，需联用 β 受体阻滞剂。

选择性的 $α_1$ 受体阻滞剂哌唑嗪、多沙唑嗪可获满意疗效，并可减少非选择性 α 受体阻滞的不良反应，如明显的低血压和心动过速。半衰期较短，可灵活调节用量。起始用小剂量以避免发现严重的体位性低血压。哌唑嗪起始口服 0.5 mg 或 1 mg，按需增加，剂量为每次 2 ~ 4 mg，日服 2 ~ 3 次。多沙唑嗪 2 ~ 8 mg，每日 1 ~ 2 次，必要时可加量。

在手术治疗前，α 受体阻滞剂的应用一般不得少于 2 周，并进食正常或含盐较多的饮食（心力衰竭者除外），以使原来缩减的血容量恢复正常。术前不必常规应用 β 受体阻滞剂，如患者有心动过速或心律失常则需采用。在应用 β 受体阻滞剂之前，必须先用 α 受体阻滞剂使血压下降，如单独使用 β 受体阻滞剂，则由于阻断 β 受体介导的舒血管效应而使血压升高，甚至发生肺水肿，尤其是分泌肾上腺素为主的患者。切除嗜铬细胞瘤存在一定危险，必须在有经验的外科医师和麻醉师主持下施行。在麻醉诱导期、手术过程中，尤其在接触肿瘤时，可急骤出现血压升高和（或）心律失常。对于血压骤增者，可采用酚妥拉明静脉推注，继之以静脉滴注或用硝普钠静脉滴注。发生心律失常时，可用 β 受体阻滞剂或其他抗心律失常药。瘤体切除后，血压一般降至 90/60 mmHg。如血压低、周围循环不良，则提示血容量不足，应补充适量全血或血浆，必要时也可静脉滴注适量去甲肾上腺素，但不可用缩血管药来代替补充血容量。

嗜铬细胞瘤切除后，血压多能恢复正常，在手术后第 1 周血压仍可偏高，同时，尿、血儿茶酚胺也可偏高，可能因手术后的应激状态或患者原来体内储存的儿茶酚胺较多所致，通常在手术后 1 个月左右，根据血压状态和血、尿儿茶酚胺，才能更准确地判断治疗效果。部分患者手术后出现高血压，可能因合并原发性高血压或儿茶酚胺长期增多损伤血管所致。由于嗜铬细胞瘤有可能为多发性或复发性，故术后应随访观察。曾有报道称嗜铬细胞瘤的复发及转移可出现在初次诊断 30 年后，因此，必须告知患者随访的必要性。推荐对所有嗜铬细胞瘤患者每年进行规律的随访及复查。

恶性嗜铬细胞瘤的治疗较为困难，通常对放疗和化疗不敏感。可选择链脲霉素治疗，也可用酪氨酸羟化酶抑制剂——α 甲基间酪氨酸阻碍儿茶酚胺的生物合成。I–MIBG 治疗可缩小瘤体，使儿茶酚胺的排出量减少，已发生转移的恶性嗜铬瘤患者的 5 年生存率约为 45%。

三、老年睡眠呼吸暂停继发高血压

阻塞性睡眠呼吸暂停低通气综合征（OSAHS）是睡眠呼吸疾病中最常见的一种，以睡眠中上气道阻塞、频繁出现呼吸不畅和呼吸中断为特征。睡眠中反复发生的间歇低氧和睡眠结构紊乱导致患者多系统和多器官损害，以高血压、冠心病和脑血管疾病最为突出。目前已经证实 OSAHS 可导致高血压。

（一）OSAHS 与高血压的流行病学调查

Tamar 等报道，OSAHS 患病率在男性中约为 4%，在女性中约为 2%，而 65 岁以上老年人患病率高达 20% ~ 40%。在 65 岁以上的美国人中，OSAHS 发病率男性为

13%、女性为4%。Foley对1865例65岁以上美国居民的调查显示，OSAHS患病率为24%。这些研究提示，老年人较年轻人有较高的OSAHS患病率。

动物实验、流行病学及临床研究均已证实OSAHS与高血压密切相关，相关研究发现50%~60%的OSAHS患者合并高血压，37%~56%的高血压患者伴有OSAHS，表明OSAHS患者具有更高的高血压发生率。中华医学会呼吸病学分会睡眠呼吸疾病学组对全国20家三甲医院呼吸内科门诊就诊的2297例患者的调查显示，我国OSAHS人群高血压患病率为56.2%；睡眠呼吸暂停低通气指数（AHI）≥5次/小时组的高血压患病率是AHI<5次/小时组的3倍（OR=3.167；95% CI，2.953~5.426；$P<0.01$）；受试人群的高血压患病率随AHI增加而增加；受试者的高血压患病率随睡眠最低血氧饱和度的减低而明显增高，随嗜睡指数增高而明显增高；受试人群的AHI为独立于年龄、性别、体重指数和高血压家族史之外的高血压危险因素。Wisconsin睡眠中心的研究结果证实OSAHS与4年后新发高血压具有独立量效依赖相关性，以基线AHI为0时相对危险度为1，基线AHI<5、5~15和>15时，4年后新发高血压的相对危险度分别是1.42、2.03和2.89，证实OSAHS与高血压之间存在因果关系，轻度睡眠呼吸暂停也可导致血压升高。

（二）老年人OSAHS相关高血压的特点

人类受生理活动和睡眠的影响，睡眠期间血压比觉醒期间低，即所谓的构型血压节律变异。研究表明在睡眠开始后血压即出现下降，至慢波睡眠早期达到最低点，在快动眼睡眠期血压逐渐升高、波动较大，但仍较觉醒时低。一般情况下，机体血压在清晨后数小时内迅速升至峰值，即所谓的晨峰血压，半夜至凌晨则降至谷值。通常夜间血压低于日间血压10%~20%，一般低10~15 mmHg。有研究表明，大多数高血压患者和正常人一样，昼夜血压节律呈现构型，仅部分高血压患者24 h周期睡眠时血压不下降，呈非构型昼夜血压节律。

OSAHS患者的血压及其血流动力学有其自身的特点。OSAHS患者无论有无高血压，睡眠时血压均发生异常改变，血压失去正常的昼夜节律变化，夜间睡眠血压曲线呈非构型，并且与呼吸暂停严重程度相关。而且OSAHS患者睡眠中血压变化很大，在呼吸暂停开始阶段血压最低，接近呼吸暂停末期时血压升高，在呼吸暂停结束后血压达最高水平，一般呼吸暂停结束后的血压比呼吸暂停开始阶段约升高25%，即使OSAHS患者觉醒状态下血压正常，其24 h平均血压也高于正常。非构型高血压的预后往往较差，许多相关资料显示，无论是血压正常还是高血压患者昼夜节律消失，尤其是夜间血压升高，非构型血压较构型血压导致更多的靶器官损害，涉及心脏、脑、肾和血管系统。

Kario 等，在平均 41 个月内连续观察了 575 例日本老年高血压患者后发现夜间血压变异节律与卒中发生率之间有密切的相关性。非杓型高血压患者卒中发生率最高，可达 22%，是杓型高血压患者的 3～4 倍。

OSAHS 相关高血压的另一个特点是顽固性高血压，即服用 3 种降压药（其中包括一种利尿药），血压仍然不能被控制的高血压。睡眠呼吸暂停患者中顽固性高血压发生率高达 83%。大多数需要多药联合，甚至用至药物最大剂量。研究同时证实有效地治疗睡眠呼吸暂停对这部分高血压患者的血压控制有很好的疗效。

近年来，提倡 24 h 血压监测诊断高血压，以发现就诊时血压不高的高血压患者，即隐匿性高血压患者。对于这些高血压患者，无论是医生还是患者都不知道高血压状态的存在，都不会针对高血压采取任何措施，发生高血压并发症的潜在危险会更大。研究显示，OSAHS 患者人群中隐匿性高血压的比例高达 32%。因此，对 OSAHS 患者的血压最好能做 24 h 血压监测或嘱患者或家属定时，特别是夜间和晨起测量血压，这样会大大提高高血压诊断率和治疗率。

此外，OSAHS 相关高血压表现为早期出现舒张压升高，且 AHI 与舒张压水平显著正相关。临床上血压升高也主要表现为舒张压增加、脉压减小。与其他原发性高血压的血压波动特点相反，OSAHS 相关高血压患者晨起时血压较高，可处于一天的最高峰，而白天及晚间睡前相对较低。

（三）OSAHS 引起高血压的可能机制

1. 交感神经兴奋

交感神经兴奋性异常增强是 OSAHS 患者心血管疾病发病的核心病理生理过程。交感神经兴奋性增强的机制包括化学和压力感受器功能异常，舒血管作用减弱和缩血管作用增强等。化学反射是交感神经兴奋性的一个重要调节器，OSAHS 患者外周化学反射敏感性异常增强，是 OSAHS 患者高血压形成的潜在机制。OSAHS 患者对压力反射调节能力减低，压力反射异常参与了高血压的形成。睡眠中，反复低氧和高二氧化碳通过刺激化学感受器反射性增强交感神经的驱动作用。呼吸暂停发生时，睡眠中正常的交感神经中枢抑制作用减弱或消除，交感神经的反应性增强。增强的交感神经兴奋性在日间清醒状态下依然存在，其程度至少是正常对照组的 2 倍。外周血管张力和阻力持续增加是形成日间高血压的血流动力学基础。动物实验证实，每天 8 h，持续 35 天的慢性间歇低氧，可引起大鼠日间平均动脉压升高 16 mmHg，对照组未见血压变化。

早期临床研究报道 OSAHS 可引起患者血浆和尿液中儿茶酚胺水平升高。OSAHS 患者经持续气道正压通气（CPAP）治疗后，其血浆和尿液儿茶酚胺水平下降了近

50%，间接表明 OSAHS 可引起交感神经活动增强。另外一些研究则使用微电极直接检测了 OSAHS 患者肌肉交感神经活性（MSNA），结果显示：呼吸暂停时 MSNA 明显增强，并且 MSNA 的增强与呼吸暂停引起的低氧和高碳酸血症相关；CPAP 治疗可消除 OSAHS 患者夜间 MSNA 增强；更为重要的是，OSAHS 患者在日间清醒无呼吸暂停发生时，MSNA 较正常对照者也明显增强，并且其 MSNA 与动脉血浆去甲肾上腺素水平相关；长期 CPAP 治疗可使 OSAHS 患者日间 MSNA 明显下降，而未经治疗的 OSAHS 患者 MSNA 没有变化。

OSAHS 患者日间交感神经活性持续增强与中枢神经系统交感记忆强化有关，其机制可能通过增强突触效能或使中枢神经系统神经介质持续增加。研究发现，慢性间歇低氧可引起大鼠大脑与调控交感神经张力和反射有关的部位 c-fos 表达增加，提示慢性间歇低氧可通过影响中枢神经系统某些基因的转录来调控中枢神经系统交感活性。慢性间歇低氧在诱发高血压的同时，还可使大鼠下丘脑神经型一氧化氮合酶（NOS）mRNA 和蛋白表达下降、肾上腺素能 α_{2A} 受体 mRNA 水平升高，从而导致中枢神经系统交感活动持续增强。

2. 内皮功能障碍

OSAHS 患者反复发生的低氧血症、肺动脉高压、微循环改变和高剪切应力等因素可导致内皮损伤，表现为内皮依赖性血管舒张功能下降，且与该类患者夜间低氧时间和程度相关。已证实 OSAHS 患者血浆一氧化氮（NO）水平下降，其机制如下：由精氨酸合成 NO 是氧依赖过程，低氧血症直接影响血管床 NO 形成及释放；NO 是通过 NOS 由左旋精氨酸合成的，研究发现 OSAHS 患者体内 NOS 抑制剂（ADMA）含量增加，抑制了 NO 的产生；缺氧抑制内皮源性 NOS 基因转录速率及其 mRNA 稳定性；氧自由基积聚，NO 破坏增加。正是由于 NO 产生与分解的代谢失衡，使得 NO 含量下降。而 OSAHS 患者血内皮素（ET）-1 水平增高，由于缺氧促进血管内皮细胞 ET-mRNA 的表达，且肺灭活 ET-1 功能减弱，使 OSAHS 患者血 ET-1 水平升高，从而出现 NO/ET 失调，内皮依赖性血管舒张功能减弱，与交感肾上腺素能系统的缩血管效应之间的平衡被破坏，且 ET-1 有促进有丝分裂的作用，可使血管平滑肌增生，在持续性高血压形成中起重要作用。此外，有研究显示血管内皮损伤后前列环素生成和分泌减少，而血栓素 A_2 合成和分泌增多，引起血管收缩和血栓形成，这不仅与其并发高血压有关，同时也是其并发心脑血管疾病的机制之一。

3. 肾素－血管紧张素－醛固酮系统激活

OSAHS 患者除血管中儿茶酚胺类物质水平增加外，由于长期慢性缺氧，可激活肾素－血管紧张素－醛固酮系统（RAS），血中肾素活性升高，且 ET 与血管紧张素（Ang）

Ⅱ之间具有正相调节作用。ET 具有血管紧张素转化酶活性，可促进 Ang Ⅰ 转化为血管紧张素Ⅱ，导致外周血管收缩，醛固酮分泌增加，钠重吸收过多。Moller 等亦发现，OSAHS 患者血浆血管紧张素Ⅱ水平是对照组的 2 倍，且血浆醛固酮水平显著升高。研究表明，伴 OSAHS 的顽固性高血压患者，除肾素和血管紧张素外还通过以下途径刺激醛固酮分泌：①脂肪细胞产生的未酯化脂肪酸经过氧化应激反应，产生的氧化脂肪酸直接作用于肾上腺分泌醛固酮；②由 OSAHS 介导的交感神经兴奋直接刺激脂肪细胞产生脂肪酸，引发上述反应；③脂肪细胞可直接分泌血管紧张素原。RAS 系统的长期作用可导致血管平滑肌增生肥厚，久而久之可引起持续性高血压。另外，低氧血症还可刺激内源性洋地黄因子增加，其增加是引起容量依赖性或低肾素性高血压的重要因素。

4. 胰岛素和瘦素抵抗

胰岛素抵抗（IR）可刺激中枢交感神经或钠潴留导致高血压。无论是肥胖组还是非肥胖组，OSAHS 均为一个独立因素参与 IR 的发生，并且每小时呼吸暂停次数每增加 1 次，空腹胰岛素水平上升 0.5%。其可能的机制为夜间反复缺氧，刺激儿茶酚胺及皮质酮释放，通过糖原分解、异生及胰高血糖素的作用等途径，导致胰岛素抵抗、糖代谢紊乱及高胰岛素血症。Shimura 等发现与体重匹配的正常对照组相比，OSAHS 组中血浆瘦素水平明显升高（超过 50%），这说明 OSAHS 患者瘦素抵抗程度更高，而长期高瘦素水平可导致血压升高。

5. 氧化应激和炎症反应

研究表明，OSAHS 患者的夜间反复缺氧和富氧类似于心脏病的缺血/再灌注，可以产生大量的氧自由基，介导脂质过氧化和低密度脂蛋白胆固醇氧化，有较强的致动脉粥样化作用。氧自由基还可作为细胞内第二信使调节血管平滑肌细胞和成纤维细胞增殖，上调炎性因子的转录因子（如核因子 KB）表达，引起炎性因子（如白细胞介素 -1、白细胞介素 -6、肿瘤坏死因子 -α）水平增高。炎性细胞因子可通过损伤血管内皮细胞、增加血管阻力、损坏血管扩张功能，以及引起水盐代谢紊乱等途径导致高血压发生。白细胞介素 -6 可以刺激中枢神经系统和交感神经系统引起血压升高，并且还可以通过引起血浆血管紧张素原和血管紧张素Ⅱ的升高引起高血压。而血清肿瘤坏死因子 -α 的水平与收缩压的升高呈正相关，它可刺激机体 ET-1 和血管紧张素原的产生，参与高血压的形成。但一些 OSAHS 患者并未发生高血压，推测 OSAHS 引起高血压的差异性可能与体内慢性炎症的差异有关。

6. 遗传因素

人群调查中排除了超重等因素后，在同一地区中发现黑人及西班牙人打鼾的发病率较高，提示基因背景可能与 OSAHS 的高发病率相关。目前认为，OSAHS 常与肥胖、高血压及 2 型糖尿病等疾病共存，提示 OSAHS 亦可作为代谢综合征的一部分，很大程度上受 IR、高血压及脂肪分布的基因影响。

OSAHS 及相关高血压的基因研究主要集中于对血管紧张素转换酶（ACE）基因 I（插入）/D（缺失）多态性进行分析。研究发现，OSAHS 患者中，等位基因 I 与基因型 II 分布频率明显增多，而等位基因 I 和基因型 II 与 OSAHS 相关的高血压亦有较好的相关性，并且该作用独立于年龄、性别、种族及体重指数。此外，在轻中度 OSAHS 患者中发现等位基因缺失与高血压之间存在相关性，而在无 OSAHS 患者中未发现上述联系。

（四）老年人 OSAHS 相关高血压的诊断

老年人 OSAHS 患者反应性差，主诉常不确切。而且诊断 OSAHS 常常与多种疾病并存，症状互相掩盖，病情复杂。由于老年人独居者增多，家人或配偶观察到其睡眠呼吸停止这一特异性诊断线索的机会减少，难以准确了解其夜间睡眠情况，采集病史存在一定困难。习惯性打鼾并非老年 OSAHS 的特征表现，年轻时鼾声如雷者老年后由于呼吸力量减弱可表现为鼾声降低，但呼吸暂停现象并不减轻。老年 OSAHS 患者嗜睡的发生与 AHI 的相关性不强，加上老年人年龄的增加、退休后生活节奏较为放松等影响因素，日间嗜睡的表现不如年轻患者突出。相反，主诉失眠或睡眠不宁的比例增加。夜尿次数增多是老年 OSAHS 患者常见的症状之一，易被误为前列腺增生、服用利尿药及合并糖尿病，常可经持续气道正压通气治疗改善。老年 OSAHS 导致的记忆力减退、认知功能改变也易与老龄相关的功能退化混淆，从而忽略了 OSAHS 的诊断。

除识别方面较年轻患者更为困难以外，实验室诊断老年 OSAHS 患者也有特殊性。老年人不易入睡或维持长时间睡眠，在睡眠中心进行多导睡眠监测的失败率更高，假阴性率更高。由于行动不便，进行家庭简易初筛可能更适于老年患者。

临床医师应提高对老年人 OSAHS 诊治的认识，掌握 OSAHS 相关高血压的临床特征。对于伴有肥胖的高血压患者或伴有明显日间嗜睡、鼾声中断或被目击有呼吸暂停的高血压患者，应考虑到 OSAHS 的诊断。同时，对于药物治疗反应较差的高血压患者，尤其是 24 h 动态血压呈非杓型改变的患者应考虑排除由 OSAHS 所致。

（五）老年人 OSAHS 相关高血压的治疗

对于确诊的 OSAHS 相关高血压患者应给予积极的治疗。主要是针对 OSAHS 的治疗，任何有效治疗 OSAHS 的方法都应该用于此种高血压的治疗。治疗原则为预防并排除睡眠时上气道阻塞。功能性因素在老年人睡眠呼吸紊乱发病中起更重要的作用，包括咽部肌肉张力减弱、咽腔顺应性增加；咽腔局部反射活动减弱；因局部脂肪沉积增多而导致咽腔缩小；短暂觉醒的次数增加、睡眠稳定性减弱、呼吸调节功能不稳定等。因此，应重视常用的非手术治疗方法，老年人手术治疗要慎重。一般认为治疗包括以下几个方面。

1. 一般治疗

一般治疗包括减轻体重、戒烟、睡眠前禁酒、禁服镇静催眠类药物，避免日间过度劳累，改为侧卧位睡眠等措施。适当的药物治疗以增加上气道开放，降低上气道阻力。

2. 持续气道正压通气

持续气道正压通气（CPAP）是目前治疗 OSAHS 最有效的方法，也适于老年患者。多数研究表明，CPAP 治疗可改善 OSAHS 患者夜间和日间血压升高，可以作为该类患者单独或辅助降压治疗的措施。对合并高血压的 OSAHS 患者，CPAP 治疗可以减少降压药物种类，部分患者可以停用降压药物。但也有研究未发现 CPAP 治疗能改善 OSAHS 患者的高血压状态。这些结果的差异可能与研究样本的大小、有无设立对照组、对干扰因素（如抗高血压药物）有无控制、患者对 CPAP 治疗的顺应性、治疗时间、疗效等因素有关。2007 年有荟萃分析显示，短期的 CPAP 治疗对合并高血压的 OSAHS 患者有降压效果。对于接受 CPAP 治疗的老年高血压患者，随访和定期调整治疗压力也是必需的。随着治疗时间的推移，患者需要的治疗压力会有一定程度的减低，最初 3 个月、以后每 6～12 个月要定期复查 CPAP 的治疗压力，并进行相应的调整。

3. 药物治疗

由于治疗睡眠呼吸暂停对高血压的降压效果不完全一致，在治疗睡眠呼吸暂停的同时还要调整好降压药。由于 OSAHS 患者睡眠时常发生心动过缓甚至心脏停搏，故应慎用 β 受体阻滞剂。血管紧张素转换酶抑制剂能明显降低患者收缩压和舒张压，对睡眠各阶段均有降压作用，可作为 OSAHS 合并高血压患者的治疗药物。利尿药及 CCB 类降压药对 OSAHS 所致高血压有协同降压作用。在治疗的同时要密切观察患者血压的变化，如果发现患者血压过低，应及时减少降压药的品种或剂量，如果无血压变化则不要减少或停用降压药。患者不能及时就医时，需嘱患者或家属认真监测血压变化并据情况调整降压药。治疗后血压的观察不能仅限于治疗开始时，还要持续至少 1 年，因为 CPAP 治疗在 3～12 个月时发挥最佳疗效。

4. 口腔矫治器

口腔矫治器治疗由于需要良好坚固的牙齿为依托，在老年患者中的应用受到限制。

5. 手术治疗

OSAHS 患者手术的目的是解除上气道狭窄。阻塞部位因人而异，术前要认真确定阻塞部位，严重患者常伴有中枢神经系统问题，单纯扩大上气道腔容积的手术难以奏效，术后效果无法预测，要严格掌握适应证。

四、药物与老年高血压

药源性高血压是指由于药物引起的高血压，这类高血压可以是由医师用药不当所致，也可以是药物本身不可避免的不良反应，以及患者本身的个体用药差异所致。其属继发性高血压原因之一，临床主要表现为血压正常者药物治疗中出现高血压或高血压者在药物治疗中血压进一步升高或出现反跳。目前尚无有关药源性高血压发病率的确切报告。药源性高血压的原因是多方面和复杂的，其中以糖皮质激素所致发生率最多，其他包括交感神经兴奋药、非甾体抗炎药、口服避孕药、抗抑郁药等。其发病机制各异，个体差别甚大，尚无系统分类，主要认为有老年病理因素、水钠潴留、交感神经系统兴奋、肾素-血管紧张素系统兴奋、撤药综合征、降压药致反常效应、缺乏合理用药等。

目前虽无有关老年药源性高血压发病率的确切报告，但据 Weedle 统计老龄人群平均用药可达 7 种之多，占社会人群用药处方总数的 25% 以上，加上老年人各系统及器官功能药物耐受性较青年人差，故罹患药源性高血压的概率较一般人群高。国内有人观察 60 岁以下患者药物不良反应率占 3.6%；60 岁以上患者占 15.4%。在治疗各种疾病的老年人中出现药物不良反应可高达 30% 以上，其中占第一位者为心血管疾病的用药，其次为作用于中枢神经系统的用药。国内外研究表明，超过 60 岁的老年人因药物治疗而发生的并发症的危险性是成人的 2.5 倍；80 岁以上高龄者其发病率呈直线上升。因此掌握老年药源性高血压的发病机制、临床特征和防治原则，减少老年药源性高血压的发生，应是老年人药物治疗上一个不可忽视的问题。

（一）发病机制

药源性高血压的病因是多方面和复杂的，故其发病机制由多种因素所致。一般可归纳为如下方面。

1. 病理、生理因素

随着年龄的老化，人体生理功能将有许多改变，其主要表现为各器官功能的减退，同样对药物的代谢和排泄能力亦减退，所耐受的剂量亦减少，另外由于老年人常同时合并有多种慢性疾病（如冠心病、糖尿病、高脂血症等）亦对血压有影响。

老年人生理功能老化和细胞代谢活力逐渐降低，心血管系统的退行性变及功能异常，肝脏解毒功能的受损，肾脏排泄功能降低，这些因素必然影响机体对药物的反应，影响药物的吸收、分布、代谢及排泄的药代动力学过程，这些成为药源性老年高血压易感因素的特点。

药源性高血压的发生如同其药理效应的发挥一样，是通过相应的受体介导而对靶器官或细胞产生特殊的亲和力而致病，目前已证明随年龄增加许多重要组织上受体数目相应减少，从而使老年人的部分应激调节能力减退，成为许多心血管药物反应的重要病理基础。

2. 水、钠潴留

流行病学资料早已显示，高钠的摄入与高血压患者血压水平呈直线相关。

目前认为许多药物的使用都可导致水、钠潴留，其结果可引起高血压，如糖皮质激素和盐皮激素都可直接作用肾远曲小管，促进肾小管腔内 Na^+ 的重吸收而引起水、钠潴留；甘草类制剂、避孕药物具有盐皮质激素样作用引起水、钠潴留；雌激素还具有直接作用于肾脏，使肾小球滤过率降低和肾小管重吸收钠增加，并有促进 ACTH 分泌的作用；非甾体抗炎药能抑制前列腺素的合成，致使肾内前列腺素不足，出现皮质血流减少、肾小球滤过减少，从而导致水、钠潴留。

3. 拟交感药物

肾上腺素、去甲肾上腺素和苯肾上腺素等应用不当（剂量过大或注射过快）可致血压骤升，甚至发生死亡，尤其老年人及有高血压病史的患者更应注意。同时当拟交感药和 β 受体阻滞剂合用时，因 α 肾上腺素能活性未被抑制，而 β 受体受抑制可使血管强烈收缩。

4. 对交感神经系统的间接作用

某些药物（如三环抗抑郁药、呋喃唑酮等）为单胺氧化酶抑制剂在食用富含酪胺的食物（如啤酒）时会引起血压升高。因酪胺是合成肾上腺素与去甲肾上腺素的基质，单胺氧化酶抑制剂可延缓拟交感胺和 5-羟色胺的代谢。增加节后交感神经去甲肾上腺素的贮存，使用两药后，使去甲肾上腺素大量合成并释放入血。另肾上腺素能阻滞剂与单胺氧化酶抑制剂联用，亦可使受体去甲肾上腺素浓度急剧增加，引起血压升高。

部分全身麻醉药如氯胺酮、羟基丁酸钠，可引起副交感神经阻滞，交感活性增强，导致血压升高，而且在老年患者较年轻者易发生。

5. 肾素-血管紧张素系统（RAS）兴奋增强

肾素-血管紧张素系统是调节钠钾平衡，血容量和血压的重要环节。某些药物能使RAS 兴奋性增强，如皮质醇能使血浆血管紧张素原升高，导致小动脉平滑肌收缩，外周阻力增高，醛固酮分泌增加，水、钠潴留，血压升高。

6. 撤药的反跳

目前老年高血压治疗的过程中相应的特点之一，是服药的顺应性差，突然停药或改换药物的概率高，这亦是老年药源性高血压一个主要发病机制。文献报道大多数抗高血压药物在治疗高血压时，突然停药或减量太多、太快，可出现反跳性血压升高，甚至出现其他心脑血管病严重并发症；一般在停药 2～7 天内出现，多在 1 个月以内发生。不同药物的发生率及发生机制不同。临床最重要的是中枢降压药可乐定和 β 受体阻滞剂，尤其是普萘洛尔。长期使用 β 受体阻滞剂治疗，使 β 受体密度上调，β 受体对交感－肾上腺素能神经及儿茶酚胺敏感性增强，同时由于解除了对肾素分泌的抑制作用，使血浆肾素－血管紧张素水平升高。尤其是老年人服药的顺应性差，出现概率更高。同样由于长期服用可乐定后，突触前膜 α_2 受体的敏感性降低，负反馈作用减弱，突然停药，储存的去甲肾上腺素大量释放，产生强烈的拟交感反应，甚至出现高血压危象。

7. 降压药致反常效应

少数老年高血压患者使用降压药物治疗时，可出现血压升高的反常现象。此多因部分特异体质或在具有某些病理因素而选择药物不当时发生，如肾血管性高血压患者使用肼屈嗪、嗜铬细胞瘤患者选用 β 受体阻滞剂和可乐定治疗。另外药品质量、服降压药物时饮酒及某些食物，都可能影响药物的疗效而增强药物的毒性反应，出现反常性升压效应。

8. 缺乏合理用药

近年国内外资料报道：合理用药水平呈停滞甚至下降趋势，而药物的种类又不断增多和发展。目前，缺乏合理用药表现主要有忽视个体化用药、联合用药不当、停药不当、静脉注射过速、选药不当等。这些都可引起老年药源性高血压，这亦是导致老年药源性高血压的主要因素。

（二）分类与常见药物

迄今为止，对药物性高血压尚无统一的分类方法和分类标准。按发病的快慢和病程分为：急性药物性高血压和慢性药物性高血压；按病理改变分为：功能性药物性高血压和器质性药物性高血压。此处按照药物本身的种类进行介绍：各种激素类药物、作用于中枢神经系统的药物、非甾体抗炎药物、中草药类、其他。

1. 各种激素类药物

（1）性激素类　在女性激素中以雌激素与高血压的形成关系最为密切，单独给予雌激素发生高血压的频率高于单独给予孕激素。

① 雌激素：常用药物有复方雌二醇、炔雌醇、尼尔雌醇、结合雌激素等。绝经后妇女采用雌激素替代治疗主要的不良反应是引起不规则阴道出血，增加乳腺癌和子宫内膜癌的发生率。同时也有研究表明，接受雌激素治疗的患者发生心血管疾病的比率

升高。例如，出现凝血功能异常和水钠潴留，从而导致血栓性疾病和高血压的形成。

②孕激素：如孕酮、炔诺酮、醋酸甲羟孕酮和米非司酮等。甲羟孕酮可用于治疗痛经、乳腺癌和肾上腺癌，长期大剂量用药会产生肾上腺皮质激素反应。临床使用此类药物时应该慎重，尤其注意对已有糖尿病和高血压患者服药时的血糖和血压的变化。

③避孕药：口服复方避孕药是由雌、孕激素或它们的衍生物配伍组成的。国外报道血压正常妇女服药后有4%~6%的人发生高血压，而已有高血压的人服药后，9%~10%的患者血压会进一步升高。目前，我国应用最广泛的为第二、第三代口服避孕药。这两种药物所含雌激素都是炔雌醇，且剂量相同，对体重指数、血压、血糖、脂质代谢的不同影响主要取决于所含孕激素的种类、剂量。复方左炔诺孕酮滴丸含第二代合成孕激素——左炔诺孕酮，不仅用于常规避孕，还用于缓释避孕系统。妈富隆含第三代合成孕激素——去氧孕烯，该药活性较高，避孕效能更强。研究报道在相同雌激素含量时，左炔诺孕酮与去氧孕烯对血压的影响不同，前者比后者对收缩压、舒张压升高的影响更多。口服避孕药引起的血压增高是个缓慢过程，常在数月到数年内逐渐上升且幅度有限，极少数会发生恶性高血压。研究认为，避孕药对血压的影响主要与以下因素有关：a. 雌激素的水钠潴留作用。b. 肾素-血管紧张素-醛固酮系统激活。c. 血浆及肝脏的代谢蛋白增加，包括凝血因子、脂蛋白、肾素底物α球蛋白等。d. 与胰岛素抵抗有关。发生药物性高血压的处理原则：停服避孕药，大多数患者在停药后1~3个月，血压可恢复正常；选择含低剂量雌激素的新一代避孕药或试用单纯小剂量孕激素避孕药；若血压仍高则建议加用降压药，首选利尿剂如螺内酯，对心动过速者可联用β受体阻滞剂。

④雄激素：如甲睾酮、苯丙酸诺龙、司坦唑醇。雄激素具有增加胰岛素的敏感性，改善胰岛素抵抗状态的作用。但进一步研究发现，睾酮的这种作用与浓度有关，在一定的范围内，改善胰岛素敏感性的作用与浓度呈线性关系，随着浓度的增加作用加强，若超过这个范围则起相反的作用，而且这个浓度的范围较窄。雄激素替代治疗的众多研究已表明：超生理剂量的雄激素替代治疗则是有害的，因为其可以诱发红细胞增多症，加重呼吸睡眠暂停的症状，加重前列腺增生症和前列腺癌等。雄激素可以影响脂质代谢功能及凝血、纤溶功能，可影响血管内皮细胞、平滑肌细胞和巨噬细胞的生长，可引起氯、钠、钾、磷的潴留和胰岛素抵抗等。其引发心血管系统疾病的主要热点在于钾离子通道和雄激素受体的调节上，长期服用者需观察血压的变化。另外，已知在高血压动物模型中，颈动脉和肠系膜血管Rho激酶的表达和活动性增强。Rho激酶有助于去甲肾上腺素和垂体后叶加压素导致的血管收缩。研究提示，雄激素通过扩大Rho激酶的信号转导来增强肾血管对血管紧张素Ⅱ的反应性。雄激素通过增加羟基二十碳

四烯酸的产生来促进高血压的发生及发展。在自发性高血压大鼠，雄激素使细胞色素
P4504A蛋白及羟基二十碳四烯酸增多，而羟基二十碳四烯酸与高血压的发生密切相关。

⑤ 绒促性素：该药物对女性有促进和维持黄体功能的作用，使黄体合成孕激素，
可促进卵泡生成和成熟，并可模拟生理性的促黄体生成素的高峰而促发排卵。对于男
性可使垂体功能不足者的睾丸产生雄激素，促使睾丸下降和男性第二性征的发育。临
床上用于治疗男女不孕症。由于能刺激性腺活动，使孕激素、雄激素的产生增多，也
可影响血压水平。

⑥ 作用于子宫的药物

A. 催产素：可促进子宫和乳腺的平滑肌收缩。其分子结构与抗利尿激素的分子结
构仅差两个氨基酸不同，大剂量使用时可出现血压升高和抗利尿作用。

B. 马来酸甲麦角新碱：可用于预防和治疗产后子宫收缩无力所致的子宫出血。其
直接作用于子宫平滑肌，但也可使血管平滑肌收缩引起血压升高。

C. 垂体后叶素：是由动物脑垂体中提取的水溶性成分，含催产素和抗利尿激素。
由于收缩小动脉和促使肾小管、集合管对水的重吸收增加而引起升压作用。

（2）肾上腺激素类

① 糖皮质激素：尽管肾上腺皮质分泌三种不同的激素均可引起高血压，但在药物
性高血压时以糖皮质激素为最常见的因素。长期大剂量使用糖皮质激素可使血压升高
甚至导致高血压危象。促使血压升高的机制主要为：a. 加强水钠潴留作用，引起血压
升高。皮质醇和皮质酮均有盐皮质激素活性，其影响水盐代谢的强度是醛固酮的1/3。
b. 可使肾素-血管紧张素-醛固酮系统的升压效应增强。c. 促使血管末梢对儿茶酚胺的
敏感性增强。d. 能促进脂肪分解，引起高脂血症和动脉粥样硬化等。e. 糖皮质激素受
体基因多态性可能与高血压的发病有一定的相关性。临床上在使用氢化可的松、泼尼
松、地塞米松等冲击治疗或常规治疗前，应考虑到患者基础血压水平，尤其是合并糖
尿病时，还应密切观察血糖变化。一旦出现高血压，治疗原则在于激素用量的逐渐递减，
同时给予利尿剂如氢氯噻嗪、螺内酯，也可配合其他降压药物治疗，如钙离子通道拮
抗剂和血管紧张素Ⅱ转换酶抑制剂或血管紧张素Ⅱ受体拮抗剂等。例如，支气管哮喘
和哮喘型慢性支气管炎患者需要使用肾上腺皮质激素治疗，应该密切监测患者的血压
和血糖变化，尽可能使用气雾剂，减少口服或静脉激素的用量。一般来讲，气雾剂的
糖皮质激素作用较强而盐皮质激素作用较弱，但若习惯性过量使用，同样会引起高血压。
此类常见药物还有布地奈德和丙酸倍氯米松等。复方倍他米松注射液适用于治疗关节
炎或皮肤病，该药是倍他米松和倍他米松磷酸钠的复合剂，可腔内注射或局部注射，
使用前应控制血压。

② 盐皮质激素：如 9α−氟氢可的松、醋酸去氧皮质酮油剂、三甲基醋酸去氧皮质酮等。可用于慢性肾上腺皮质功能减退症患者的长期替代治疗。但由于作用于肾脏远曲小管和集合管，增加钠的重吸收和促进钾的排泄而对血压有升高作用。

③ 肾上腺素类：肾上腺髓质分泌肾上腺素、去甲肾上腺素和多巴胺，三者均具有升压作用。肾上腺素的临床应用非常广泛，除了抗过敏性休克及麻醉手术以外，还可以治疗支气管哮喘、荨麻疹、局部止血、开角型青光眼等。若使用不当，会引起药物性高血压。肾上腺素为 α 和 β 肾上腺素受体激动剂。小剂量时通过兴奋心肌 $β_1$ 肾上腺素受体使心输出量增加而使收缩压中度升高，同时作用于骨骼肌血管床 $β_2$ 肾上腺素受体，使血管扩张，减少外周血管阻力而降低舒张压；较大剂量时会作用于骨骼肌血管床 α 肾上腺素受体使血管收缩，增加外周阻力而使收缩压和舒张压均升高。去甲肾上腺素为非选择性肾上腺素 α 受体激动剂，对 $β_1$ 受体作用较弱。其升压作用较强，收缩压和舒张压均明显升高而且脉压减小。多巴胺可以激动交感神经系统的肾上腺素受体和位于肾、肠系膜、冠状动脉、脑动脉的多巴胺受体而发挥作用，其临床效应与剂量有关：小剂量时［0.5 ~ 2 μg/（kg·min）］主要作用于多巴胺受体，扩张肾脏及肠系膜血管；中等剂量时［2 ~ 10 μg/（kg·min）］能直接激动 $β_1$ 受体并间接促使去甲肾上腺素自贮藏部位释放，对心肌产生正性肌力作用；大剂量时［大于 10 μg/（kg·min）］能激动 α 肾上腺素受体，导致周围血管阻力增加，肾血管收缩，收缩压和舒张压均升高。例如，辛戊胺为拟肾上腺素解痉药，该药物具有解除平滑肌痉挛作用，起效迅速，但同时有中度收缩周围血管及增强心肌收缩力作用，引起短暂性地升高血压；异丙肾上腺素为非选择性肾上腺素受体激动剂，用于控制哮喘急性发作和心脏房室传导阻滞。其不良反应可诱发或加重心肌缺血，高血压患者慎用；多巴酚丁胺是 $β_1$ 受体激动剂，对 α 受体及 $β_2$ 受体作用轻微，而且并不作用于多巴胺受体，约 10% 的患者使用后心率增加、收缩压升高；硫酸沙丁胺醇是选择性肾上腺素 $β_2$ 受体激动药，通过激活腺苷酸环化酶，增加细胞内环磷腺苷的合成而松弛平滑肌，并可抑制肥大细胞释放过敏反应介质解除支气管痉挛，高血压患者使用时需慎重，尤其有嗜铬细胞瘤或甲状腺功能亢进的患者。类似药物还有盐酸班布特罗、硫酸特布他林、氯丙那林等；作用于气管平滑肌而产生直接松弛功能的茶碱类药物，如氨茶碱、多索茶碱、二羟丙茶碱等也具有升高血压的作用，部分原因可能与内源性肾上腺素和去甲肾上腺素释放的增加有关。

2. 作用于中枢神经系统的药物

（1）麻醉药物　氯胺酮、γ−羟丁酸钠等，可阻断迷走神经和兴奋交感神经而使血压升高。大剂量应用可卡因也可使血压一过性升高。

（2）盐酸纳洛酮　为吗啡受体拮抗剂，临床用于逆转阿片类激动剂引起的某些不良反应，如呼吸抑制、淡漠等，但同时逆转阿片类激动剂的所有作用，包括镇痛，患者会突然出现疼痛，引起明显的交感神经兴奋，心血管功能亢进。

（3）哌甲酯　为中枢神经兴奋剂，主要作用机制是促使中枢介质多巴胺和去甲肾上腺素从神经末梢释放并阻断其回收，使相应的突触部位含量增高和作用时间延长从而增强这种介质的作用。其对精神运动的兴奋作用强于咖啡因。癫痫病和高血压患者慎用。类似药物还有苯丙胺、可卡因等。

（4）三环类抗抑郁药　如丙米嗪、阿米替林、去甲替林等。该类药物可兴奋交感神经末梢α受体和抑制胺泵的功能，使去甲肾上腺素作用增强并延长而引起血压增高。此外还可抑制可乐定、甲基多巴和胍乙啶等药物进入交感神经末梢，减弱降压作用。因此，高血压患者伴有抑郁状态时应慎用三环类抗抑郁药。

（5）博乐欣　又名文拉法辛，用于治疗抑郁症。该药为5-羟色胺和去甲肾上腺素再摄取抑制物，对多巴胺的再摄取有轻微抑制作用。当每日剂量超过200 mg时应监测血压，某些患者尤其是老年人更容易出现舒张压的水平持续升高。

（6）左旋多巴　是体内合成多巴胺和去甲肾上腺素的前体，其本身并无药理活性，可通过血脑屏障在脑内经多巴脱羧脱羧形成多巴胺后，刺激突触后膜的多巴胺受体发挥抗震颤麻痹作用。对血压有升高作用，但也有引起直立性低血压的可能。

（7）中枢减肥药物　西布曲明可抑制脑内5-羟色胺及去甲肾上腺素的再摄取，增加突触间隙二者的含量，通过增加饱胀感而抑制食欲。有报道发现具有升高血压作用。

3. 非甾体抗炎药

常用药物为吲哚美辛、塞来昔布、奥斯克、布洛芬、双氯芬酸等。该类药物能特异性抑制环氧酶-2，从而阻止炎性前列腺素物质的产生而达到解热、镇痛、抗炎作用。有临床研究显示：与安慰剂组相比，服该类药物组患者的心血管疾病危险性增加，2.1%的患者出现体液潴留和外周水肿，1.2%出现严重性血栓性疾病。其引起血压升高的原因主要在于：①由于该类药物具有促进近端肾小管钠离子的重吸收作用而引起水钠潴留，促进血压的升高。②通过抑制环氧化酶活性，阻碍前列腺素的合成，抑制前列腺素的直接扩张血管作用。已知肾素-血管紧张素-醛固酮系统的激活与血压的升高有关，而激肽-前列腺素系统的激活可以调节血压的升高而维持机体的血压平衡，所以当前列腺素合成受到抑制时，机体的血压平衡便会失调，引起血压升高。③有拮抗β阻滞剂、利尿剂和血管紧张素Ⅱ转换酶抑制剂的降压作用。目前认为当长期大量使用非甾体抗炎药物期间，必须监测血压。

4. 中草药类

（1）甘草类　甘草酸是从中药甘草中提取的有效成分，它以18H两种异构体存在，即α体和β体。甘草酸二铵为α体制剂，具有明显的降酶、抗炎和保肝作用。强力宁和复方甘草甜素则为β体制剂。β体制剂为甘草中的主要成分，在一定条件下可转化为α体制剂。甘草甜素可进一步水解为甘草次酸，甘草次酸的化学结构类似于皮质酮。临床及实验资料均证实11β-羟类固醇脱氢酶缺陷可导致高血压。服用甘草类药物可抑制11β-羟类固醇脱氢酶的活性，从而使皮质醇向皮质素转化过程受抑，产生皮质醇介导的盐皮质激素过多而发生血压升高，同时出现体内血清钾离子水平的降低。甘草类药物引起血压升高的另一个机制是，该类药物能够抑制前列腺素的合成和释放。许多高血压患者在服用血管紧张素Ⅱ转换酶抑制剂时出现干咳等不良反应，常误服甘草片来缓解症状，但却不利于降压治疗。临床上如果由于某些疾病而不得不长期大量使用这类药物时，应该密切监测血压，必要时加用螺内酯或采取药物剂量调整等方案。甘利欣是甘草有效成分的第三代提取物，用于治疗慢性肝炎，长期使用可以升高血压。通过相同机制升高血压的还有胆酸、生胃酮等。

（2）麻黄碱类　麻黄碱主要来源于植物麻黄，是一种具有治疗作用的植物化学药。1887年，日本长井长义从麻黄草中分出了麻黄碱单体。1929年，中国陈克恢研究阐明了它的药理作用和临床药效，随后该药在世界范围内被广泛应用。麻黄碱属于生物碱类物质，是拟交感神经药，与抗组胺药、解热镇痛抗炎药、镇咳祛痰药等可组成复方制剂，用于治疗感冒、鼻炎、鼻黏膜充血、支气管炎、支气管哮喘、关节炎等。该药物使血管的收缩作用温和而持久，使血管舒张的作用比较微弱，但能扩张冠状动脉和增加冠状动脉流量。其对血压升高的作用表现为缓慢而持久。伪麻黄碱是主要表现为间接作用的拟交感神经药，对周围神经系统及中枢神经系统均有兴奋作用。研究表明，麻黄碱对心血管系统、中枢系统、平滑肌系统，以及其他方面均有重要作用。其病理机制为：①可直接激动肾上腺素受体，也可通过促使肾上腺素神经末梢释放去甲肾上腺素而间接激动肾上腺素受体，对α和β受体均有激动作用。因此，该药物使用后造成皮肤、黏膜和内脏血管收缩，血流量减少；使心肌收缩力增强，心输出量增加；血压升高，脉压增大；冠状动脉和脑血管扩张，血流量增加。由于血压升高反射性地兴奋迷走神经，故心率不变或稍慢。②松弛支气管平滑肌。其α效应尚可使支气管黏膜血管收缩，减轻充血水肿，有利于改善小气道阻塞。但长期应用反致黏膜血管过度收缩，毛细血管压增加，充血水肿反加重。③中枢神经系统：兴奋大脑皮质和皮质下中枢，产生精神兴奋、失眠、不安和震颤等。麻黄碱的中枢神经兴奋作用远较肾上腺素为强。能兴奋大脑皮质及皮质下中枢，使精神振奋；可缩短巴比妥类催眠时间，亦能兴奋中脑、延脑呼吸中枢和血管运动中枢。

5. 其他

（1）单胺氧化酶抑制剂 例如苯乙肼、反苯环丙胺、托洛沙酮等。服用该类药物后，儿茶酚胺的分解代谢会因单胺氧化酶活性的受抑制而受阻，使体内儿茶酚胺和5-羟色胺堆积，从而引起血压水平的增高。食用含酪胺的食物能与单胺氧化酶抑制剂产生协同作用，使血压进一步升高。单胺氧化酶抑制剂不宜与利血平、胍乙啶等药物联合使用。一般也不用于高血压患者的抑郁症治疗。一旦发生严重升压反应时需要反复注射酚妥拉明5～10 mg，直至不良反应消失。

（2）重组人促红细胞生成素（rhuEPO） rhuEPO是一种糖蛋白，与细胞表面受体结合可促进红系祖细胞的产生、分化和成熟。血压增高是使用该药后最常见的不良反应，甚至可出现高血压脑病、心肌梗死或癫痫发作。目前认为有多种机制参与其发生：①使全身血管阻力增加，这种血管收缩与细胞内的钙稳态及交感神经兴奋性增加有关。通过动物实验研究rhuEPO诱发高血压小鼠体内NO的代谢与细胞内钙浓度的关系。单独应用rhuEPO组的小鼠血压显著升高，细胞内钙浓度升高，尿液中NO代谢物和NO合酶与对照组相比无显著改变。rhuEPO和钙通道阻滞剂非洛地平联合应用组中，非洛地平降低了rhuEPO诱发的高血压，细胞内钙浓度维持在正常水平，尿液中NO代谢物增加。提示rhuEPO在应用中细胞内钙浓度升高，而NO的合成与代谢未受影响。应用钙通道阻滞剂后，可以使细胞内钙浓度降到正常水平，并促进NO合酶的生成，从而降低血管阻力，使血压下降。②部分是通过刺激血管内皮细胞内皮素的合成所致。关于内皮素-A受体与rhuEPO所致高血压的研究发现，给予选择性内皮素-A受体拮抗剂治疗后可降低升高的血压，说明内皮系统参与了rhuEPO诱发血压升高的机制。③红细胞增多症引起血液流变学异常等。该药物在治疗贫血过程中，20%～30%的患者可出现高血压或使已有的高血压进一步加剧。其发病机制在于血细胞比容升高后导致血液黏滞度增加；组织供氧改善使低氧血症性血管舒张消失；前列腺素调整缩血管和扩血管的平衡发生变化；血小板活性增高等。针对上述病理机制和患者的原发病及血压水平，建议对此类药物引起的高血压治疗原则为：首先应该调整rhuEPO的使用剂量和疗程，同时给予钙通道阻滞剂治疗，还可以根据患者的肾功能和心脏重塑等选用ACEI类药物等来控制血压。

（3）免疫抑制剂 目前，普遍认为器官移植患者出现高血压的主要原因是免疫抑制剂的使用。国内外研究报道发现，环孢素能够导致高血压与移植器官的类型有关：肾移植、骨髓移植、肝移植、心脏移植患者的药物性高血压发生率分别为50%～90%、57%、52%～70%和100%。该类药物引起的高血压类型是以收缩压和舒张压同时升高为主，单纯收缩压或舒张压升高者较为少见。使用环孢素、左旋咪唑等免疫抑制剂的部分患者可在用药数周内出现血压升高，停药后血压可逐渐恢复正常。其发生机制可能与水钠潴留和交感神经兴奋性增强有关。环孢素所致的血压升高对钙通道阻滞剂和利尿剂治疗反应良好。需要注意的是，尽管硫氮草酮片也属于钙通道阻滞剂，但由于可影响环孢素的肝内代谢，应该避免使用。

（4）血管紧张素Ⅱ　在治疗胃癌时血管紧张素Ⅱ可选择性增加肿瘤组织的血流量，与丝裂霉素、多柔比星、氟尿嘧啶等合用时，可以提高肿瘤组织中抗肿瘤药物浓度，但需要监测血压，防止出现药物性高血压。

（5）噻唑烷二酮类　如马来酸罗格列酮、吡格列酮等。可通过激活脂肪、骨骼肌、肝脏等胰岛素作用组织中的PPAPγ，从而调节胰岛素应答基因的转录，控制葡萄糖生成、转运和利用。不良反应中有钠、水潴留。有高血压和心功能不全者慎用。

（6）抗微生物药物　近年来，抗微生物药物引起的高血压不断增多。可引起高血压的抗微生物药较多，主要有青霉素类、头孢类、喹诺酮类等抗生素。鱼腥草和双黄连注射剂等中药制剂也有报道引起血压升高，故在应用这些药物时应注意监测血压。大多数关于抗微生物药物引起高血压的报道并未阐明引发血压升高的具体机制，部分学者认为与引发交感神经兴奋性增强和钠、水潴留有关。

（7）左甲状腺素钠　治疗甲状腺功能减退症时。若剂量加大可出现心慌、心绞痛、心律失常、头痛、兴奋、体重减轻等类似甲状腺功能亢进症状，其作用机制是通过使交感神经系统兴奋而升高血压，尤其是收缩压的升高。

（三）临床表现与诊断

临床表现通常分为急性药物性高血压和慢性药物性高血压两种类型。急性药物性高血压特点：常突然起病，发作时除出现血压增高外，还常出现严重头痛、兴奋不安、恶心、黑矇、多汗、口干、手足发凉、震颤、心动过速、心绞痛发作和频发大量排尿等症状。局灶性血液循环障碍等表现很少见（如脑卒中、心肌缺血和急性左心功能不全等）。发作一般持续数分钟至几小时。慢性药物性高血压特点：常逐渐起病，发作时除血压增高外，还出现心、脑、肾等靶器官明显损害的症状，严重时可并发脑卒中、心肌梗死和急性左心力衰竭等并发症。这种类型多见于老年人，由于老年患者服药的种类较多，服用的时间较长，所以多表现为逐渐起病和易反复发作等特点。临床有些症状的出现往往提示重要靶器官的损害，需要引起医师和患者的重视。例如，以顽固性头痛、恶心、呕吐、眩晕、嗜睡等症状为首发表现，甚至出现轻偏瘫、意识障碍等提示中枢神经系统受损；镜下血尿、蛋白尿、管型尿、血尿素氮和肌酐水平增高等提示高血压导致肾功能损害。根据药物性高血压引起的心脏损害又分以下三种类型：①左心淤血综合征：可出现呼吸困难和肺水肿等表现。②心绞痛综合征：可出现心绞痛发作，严重时能发生心肌梗死。③心律失常综合征：出现室性和房性心动过速、房颤和传导阻滞等各种心律失常。

　　一般来讲，依据以下几点不难做出药物性高血压的诊断：①血压 ≥ 140/90 mmHg；②有头痛、头晕、心悸、失眠、乏力，甚至有的伴有水肿等临床表现；③血压升高和临床症状与所用药物在时间上有因果关系；④从该药药理作用推测有致高血压的可能；⑤国内外有使用该药或该药与其他药物合用致高血压的报道；⑥撤药后血压恢复至用药前水平，高血压的临床症状消失；⑦进行药物激发试验时血压再次升高。

（四）预防与治疗

　　预防药物性高血压应该从患者因素与药物因素这两方面入手。制订治疗方案时需要充分考虑患者的年龄、性别、体重、饮食习惯、烟酒使用史等，一旦确定患者有可能为药物性高血压的高危人群时，需要告知患者可能会出现的药物不良反应及监测注意事项。医师需要熟悉药物的作用机制和引起高血压的机制，尽量在做到权衡利弊的情况下，选择合适的药物和时机进行治疗。避免同时将两种有致药物性高血压倾向的药物使用于同一患者；避免长期、大剂量地使用药物，做到增加或减少剂量均应根据用药物的使用原则进行；掌握好适应证和禁忌证，减少用药的盲目性。

　　一旦发生了药物性高血压，最基本的治疗原则为：①如果可能，立即停用致病药物。②对于有高血压并发症的患者（如脑出血、脑水肿、心力衰竭等），应积极处理并发症。③根据不同的药物所致的高血压选用合适的降压药物进行治疗。④如果是由于撤药导致的高血压则应立即恢复原用的抗高血压药物，剂量维持在撤药前或略高于撤药前，必须撤药者，可缓慢减药，并维持一定时间可预防停药综合征的发生。

　　总之，药物性高血压是继发性高血压的一种，是一种严重的药源性疾病。引起药物性高血压的药物种类较多，机制复杂。高血压患者等危险人群要特别注意药物性高血压的发生。发生药物性高血压的患者大多数预后良好，但也有导致死亡的不良临床后果者。药物性高血压应该引起临床医务人员和患者的高度重视。

五、老年围术期高血压

　　围术期高血压属于继发性高血压，按围术期阶段可分为术前、术中和术后高血压三大类，其诊断标准是收缩压达到或超过 160 mmHg 及（或）舒张压达到或超过

100 mmHg 或原有高血压升高超过 20%。围术期高血压在临床上颇为多见，主要发生在麻醉苏醒期和手术恢复期早期。有资料表明冠状动脉搭桥术或风心病瓣膜替换术后高血压的发生率高达 30% ~ 45%。虽然老年围术期高血压发生率目前尚无具体统计资料说明，但老年围术期高血压在临床上也并不少见。由于老年人生理及病理生理特点，注定了围术期高血压在老年患者中的危害性要比在年轻患者中大得多，其危害性主要在于导致心脑血管意外和心力衰竭。

（一）发生机制

随着年龄的增长，老年人血管已经存在明显的老年性变化，小动脉血管壁硬化，胶原纤维增生，弹力纤维减少、变硬、变脆、易断裂，血管弹性和顺应性降低，血管内膜增厚，管腔变窄，因而外周血管阻力增加，基础血压水平也有所升高。老年人动脉血管不仅存在形态学上的老年性变化，而且在功能上也有改变，内皮细胞合成和释放前列环素减少，血管平滑肌上 α 肾上腺素能受体活性相对较 β 肾上腺素能受体活性高，对 α 受体激动剂的作用较敏感，易于出现高血压。老年围术期高血压多以收缩压和舒张压同时升高、易诱发脑血管意外为特点。

围术期高血压的发生机制很复杂，与应激反应有密切关系。应激时机体内出现以交感神经 - 肾上腺髓质和下丘脑 - 垂体 - 肾上腺皮质强烈兴奋反应为主的非特异性全身性反应。交感神经 - 肾上腺髓质的强烈兴奋是导致围术期高血压的主要原因，也是引起其他许多内分泌激素释放的重要原因。其他内分泌激素以血管紧张素 Ⅱ、血栓素 A_2（TXA_2）和内皮素（ET）等缩血管因子与围术期高血压的发生及发展的关系较密切。围术期高血压的主要发生机制简述如下。

1. 交感神经 - 肾上腺髓质系统的作用

这是围术期高血压发生的最主要机制。应激时交感神经兴奋，除了交感神经的直接作用外，还使肾上腺髓质释放大量的儿茶酚胺，从而引起心率增快、心输出量增加、小动脉血管收缩、外周阻力增加和血压升高。释放的儿茶酚胺主要是肾上腺素和去甲肾上腺素，其中血浆去甲肾上腺素水平升高持续时间较长。围术期中血浆儿茶酚胺明显升高主要在全麻气管插管、手术做切口、体外循环后期、全麻苏醒过程中及术后头两天内，这几个过程是围术期高血压易于发生的主要时期。在肾上腺嗜铬细胞瘤切除术中，剥离肿瘤时，对肿瘤的机械挤压可造成儿茶酚胺急速、大量释放，引起严重高血压。

2. 肾素 - 血管紧张素系统的作用

肾素是由肾小球旁体近球细胞合成和分泌的一种蛋白水解酶。应激时交感神经的兴奋和肾上腺髓质释放儿茶酚胺，使肾小球入球动脉收缩，肾小球血流量减少，肾素合成和分泌增加。肾素转而作用于血浆中血管紧张素原，使之形成血管紧张素Ⅰ，再在转化酶的作用下形成血管紧张素Ⅱ。血管紧张素Ⅱ是收缩血管作用最强的物质之一，直接作用于血管平滑肌上相应的受体，使血管收缩，升高血压。术中尤其是在麻醉深度过浅时，以及体外循环后期及体外循环术后或术后早期可见到血浆肾素、血管紧张素转化酶、血管紧张素Ⅱ活性升高。但也有研究表明术后这些变化持续时间不长，一般在术后 4 ~ 24 h 内可恢复，因此肾素 – 血管紧张素系统在术后高血压的发生机制的作用仍存不少争议。

3. 内皮素的作用

内皮素是由血管内皮细胞合成和分泌的一种 21 个氨基酸所组成的、具有强烈收缩血管作用的生物活性多肽，是目前已知收缩血管作用最强的物质，其收缩血管的作用持续时间较长而且不易消除。体内许多组织器官都含有内皮素受体，主要分布在肺、肾和肾上腺，其次为心脏、主动脉和胃肠道。内皮素与受体结合后，通过激活鸟苷酸环化酶和抑制腺苷酸环化酶发挥生理效应，还可激活血管平滑肌细胞内的磷脂酶 C，升高细胞内三磷酸肌醇（IP_3）浓度。围术期中许多因素，如缺血缺氧、交感神经 – 肾上腺髓质的兴奋等，均可引起内皮素的释放增加；创伤、全麻气管插管、手术切皮及疼痛等伤害性刺激，也可引起内皮素释放增加。内皮素可使血管持续强力收缩，外周血管阻力增加，血压升高。内皮素释放增加不仅与围术期高血压有一定的关系，而且还与围术期冠状动脉痉挛、心肌缺血的发生与发展有重要关系。

4. 其他因素

围术期的应激反应中有肾上腺糖皮质激素的大量释放，虽然糖皮质激素无直接收缩血管作用，但它可提高心脏的应激能力和血管平滑肌对缩血管因子的敏感性，增强缩血管因子的作用。应激中也有甲状腺激素释放增加，甲状腺激素也可增强心血管系统的反应性。应激反应中，花生四烯酸代谢改变，前列环素（PGI_2）合成和释放减少，TXA_2 合成和释放增加，PGI_2/TXA_2 比值失衡及一些白三烯的合成增加，均可使血管痉挛，外周阻力增加。这些因素对围术期高血压的发生及发展均有一定的作用。

总之，在围术期高血压的发生和发展中，机体正常的收缩血管势力与舒张血管势力间的动态平衡被打破，既有多种缩血管因子的释放增加，也有多种舒张血管因子的释放增加，但缩血管势力的作用暂时占据优势，因而血压升高。

（二）诱因

老年外科涉及的手术种类繁多，各专科的手术特点又有很大的差别，围术期中诱发高血压的因素简要分析如下。

1. 术前

（1）心理因素　对手术和麻醉的恐惧及对病情的焦虑或绝望感等情绪，均可致心理性应激，在手术间等待手术麻醉的这段时间内，恐惧、紧张等心理表现最为突出，心理性应激最为强烈。心理性应激的特点是血浆中浓度增加的儿茶酚胺主要是肾上腺素，与躯体性应激反应有所不同。后者的特点则主要是去甲肾上腺素。老年患者，由于多有外周血管阻力的增加和基础血压水平的升高，因而心理应激时易见血压升高现象。特别要注意的是，有原发性或其他继发性高血压病的老年患者，麻醉前心理性应激更易诱发高血压。

（2）术前原发性或其他继发性高血压的治疗中停药过早，出现反跳性高血压。

（3）由创伤或罹患病本身或术前创伤性治疗措施所致的疼痛或不适，可引起躯体性应激，诱发高血压。

（4）颅内占位性病变或颅脑外伤致颅内高压，可伴有高血压。

（5）术前多种因素包括麻醉前应用麻醉性镇痛药或镇静催眠药引起呼吸功能抑制造成缺氧及或二氧化碳潴留，早期可见到高血压。

（6）在一些阵发性睡眠呼吸暂停综合征的老年患者中，术前也常有高血压，这主要由于慢性缺氧及或二氧化碳潴留引起血浆儿茶酚胺含量增加造成的。

（7）细菌及或病毒感染早期发热或严重不适反应，可使原发性高血压病情加重。

（8）休克时低血压的矫枉过度。

2. 术中

主要包括麻醉、手术及体外循环三方面因素。

（1）麻醉因素　围术期中与麻醉相关的高血压诱因大致有如下几个方面。①麻醉前用药：在一些原有原发性高血压病史的老年患者，尤其是术前高血压控制不满意者，应用抗胆碱药时，由于迷走神经的抑制和交感神经相对兴奋，心率增快，心输出量和外周血管阻力增加，因而诱发高血压。②预备性操作：在麻醉前进行一些必要的创伤性预备操作如动静脉穿刺置管，尤其是反复多次操作时，可引起疼痛、躯体性应激，诱发高血压。③麻醉操作：区位神经阻滞和硬膜外腔穿刺中，若局部浸润麻醉效果不满意或多次试探定位和穿刺，均可引起不适及疼痛，也易引起患者焦虑不安，诱发高血压；气管插管是一项刺激强烈的操作，麻醉者若对气管插管条件把握不好，可致强烈的应激反应和恶性高血压，甚至可能引发脑血管破裂脑出血意外。气管插管操作是围术期诱发高血压的最常见的主要因素，气管插管诱发恶性高血压和心脑血管意外甚至死亡均有过报道。气管插管的心血管不良反应以心率增快、血压急速升高等交感神经强烈兴奋体征为常见，尤其是在诱导麻醉过浅或进行清醒气管插管时最易发生。值得注意的是，患有原发性高血压或其他继发性高血压（如嗜铬细胞瘤）的患者，气管插管更易诱发恶性高血压。④麻醉药的作用：全麻药氯胺酮可间接兴奋交感神经，引起心率增快、外周血管阻力增加和血压升高；羟基丁酸钠也可诱发高血压，而且在老年患者中较年轻患者为多见。肌肉松弛药泮库溴铵也可引起心率增快和血压升高。⑤麻醉处理方面的因素：在进行局部麻醉或椎管内麻醉中，若在局麻药中加入的肾上腺素量过大或浓度过高，由于吸收过多致血浆儿茶酚胺浓度增高，可引起心率增加和高血压。在纠正低血压时应用升压药物过量，低血压矫枉过度，反而造成高血压。全身麻醉深度不够及部位麻醉范围不够或镇痛不全，不能较好地抑制手术操作引起的强烈应激反应，因而出现高血压。呼吸管理失当，造成二氧化碳潴留及或缺氧，也可诱发高血压。超量补液有时也可诱发高血压。术中不注意保温致体温降低，外周阻力血管收缩，外周阻力增加，可诱发高血压。

（2）手术因素　①切皮、锯开胸骨或离断肋骨或钻开颅骨、探查等均是强烈的应激原，应激反应最为强烈，若全麻深度不够或部位神经阻滞不全，易出现心率增快和高血压。②在一些肝脏手术患者中，尤其是术前有原发性高血压患者，阻断肝门动静脉血管时可见到高血压出现，其原因除应激反应增加外，还可能有阻断肝门血管造成肠道血管内溢血和血管阻力增加。③手术阻断胸或腹主动脉时，血管阻力显著增加，可诱发高血压。④嗜铬细胞瘤切除术中，对肿瘤的机械牵拉和挤压，可致儿茶酚胺急速大量释放，诱发恶性高血压。

（3）体外循环因素　体外循环主要用于心内直视手术，在老年外科中主要是冠状动脉搭桥术。体外循环多应用非搏动血液循环方式，体外循环期间要进行血液稀释而且大多还要实施低温，这些均是强烈的应激原。体外循环期间存在强烈的应激反应，外周血管收缩、儿茶酚胺及其他缩血管因子的大量释放，若不应用扩张血管药物控制血压，后期及术后易出现高血压。有时体外循环转流开始数分钟内也出现高血压，这主要是由于低温刺激和血液稀释引起全麻药血药浓度突然降低致麻醉深度减浅之故。

3. 术后

（1）全麻苏醒期患者意识逐渐恢复，伤口疼痛及气管导管引起的不适、吸痰及气管导管拔除等操作均可致强烈的应激反应，诱发高血压。

（2）意识完全恢复后的手术恢复期，除了主要诱因疼痛反应外，还可存在明显的心理应激反应。

（3）术后的体温降低也是诱发高血压的重要因素之一。体外循环心血管术后常有体温降低。长时间的脑外科手术，术中若不注意保温，术后早期也可有体温降低。在冬春寒冷季节，术后早期也易发生体温降低。

（4）脑水肿、颅内高压是脑外科术后诱发高血压的重要因素。

（5）术后呼吸管理失当或呼吸抑制，造成缺氧及或二氧化碳潴留，早期可诱发高血压。

（三）防治

围术期高血压对老年患者具有很大的危害性，术后脑出血已有不少报道，气管插管中高血压致脑出血或心搏骤停也有个别报道。由于高血压增加了左心后负荷和心肌耗氧量，再加上老年人心肌收缩功能本身就或多或少减退或罹患冠心病，所以持续时间较长的高血压易诱发心肌缺血及或急性左心力衰竭。在个别大动脉夹层血管瘤的老年患者中，术前或术中急速的血压升高可以导致血管瘤破裂大出血。在脑系外科老年患者中，高血压可使已升高的颅内压进一步升高，加重病情甚至诱发脑疝形成，出现脑疝危象。如何防治老年围术期高血压及其并发症，是老年外科中减少围术期病死率的重要方面。临床上可依不同类型围术期高血压及其诱因采取不同的有效措施进行防治。

1. 术前高血压的防治

（1）消除患者不良的精神心理反应　紧张、焦虑、恐惧等情绪均可引起强烈的心理性应激，诱发血压升高或使药物降压难达到满意效果。手术和麻醉医师术前均要注意耐心做好患者思想工作，消除患者对手术和麻醉的不良心理反应。对于易失眠患者，可给予适量神经安定药。

（2）消除疼痛　创伤和其他许多疾患可致明显的疼痛反应，引起躯体性应激。术前可视全身状况适量应用某些麻醉性或非麻醉性镇痛。关于药物镇痛，选用患者自控镇痛系统（PCA）更为安全。对于老年患者，应用麻醉性镇痛药中要特别警惕呼吸抑制发生，尤其是与地西泮或咪达唑仑合用时。对于药物效果不满意或不宜应用麻醉性镇痛药者，可考虑施行区域神经阻滞或硬膜外腔阻滞。

（3）对于已有高血压或患有原发性高血压或其他类型继发性高血压者，术前应给予一定时间的药物降压治疗，若病情容许，应将血压控制在接近正常并稳定至少2周。目前，诸如利血平、神经节阻滞药等较老的降压药物已经淘汰，取而代之的是新一代β受体阻滞剂（如阿替洛尔、美托洛尔、比索洛尔）、钙通道阻滞剂（如尼群地平、尼卡地平）、血管紧张素转换酶抑制剂（如卡托普利）、中枢性降压药（如可乐定）。硝酸甘油、酚妥拉明、硝普钠仍主要用于高血压急症。对于严重高血压患者，术前可用药至术日晨。值得注意的是，术前服用钙通道阻滞剂降压者，施行椎管内阻滞麻醉中易出现严重低血压，也有研究提示该类药可增加术后伤口渗血。

（4）对于合并呼吸系统疾患的老年患者，要重视并发症的治疗，改善呼吸功能，防止或缓解缺氧及或二氧化碳潴留。

（5）积极治疗已发或潜在的细菌及或病毒感染。

2. 手术麻醉中高血压的防治

（1）创伤性穿刺操作时要注意做好局部浸润麻醉，避免强烈痛刺激。遇到操作不顺利时，要注意安慰患者，以免患者精神心理更趋紧张。

（2）施行区域局部麻醉包括椎管内阻滞时，局麻药中肾上腺素用量要酌情减少或不用，要保证充分镇痛效果。

（3）关于全麻药和肌肉松弛药选择的问题　氯胺酮有明显增快心率和升高血压的作用，不宜单独应用，对于已有高血压者更不宜应用。羟基丁酸钠也有升高血压作用，但较氯胺酮为轻，其作用特点为升高血压的同时减慢心率，在一些心动过速、低血压低血容量性休克的老年患者中应用有一定的优点，但对有严重高血压的老年患者还是不宜单独应用。常用的肌肉松弛药中以泮库溴铵增快心率和升高血压作用为著，对于严重高血压的老年患者不宜应用；对于无高血压的老年患者，应用时以少量分次静脉注射为宜，否则易引起心率增快和诱发高血压。

（4）气管插管心血管不良反应的防治问题　防治气管插管时的心血管不良反应在老年麻醉中极为重要，也是比较困难和一直在研究的热门之一。虽然足够的全麻深度是重要条件，但对老年患者一味加深麻醉深度也是相当危险的。从麻醉角度来说，目前大多主要应用麻醉性镇痛药芬太尼来预防，但要注意其较强的呼吸抑制作用。插管前静脉注射利多卡因也是常用的方法，但效果有限。其他可用于防治气管插管时心血管不良反应的非麻醉药物有很多，如扩血管降压药、β受体阻滞剂、钙通道阻滞剂、中枢性降压药、血管紧张素转换酶抑制剂等，但都有一定的局限性。咽喉气管内表面麻醉是较早用于预防气管插管时心血管不良反应的可靠方法，学者在临床上常采用浅全麻加插管前环甲膜穿刺注射利多卡因或丁卡因气管内表面麻醉，也获得满意的效果。最近亦有研究表明喉上神经阻滞加环甲膜穿刺气管内表面麻醉有较好的效果。另外，值得强调的是，老年全麻诱导要力求平稳，切勿一味求快，既往那种所谓的"快诱导"观念应予以摒弃。

（5）术中麻醉的维持问题　手术开始时应适当加深麻醉，术中以静吸复合全麻维持麻醉抑制手术创伤性应激反应效果较好，也较易控制血压。近些年来，许多研究表明浅全麻加硬膜外腔阻滞比单纯全麻在抑制手术应激反应方面效果更好，更容易控制血压。另外，在手术缝合皮肤结束前，不要过快减麻醉深度。

（6）对于体外循环麻醉，于体外循环前、中、后期均要注意适当追加全麻药和肌肉松弛药，有高血压出现趋势或已出现高血压时可用硝普钠、硝酸甘油或酚妥拉明以适当的速度持续静脉滴注控制血压。

（7）肝叶切除术阻断肝门血管中可有高血压出现，这种情况下适当加深全麻深度（主要应用短效静脉和吸入性全麻药）后多可不用扩血管药降压，若应用扩血管降压，要注意要早于开放肝门血管停药，否则易引起开放肝门后的严重低血压，因为即便不用降压药物，开放肝门血管后血压多可自行迅速回落。

（8）遇有低血压时，应用血管收缩药应从小剂量开始，逐渐加大用量，注意一次用药不要过大。

（9）对于嗜铬细胞瘤手术，麻醉诱导前即应配制好硝普钠、酚妥拉明或硝酸甘油等降压药物备用，手术剥离和切除肿瘤中，出现血压升高趋势时要立即静脉滴注降压药物。

（10）注意呼吸管理，防止因通气不足或二氧化碳吸收装置失效或呼吸机故障造成缺氧及或二氧化碳潴留。

（11）注意保温，防止体温降低和寒战，这一点对于非全麻患者较为重要。

3. 术后高血压的防治

（1）全麻苏醒期应激反应逐渐增强，高血压也易发生，而且气管内吸痰及气管导管的拔除操作均可激发强烈的心血管反应。此时要预防高血压，要求吸痰要注意适时操作，不要频繁或长时间刺激诱发呛咳或造成缺氧。吸痰前给予气管内表面麻醉可有助于减轻吸痰操作所致心血管应激反应。关于如何预防气管导管拔除所激发的心血管应激反应，目前也是麻醉学界正在研究的热门之一。经导管进行气管内表面麻醉似无助于减轻拔管的心血管反应。有些研究表明拔管前静脉滴注或推注适量的利多卡因有助于减轻拔管的心血管反应。

（2）术后早期，主要是术后头三天内，易出现高血压，防治上除了要注意去除各种可能诱发高血压的内外因素（如体温降低、缺氧、二氧化碳潴留、精神紧张等）外，要及早考虑降压药物的应用，一般多应用直接扩张血管的降压药物（如硝普钠、硝酸甘油、酚妥拉明等）持续静脉滴注或以微量注射泵推注。

（3）术后镇痛是防治术后高血压的重要辅助措施。患者自控制镇痛系统（PCA）是一类较为安全可靠的新方法，可静脉给药，也可经导管向硬膜外腔注射给药。静脉给药主要用吗啡，硬膜外腔注射给药可用吗啡或局麻药或二者合用。此类方法在国外开展较为广泛，国内目前也在推广应用之中。其他方便实用的镇痛方法有以硫酸吗啡控释片口服或肛塞，以及定时间段硬膜外腔注射局麻药或吗啡或二者合用，均有较好的疗效。应用麻醉性镇痛药过程中，要注意呼吸抑制、尿潴留、恶心呕吐等并发症的出现。近些年来有研究表明，联合应用甾体类镇痛解热药或可乐定或硬膜外腔预注钙通道阻滞剂（应用经硬膜外腔注药镇痛方法）可减少麻醉性镇痛药用量和减少其并发症。

（4）术后也常遇有躁动不安的患者，其原因不仅仅是疼痛，常在给予镇痛镇静处理后仍不能缓解症状。此种情况下，可在严密监护下缓慢持续静脉注射小剂量全麻药异丙酚，可获得满意效果，但宜由较有经验的麻醉医师操作。

（5）对于有原发性高血压的老年患者，术后需要应用降压药物的时间可能比较长，早期以静脉用药控制血压为主，进食能力恢复后可改为口服降压药维持疗效。

（6）在神经外科，脑水肿、颅内高压是术后高血压的重要诱因，防治上除了常规脱水治疗外，还可考虑行去骨瓣减压术，颅内压得到缓解后血压多可自行回落。在颅内高压未得到缓解前，应用扩血管降压药降低血压要慎重权衡利弊，以免发生致命的严重脑缺血性损伤。

最后应当强调，由于老年人存在血管老年性变化，主要脏器动脉血管多有粥样硬化，临界高血压多有升高，对于既往无高血压病史的老年患者，降压以不低于静息时的血压水平为宜。对于既往患有原发性高血压病或其他类型继发性高血压且病程较长的老年患者，若已清楚患者平时所能耐受的最低血压水平，则降压治疗中应不低于此最低血压水平，以策安全；若不清楚患者平时所能耐受的最低血压水平，一般来说，降压治疗以控制血压在临界高血压状态为妥，不要强求血压降至正常水平，因为这种"正常血压"极有可能是实际上的低血压，若持续时间过长，易诱发边缘性脑梗死或脑血栓形成，造成严重后果。

第六章　老年瓣膜性心脏病

第一节　概述

随着年龄增长，心脏瓣膜结缔组织易发生退行性变、纤维化、钙化等，从而导致瓣膜或支架的功能异常。本病是老年人常见心脏瓣膜病，也是老年人心力衰竭和猝死的重要原因之一。

发病率：近年来，随着心血管疾病检测手段的不断进步，尤其是多普勒超声心动图的问世，为探测心脏瓣口面积、瓣膜反流、瓣膜两侧压差、瓣膜状况等提供了可靠的诊断学基础。另一方面，由于抗生素的广泛应用，风湿性心脏病已得到有效控制，加之人们平均寿命的延长，使得老年性瓣膜病发病率逐年增多。Pomerance 等报道的尸检 162 例死于心力衰竭的患者钙化性瓣膜病占 45%，仅次于冠心病。Wong 等报道的78 例 65～102 岁的患者中，瓣膜退行性变占 74%，90 岁以上者几乎占 100%。临床资料显示，国外钙化性主动脉瓣狭窄检出率为 29%，国内为 19%；钙化性二尖瓣病国外发病率为 55%、国内为 6%。发病率国内低于国外，推测可能与种族差异、生活习惯、诊断水平和诊断标准不同有关。

瓣膜钙化的确切病因尚未完全阐明。但临床及实验研究表明，瓣膜钙化多见于 60岁以上的老年人，其发病率随年龄增长而增高，结合瓣膜退行性变的特点，认为老年性钙化性瓣膜病的病因，可能与老年人全身代谢紊乱，特别是钙磷代谢紊乱有关。业已证明，衰老的过程常伴有细胞内钙含量增加，钙跨膜分布梯度降低，钙从骨骼向软组织转移，因而骨钙与血钙梯度和细胞外钙与细胞内钙梯度降低，最终导致细胞内钙含量增加而产生功能障碍。这种钙转移可能与老年人维生素 D 缺乏有关。另外，从病理形态上分析，发现钙化的瓣膜首先在胶原纤维中有细胞外中性脂肪浸润，随后钙盐沉积。故有学者认为，导致动脉粥样硬化的易患因素也是导致瓣膜钙化的易患因素。多数学者认为，由于心瓣膜及其支架长期经受血流不断冲击、磨损及机械应力作用，可能是其致病基础，特别是在主动脉压力增高者。还有学者认为，遗传也可能与瓣膜钙化有关。

病理研究显示，在老年人的心脏中常有钙盐沉着，好发部位主要是在主动脉瓣、二尖瓣环，以及心外膜的冠状动脉，被称为老年性心脏钙化综合征。主动脉瓣钙化比二尖瓣环钙化发生时间要早。老年性主动脉瓣钙化系从主动脉面基底部开始沿纤维板扩展，瓣叶边缘极少累及，无交界融合和瓣叶边缘变形，瓣叶活动通常不受限，这一点可与风湿性病变及炎性病变相鉴别。主动脉瓣钙化约 3/4 合并二尖瓣钙化，二尖瓣钙化主要位于瓣环，瓣叶极少累及，多见于后叶心室面瓣膜下区和心室壁之间，主要损害瓣膜纤维组织和基底部。国内张玉珍等根据尸检资料将主动脉瓣钙化分为Ⅲ级：Ⅰ级，瓣膜轻度增厚、变硬，基底部少许钙盐沉积，瓣环局灶性钙化；Ⅱ级，瓣膜增厚变硬，基底部大量钙盐沉积，瓣环钙化呈多灶性；Ⅲ级，瓣膜明显增厚变硬，瓣叶变形，瓣环钙化灶融合成 C 型或累及周围心肌组织。

第二节　老年主动脉瓣狭窄与关闭不全

一、老年主动脉瓣狭窄

与年龄相关的退行性主动脉瓣狭窄已成为成人最常见的主动脉瓣狭窄的原因。有资料表明，65 岁以上老年人中患病率为 2%，85 岁以上者患病率达 4%。

（一）病理生理

正常人主动脉瓣瓣口面积为 $3 \sim 4 \, cm^2$。当主动脉瓣瓣口面积 $\leq 1 \, cm^2$ 时（重度狭窄），左心室收缩压明显升高，跨膜压差显著，引起左室壁向心性肥厚，顺应性下降，使左心室舒张末期压力进行性升高。后期使左心房负荷增加，将导致肺静脉压、肺毛细血管楔压和肺动脉压相继增加，临床上出现心力衰竭症状。

（二）临床表现

1. 症状

当瓣口面积 $\leq 1 \, cm^2$ 时，才出现临床症状。呼吸困难、心绞痛及晕厥是典型的主动脉瓣狭窄的常见三联征。极少数可致猝死。

（1）呼吸困难　劳力性呼吸困难为晚期患者常见首发症状，见于 90% 以上的有症状者。随着病情的进展，可出现阵发性夜间呼吸困难，端坐呼吸乃至急性肺水肿。

（2）心绞痛　对于重度主动脉瓣狭窄患者来说，心绞痛是最早最常见的症状，常由运动诱发，休息或含服硝酸甘油可缓解。

（3）晕厥　多发生于直立、运动中或运动后即刻。部分仅表现为黑矇，可为首发症状。发生机制可能是体循环压力下降，脑循环灌注压下降，发生脑供血不足所致。

2. 体征

（1）心界　正常或轻度向左扩大。心尖区可触及收缩期抬举样搏动，左侧卧位时可呈双重搏动。第 1 次为心房收缩以增加左心室充盈；第 2 次为心室收缩，持续而有力。

（2）心音　第一心音正常。如主动脉瓣严重狭窄或钙化，则主动脉瓣第二心音成分减弱或消失。由于左心室射血时间延长，第二心音中主动脉瓣成分延迟，严重狭窄者可呈逆分裂。常可在心尖区闻及第四心音，提示左心室肥厚和舒张期末压力升高。

（3）杂音　典型的杂音为粗糙而响亮的喷射性杂音，3/6 级以上，呈递增—递减型，主要向颈部传导。在胸骨右缘第 1 ~ 2 肋间听诊最清楚。一般来说，杂音越响，持续时间越长，高峰出现越晚，提示狭窄程度越重。左心室衰竭或心输出量减少时，杂音消失或减弱。

（三）实验室及其他检查

1. X 线

左心缘圆隆，心影不大。左心房可轻度增大，75% ~ 85% 的患者可呈现升主动脉扩张，在侧位透视下有时可见主动脉瓣钙化。

2. 心电图

轻度狭窄者心电图可正常。重度狭窄者可有左心室肥厚伴 ST–T 继发性改变及左心房大。

3. 超声心动图

为明确诊断及判定狭窄程度的重要方法。二维超声心动图可见主动脉瓣瓣叶增厚，回声增强，提示瓣膜钙化。彩色多普勒超声心动图通过测定主动脉瓣瓣口的最大血流速度，计算出最大跨膜压力阶差及瓣口面积，从而评估其狭窄程度。

4. 心导管检查

应用双腔导管经股动脉逆行通过狭窄主动脉瓣口进入左心室，同步测定左室及主动脉内压力，并计算压差。左心室–主动脉收缩期压差 > 50 mmHg 或峰压差 ≥ 70 mmHg 为重度狭窄。

（四）诊断及鉴别诊断

1. 诊断

典型主动脉瓣区喷射性收缩期杂音，结合超声心动图，如 65 岁以上较易诊断。

2. 鉴别诊断

（1）肥厚梗阻型心肌病　收缩期二尖瓣叶前移，导致左室流出道梗阻，可在胸骨左缘第 4 肋间闻及中晚期喷射性收缩期杂音，不向颈部传导，有快速上升的重搏脉。超声心动图显示左心室壁不对称肥厚，室间隔明显增厚，与左室后壁之比 ≥ 1.3。

（2）主动脉扩张　可在胸骨右缘第 2 肋间闻及短促的收缩期杂音，主动脉瓣区第 2 心音正常或亢进。超声心动图可明确诊断。

（3）三尖瓣关闭不全　胸骨左缘下端闻及高调的全收缩期杂音，吸气时回心血量增加，可使杂音增强，呼气时减弱。超声心动图可证实。

（4）二尖瓣关闭不全　心尖区全收缩期吹风样杂音向左腋下传导，吸入亚硝酸异戊酯后杂音减弱。

（五）并发症

1. 心律失常

房颤发生率高达 10%，可引起左房压力升高及心输出量下降，临床可致严重低血压、晕厥或肺水肿。

2. 心脏性猝死

无症状者发生猝死少见，多发生于先前有症状者，仅见于 1% ~ 3% 的患者。

3. 充血性心力衰竭

发生左心力衰竭后自然病程偏短，合并右心力衰竭少见。

4. 感染性心内膜炎

不常见。

5. 体循环栓塞

少见。栓子可来自钙化性狭窄瓣膜的钙质或增厚的二叶瓣上的微血栓。

6. 胃肠道出血

部分患者有胃肠道血管发育不良，可合并胃肠道出血。老年瓣膜钙化患者出血多为隐匿性和慢性。人工瓣膜置换术后出血可停止。

（六）治疗

老年退行性主动脉瓣狭窄病因不清楚，故无法进行病因治疗。

1. 内科治疗

主动脉瓣狭窄内科治疗主要为预防感染性心内膜炎。无症状者无须治疗。轻度狭窄者每 2 年复查一次，体力活动不受限。中重度狭窄患者每 6 ~ 12 个月复查一次，应避免剧烈体力活动。一旦出现症状，即需手术治疗。洋地黄类药物可用于心力衰竭患者，硝酸酯类药物可缓解心绞痛症状。ACEI 及 β 受体阻滞剂不适用于主动脉瓣狭窄患者。

2. 手术治疗

凡出现临床症状者，均应考虑手术治疗。关键是解除主动脉瓣狭窄、降低跨膜压力阶差。

（1）人工瓣膜置换术　手术指征：重度狭窄伴心绞痛、晕厥或心力衰竭患者。无症状患者，若伴进行性心脏增大和（或）左心室功能进行性减退，也应考虑手术。手术病死率 ≤ 5%。远期预后优于二尖瓣疾病和主动脉瓣关闭不全的换瓣患者。

（2）经皮主动脉瓣球囊成形术　经股动脉逆行将球囊导管推送至主动脉瓣，用生理盐水与造影剂各半的混合液体充盈球囊，裂解钙化结节，伸展主动脉瓣环和瓣叶，解除瓣叶和分离融合交界处，减轻狭窄改善症状。优点：无须开胸，创伤小，耗资低。缺点：再狭窄率高，不降低中远期病死率（手术病死率 3%，1 年病死率 45%）。

（3）经皮主动脉瓣置换术　自 2002 年首例患者接受经皮主动脉瓣置换术以来，目前全球已超 1 万患者受益。

（七）预后

无症状者，存活率与正常群体相似。一旦出现三联征，预后不良，平均寿命仅 3 年左右。人工瓣膜置换术后预后明显改善，手术存活者的生活质量和远期存活率显著优于内科治疗患者。

二、老年主动脉瓣关闭不全

（一）病因

因主动脉瓣和瓣环以及升主动脉病变造成。男性多见慢性主动脉瓣关闭不全，病因包括风湿性心脏病、先天性畸形、感染性心内膜炎、退行性主动脉瓣病变（其中 75% 以上的狭窄合并主动脉瓣关闭不全）、主动脉瓣黏液样变性。

急性主动脉瓣关闭不全，多见于感染性心内膜炎。

（二）病理生理

舒张期主动脉血流流入左心室，使左心室舒张末期容量负荷增加，早期收缩期左室每搏输出量增加，射血分数正常。随着病情进展，左心室进一步扩张，心肌肥厚，左心室舒张期末容量及压力显著增加，收缩压亦上升。晚期左心室舒张期末压力升高，并导致左心房肺静脉和肺毛细血管压力升高，继而扩张、淤血。

左心室心肌肥厚使心肌耗氧量增加，同时主动脉反流导致舒张压降低，使冠状动脉灌注减少，引起心肌缺血，加速心功能退化。

（三）临床表现

1. 症状

慢性主动脉关闭不全，可在较长时间内无症状。一旦发生心力衰竭，则病情进展迅速。

（1）心悸　可最早出现。以左侧卧位或俯卧位时明显。由于脉压增大，患者常觉身体各部有强烈的动脉搏动感，尤以头颈部显著。

（2）呼吸困难　劳力性呼吸困难为早期症状，随着病情进展发展至夜间阵发性呼吸困难及端坐呼吸。

（3）胸痛　可能原因是左室射血时引起升主动脉过分牵张或心脏明显增大所致。胸痛较主动脉瓣狭窄时少见。

（4）晕厥　较少见。眩晕多见于体位快速变化时。急性主动脉关闭不全时，由于左心室容量负荷突然加大，易发生急性左心力衰竭或肺水肿。更严重者可出现烦躁甚至晕厥。

2. 体征

（1）血管征　患者面色苍白，心尖搏动向左下移位，范围较广。心界向左下扩大，主动脉瓣区可触及收缩期震颤并向颈部传导。查体可见周围血管体征：水冲脉，毛细血管搏动征，股动脉枪击音，股动脉收缩期及舒张期双期杂音。

（2）心音　第一心音减弱，第二心音主动脉瓣成分减弱或缺失，心尖区常有第三心音，系舒张早期左心室快速充盈所致。

（3）杂音　听诊主动脉瓣区有舒张期杂音，为一高调递减型叹气样杂音，坐位、前倾、呼气末时明显。轻度关闭不全者，此杂音柔和低调，仅出现在舒张早期，只在患者取坐位前倾呼气末才能听到。中重度关闭不全者杂音为全舒张期，性质较粗糙，严重或急性关闭不全者，杂音持续时间缩短。如杂音带音乐性质，常提示瓣膜部分翻转、撕裂或穿孔。

反流明显者，常在心尖区闻及柔和低调的隆隆样舒张期杂音（Austin-Flint杂音）。此杂音在用力握拳时增强，吸入亚硝酸异戊酯时减弱。

（四）辅助检查

1. X 线

左心室明显增大，升主动脉和主动脉结扩张，呈主动脉型心脏，即靴形心。急性主动脉瓣关闭不全心脏大多正常，常有肺淤血和肺水肿表现。

2. 心电图

轻者心电图可正常。严重者可有左心室肥大和劳损，电轴左偏，Ⅰ、aVL、V_5、V_6 导联 Q 波加深，ST 段压低及 T 波倒置。亦可见束支传导阻滞。

3. 超声心动图

多普勒超声显示主动脉瓣下方（右室流出道）探及全舒张期反流，为诊断主动脉瓣反流的高度敏感及准确的方法。与心血管造影术有高度相关性，可定量判断其严重程度。

4. 心导管检查

心导管检查可评估反流严重程度，左心室功能或主动脉根部大小。有冠状动脉疾病危险患者，在主动脉瓣置换术前有冠状动脉造影指征。

5. 心脏磁共振成像

心脏磁共振成像可准确测定反流量，左心室收缩末期及舒张期容量及关闭不全程度，是评估主动脉瓣关闭不全患者最为准确的非创伤性技术。

（五）诊断和鉴别诊断

1. 诊断

根据典型的舒张期杂音和左心室扩大，超声心动图可明确诊断。

2. 鉴别诊断

（1）肺动脉瓣关闭不全　颈动脉搏动正常，肺动脉瓣区第二心音亢进。胸骨左缘舒张期杂音，吸气时增强，用力握拳时无变化。心电图示右心房右心室肥大，X 线检查肺动脉主干突出。

（2）主动脉窦瘤破裂　突发性胸痛，进行性左心衰竭。主动脉造影及超声心动图可确诊。

（六）并发症

充血性心力衰竭多见。感染性心内膜炎亦常见。栓塞发生少见。

（七）治疗

1. 药物治疗

避免过度的体力及剧烈运动，限盐。使用洋地黄、利尿剂、血管扩张剂、血管紧张素转换酶抑制剂，有助于防止心功能恶化。

2. 手术治疗

（1）瓣膜修复术　较少见。

（2）人工瓣膜置换术　适用于有症状，左室功能不全（EF 值＜ 50%），左室明显扩大（舒张末内径大于 70 mm，收缩期末内径大于 50 mm）。机械瓣及生物瓣均可使用。手术危险性及后期病死率取决于主动脉瓣关闭不全的发展阶段，以及手术时的心肺功能状态。心脏明显扩大者，手术病死率 10%，后期病死率达每年 5%。但由于药物治疗预后差，即使有左心衰竭，仍应考虑手术治疗。

第三节　老年二尖瓣狭窄与关闭不全

一、老年二尖瓣狭窄

（一）病因

绝大多数二尖瓣狭窄是风湿性心脏病所致。随着人口老龄化的到来，老年性二尖瓣环或环下钙化所致的二尖瓣狭窄比例逐年增高。病变先有瓣膜交界处和基底部炎症水肿和赘生物形成，由于纤维化和钙质沉着，瓣叶广泛增厚，腱索融合缩短，瓣叶僵硬，导致瓣口变形和狭窄。

（二）病理生理

正常二尖瓣质地柔软，瓣口面积 $4 \sim 6 \text{ cm}^2$。当瓣口面积为 $1.5 \sim 2.0 \text{ cm}^2$ 时为轻度狭窄；$1.0 \sim 1.5 \text{ cm}^2$ 时为中度狭窄；$< 1.0 \text{ cm}^2$ 时为重度狭窄。二尖瓣狭窄时，舒张期血流由左房流入左心室受限，导致左心房压力升高，左心房与左心室之间的压力阶差增大，以维持正常心输出量，而左心房压力增高可引起肺静脉及肺毛细血管压升高，继而扩张和淤血。当左心房压超过 30 mmHg 时可致肺泡水肿，临床出现呼吸困难、咳嗽、发绀等表现。

（三）临床表现

1. 症状

一般二尖瓣中重度狭窄（瓣口面积 < 1.5 cm^2）才开始出现临床症状。

（1）呼吸困难　最常见最早期的症状。随病情进展可发展为夜间阵发性呼吸困难，甚至端坐呼吸。

（2）咳嗽　常见，多为干咳。多在夜间睡眠或劳动后出现，合并感染时咳黏液样痰或脓痰。

（3）咯血　与支气管炎、肺部感染、肺充血或毛细血管破裂、肺梗死有关。大量咯血常见于严重二尖瓣狭窄早期，左心房压力突然升高致支气管静脉破裂造成。发生急性肺水肿时咳粉红色泡沫样痰。

（4）血栓栓塞　为二尖瓣狭窄严重并发症。有资料表明，约 20% 的患者在病程中发生血栓栓塞，其中 15% ~ 20% 由此导致死亡。

（5）其他症状　左心房显著扩大，左肺动脉扩张压迫喉返神经，引起声嘶，压迫食管致吞咽困难。

2. 体征

（1）二尖瓣面容　即两颧呈紫红色，口唇轻度发绀，常见于二尖瓣重度狭窄者。右心力衰竭时可见颈静脉怒张、肝颈回流征阳性、肝大及下肢浮肿。

（2）心音　二尖瓣狭窄时，如瓣叶柔顺有弹性，在心尖区多可闻及第一心音亢进，呈拍击样，并可闻及高调短促而响亮的开瓣音；如瓣叶僵硬，则此体征消失。

（3）杂音　二尖瓣狭窄特征性杂音为心尖区舒张中晚期低调的隆隆样杂音，呈递增型，局限，左侧卧位明显，运动或用力呼气时可使其增强。严重肺动脉高压时，由于肺动脉及其瓣环扩张，导致相对性肺动脉瓣关闭不全，在胸骨左缘第 2 肋间可闻及高调叹气样递减型舒张早期杂音，沿胸骨左缘向三尖瓣区传导，吸气末增强，此即为 Graham - Steel 杂音。当肺动脉高压引起右心室扩大，三尖瓣瓣环扩大，导致相对三尖瓣关闭不全，右心室收缩时，部分血流经三尖瓣瓣口反流到右心房，因而出现三尖瓣区（胸骨左缘第 4 ~ 5 肋间）全收缩期吹风样杂音，吸气时明显。

（四）辅助检查

1. X 线

常可见二尖瓣钙化。早期可见左心缘变直、肺动脉突出、肺静脉增宽。当左心房压力达 20 mmHg 时，中下肺可见 Kerley B 线。长期肺淤血后含铁血黄素沉积，双下肺野可出现散在点状阴影。

2. 心电图

特征性改变为二尖瓣型 P 波（P 波增宽＞ 0.12 s，呈双峰），提示左心房增大。合并肺动脉高压时，心电图提示右心室肥厚及电轴右偏；晚期常合并房颤。

3. 超声心动图

超声心动图是确诊该病最敏感、最可靠的方法。M 型超声心动图可见舒张期充盈速率下降，正常的双峰消失，E 峰后曲线下降缓慢，二尖瓣前叶、后叶于舒张期呈从属于前叶的同向运动，即所谓的城墙样改变。彩色多普勒血流显像可实时观察二尖瓣狭窄的射流，连续波或脉冲波多普勒能准确地测定舒张期跨二尖瓣压差及二尖瓣口面积，结果与心导管法测定结果有良好的相关性。轻度狭窄：平均压力阶差＜ 5 mmHg，肺动脉压＜ 30 mmHg，瓣口面积＞ 1.5 cm^2；中度狭窄：平均压力阶差在 5 ~ 10 mmHg，肺动脉压在 30 ~ 50 mmHg，瓣口面积在 1 ~ 1.5 cm^2；重度狭窄：平均压力阶差＞ 10 mmHg，肺动脉压＞ 50 mmHg，瓣口面积＜ 1.0 cm^2。

4. 心导管检查

右心室，肺动脉及肺毛细血管压力增高，肺循环阻力增大，心输出量减低。目前临床上基本由超声心动图替代。

（五）诊断及鉴别诊断

1. 诊断

心尖区隆隆样舒张期杂音伴 X 线或心电图示左心房增大，提示二尖瓣狭窄。超声心动图检查可明确诊断。

2. 鉴别诊断

主要与心尖部舒张期隆隆样杂音相关疾病进行鉴别。

（1）急性风湿性心肌炎　少见。杂音出现在舒张早期，柔和，为心室扩大、二尖瓣相对狭窄所致。风湿病控制后杂音可消失。

（2）左房黏液瘤　瘤体阻塞二尖瓣口，产生随体位改变的间歇性舒张期杂音，可闻及肿瘤扑落音，一般无开瓣音。超声心动图见二尖瓣后可见一团云雾状回声区。心导管检查显示左心房压力升高，造影提示左心房内充盈缺损。

（3）原发性肺动脉高压　多见于女性。无心尖区舒张期杂音及开瓣音，超声心动图示肺动脉收缩压＞ 40 mmHg。

（六）并发症

1. 心律失常

以房颤最常见，亦可为患者就诊时的首发症状。

2. 充血性心力衰竭

充血性心力衰竭为本病的主要死亡原因，而呼吸道感染是最常见的诱因。

3. 急性肺水肿

急性肺水肿是重度二尖瓣狭窄的严重并发症。表现为突然出现的重度呼吸困难、发绀、咳粉红色泡沫样痰、双肺满布干湿啰音，多由情绪激动、感染和心律失常诱发。

4. 血栓栓塞

以脑栓塞最常见。80%以上的患者有房颤病史，栓子多来自扩大的左心耳，右心房源性栓子可造成肺栓塞。

5. 肺部感染

患者常有肺静脉压增高及肺淤血，易合并肺部感染。感染后常诱发或加重心力衰竭。

6. 感染性心内膜炎

较少见。

（七）治疗

1. 药物治疗

避免过度体力劳动及感染。如出现心力衰竭，宜应用利尿剂并限制钠盐摄入；右心力衰竭明显或出现快速房颤时，可用洋地黄制剂缓解症状，控制心室率；持续性房颤可电复律或药物复律。对合并房颤者若无禁忌证，应采取抗凝治疗，使 INR 达到 2.0 ~ 3.0，以预防血栓形成和动脉栓塞发生。

2. 手术治疗

对于中重度二尖瓣狭窄或有肺动脉高压者，需解除二尖瓣狭窄，降低跨瓣膜压力阶差，缓解症状。

（1）经皮球囊二尖瓣成形术（介入治疗） 仅适用于单纯二尖瓣狭窄者。本法创伤小，不损害瓣下结构，康复快，能使二尖瓣口面积在 0.5 ~ 1.5 cm^2，左房无血栓患者的二尖瓣口面积扩大至 2.0 cm^2 以上，显著降低二尖瓣跨膜压力阶差和左心房压力，有效改善临床症状。禁忌证包括近期有血栓事件伴中重度二尖瓣关闭不全、右心房显著扩大者。

（2）二尖瓣分离术（外科手术治疗） 分闭式和直视式两种。

闭式多采用经左心室进入，使用扩张器方法。适应证为年龄不超过 55 岁、心功能 Ⅱ ~ Ⅲ级、左心房无血栓患者。

直视式分离术或瓣膜修复术适用于心房内疑有血栓形成、瓣膜重度钙化或腱索明显融合缩短，伴中度以上二尖瓣关闭不全患者。手术病死率 < 2%。

（3）人工瓣膜置换术（外科手术治疗） 适用于合并二尖瓣关闭不全，瓣膜严重钙化，纤维化及瓣下融合、畸形，既往做过瓣膜分离术，心功能 Ⅲ ~ Ⅳ级，瓣口面积 < 1.5 cm² 者。本手术病死率和术后并发症高于分离术，但术后存活者心功能恢复较好。

（八）预后

本病主要死亡原因为心力衰竭（62%）、血栓栓塞（22%）和感染性心内膜炎（8%）。手术治疗可提高患者生活质量及存活率。

二、老年二尖瓣关闭不全

（一）病因和病理

二尖瓣瓣叶、瓣环、腱索和（或）乳头肌发生结构异常或功能失调，均可导致二尖瓣关闭不全。

病理变化为炎症和纤维化，使瓣叶变硬、缩短、变形、粘连融合，老年患者多发生特发性退行性病变、二尖瓣瓣环钙化。

（二）病理生理

主要变化是左心室收缩时，血流由左心室流入主动脉的同时，血流反流入阻力较小的左心房。流入左心房的反流量可达左心室输出量 50% 以上，导致左心房负荷增加，内径增大。左心房压力增高可引起肺静脉压及肺毛细血管压力升高，继而扩张、淤血。早期可因代偿无临床症状，失代偿期出现肺淤血及体循环灌注不足，晚期出现肺动脉高压及全心力衰竭。急性二尖瓣关闭不全可引起急性肺水肿。

（三）临床表现

1. 症状

老年退行性瓣膜病，病程长，随病情进展可出现劳力性呼吸困难，端坐呼吸，乏力，活动耐量下降。晚期右心力衰竭则可出现肝淤血、胸腔积液、腹腔积液及踝部水肿。

2. 体征

心界向左下扩大，心尖可触及局限性收缩期抬举样搏动。心尖区可闻及全收缩期吹风样杂音，响度 3/6 级以上，吸气时减弱，反流量小时音调高。

（四）辅助检查

1. X 线

轻者可无异常。严重者左心房、左心室明显增大。前者可推移和压迫食管。肺动脉高压及右心力衰竭时，右心室增大，可见静脉充血、间质水肿及 Kerley B 线、二尖瓣瓣叶和瓣环钙化。

2. 心电图

轻者可正常。严重者可有左心室肥大及劳损。慢性二尖瓣关闭不全伴左心房增大者多有房颤，如为窦性心律，则 P 波多呈双峰状（二尖瓣 P 波）。

3. 超声心动图

脉冲多普勒超声可于收缩期在左心房探及高速射流，从而确诊二尖瓣反流。左心声学造影见造影剂在收缩期由左心室返回左心房。

（五）诊断及鉴别诊断

1. 诊断

心尖区典型的吹风样收缩期杂音，并有左心房、左心室扩大，结合超声心动图可确诊。

2. 鉴别诊断

（1）相对二尖瓣关闭不全　左心室或二尖瓣环明显扩大，造成二尖瓣相对关闭不全而出现心尖区收缩期杂音，常见于高血压心肌病、心肌炎、扩张型心肌病及贫血性心肌病等。

（2）功能性心尖区收缩期杂音　多见于青少年，发热、贫血、甲亢等高动力循环状态，病因去除后杂音即消失。

（3）室间隔缺损　在胸骨左缘第 3 ~ 4 肋间闻及粗糙的全收缩期杂音，杂音向心尖区和胸骨处传导，心尖搏动呈抬举样。超声心动图显示心室间隔连续中断，声学造影可证实心室水平左向右分流存在。

（4）三尖瓣关闭不全　在胸骨左下缘闻及局限性吹风样全收缩期杂音，吸气时回心血量增加，可使杂音增强，呼气时减弱。心电图和 X 线检查可见右心室肥大，超声心动图可明确诊断。

（六）并发症

感染性心内膜炎较多见，栓塞少见。当并发腱索断裂时，短期内可发生急性左心力衰竭甚至急性肺水肿，预后较差。

（七）治疗

1.药物治疗

避免过度体力劳动及剧烈运动，限制钠盐摄入，保护心功能。适当使用利尿剂及血管扩张剂。慢性患者可用血管紧张素转换酶抑制剂。急性者可用硝普钠、硝酸甘油或酚妥拉明静脉滴注。洋地黄类药物宜用于出现心力衰竭的患者，对伴有快速心房颤动患者更有效。晚期心力衰竭患者可用抗凝药物防止血栓栓塞。

2.手术治疗

长期随访研究表明，手术治疗后二尖瓣关闭不全患者心功能得到改善，即使并发了心力衰竭或心房颤动，其疗效都明显优于药物治疗。瓣膜修复术比人工瓣膜置换术的病死率低，血栓栓塞发生率低。

第四节　老年退行性心脏瓣膜病

一、概述

老年性退行性心瓣膜病又称老年性钙化性心瓣膜病或老年性心瓣膜病，多在正常瓣膜基础上，随年龄增长瓣膜产生老化、退行性变和钙盐沉着所致，多见于60岁以上老人。临床上以主动脉瓣和二尖瓣及其瓣环最常受累，可导致瓣膜功能障碍。它是引起老年人心力衰竭、心律失常和猝死的重要原因。

二、流行病学

老年退行性瓣膜病随增龄而发病率增高，病变程度加重。本病在所有的老年心脏瓣膜病中约占25%，在老年非风湿性心脏瓣膜病中占80%。国外报道该病老年人尸检检出率为60%～80%，超声检出率为74%；国内资料显示，该病老年人尸检检出率为46.1%，超声检出率为38.8%～60.2%。60岁以后瓣膜钙化检出率呈明显的随年龄增高趋势，其中以主动脉瓣钙化为主，其次为二尖瓣钙化。最新研究认为，主动脉瓣退行性变能导致心血管意外病死率和总病死率升高，可能是新发冠状动脉事件独立危险因素之一。

三、病因及发病机制

老年退行性心脏瓣膜病病因不明，可能与年龄、性别、骨质脱钙、机械压力、炎症因素、肾素血管紧张素转化酶（ACE）、动脉粥样硬化、遗传因素等有关。

1. 年龄

年龄＜65 岁的人群中钙化性瓣膜病的发生率仅 20%，而 65 岁以上的老年人中发病率则为上述年龄组的 3 ~ 4 倍，并有研究发现瓣膜钙化的程度随着增龄而加重，且多瓣膜受累的发生率也明显增高。目前研究认为，钙化性瓣膜病是一种与年龄密切相关的退行性变。

2. 性别

主动脉瓣钙化多见于男性，男女比例为 4∶1；而二尖瓣环钙化多见于女性，男女比例为 1∶（2.4 ~ 4.0），国内的报道性别差异不如国外报道明显。

3. 骨质脱钙

衰老过程中常伴有细胞内钙量增加，钙跨膜分布梯度降低，钙从骨骼向软组织转移，因而骨钙和血钙梯度和细胞内钙梯度降低，最终导致细胞内钙含量增加而产生功能障碍，这种转移可能与老年人维生素 D 缺乏有关。国外有研究发现二尖瓣上沉积的钙盐主要来自椎骨的脱钙。因此，骨质脱钙异位沉积于瓣膜及瓣环可能是导致本病发生的原因之一。

4. 机械压力

瓣膜区机械压力的增加和血流冲击可引起瓣环受损，从而引起钙盐脂质浸润。心室收缩时，机械压力最高的部位为主动脉根部，瓣叶靠近主动脉侧的弹性区域，因此主动脉最易发生退行性病变。心室舒张时，横贯非冠状动脉尖端首先受累，因二尖瓣比三尖瓣承受更高的机械压力，故发病年龄比三尖瓣平均早 20 年。

5. 炎症因素

炎症细胞是早期主动脉瓣膜病灶中的主要细胞，包括 T 淋巴细胞和巨噬细胞。巨噬细胞为单核细胞通过黏附分子侵入内皮细胞层分化而成的。内皮下和纤维膜层间活跃的 T 细胞释放转化生长因子 -1、白细胞介素 -1 等细胞因子参与细胞外基质的形成，重构和局部钙化。Tenasin C 可促进细胞增殖，刺激骨骼形成和骨盐沉积，它表达于钙化的主动脉瓣叶上，并与金属蛋白基质相互作用共同表达。

6. 肾素血管紧张素转化酶（ACE）

ACE 在硬化的主动脉瓣病灶区均可检测出。

7. 动脉粥样硬化

主动脉瓣硬化和动脉粥样硬化有相关联的病理生理机制。主动脉瓣钙化也与冠状动脉疾病有着较高的相关性（90%）。研究发现≤ 75 岁的老年人经胸壁超声心动图检测到主动脉瓣钙化对识别其存在冠状动脉疾病是一种有效的、无创的指标，检查结果也表明老年钙化性心脏瓣膜病与动脉粥样硬化有一定相关性。

8. 遗传因素

遗传因素在瓣膜钙化中起重要作用。有研究表明，患者维生素 D_2 受体的基因型与正常人群存在明显差异。此外，白介素 –10（IL–10）、结缔组织相关因子、趋化因子受体等相关基因的多肽性也与瓣膜的钙化程度有关。

四、病理生理学

在主动脉钙化常见于主动脉侧的瓣叶基底部，自瓣叶中部向上延伸，并不累及瓣叶游离缘。典型时，钙化沉积附着于一个纤维化瓣叶表面；相反，在先天性二叶式主动脉，钙化可在瓣叶的海绵层弥散性分布。除非同时存在炎症或感染性疾病，一般罕见主动脉瓣联合处融合。

二尖瓣瓣环钙化主要累及瓣膜的纤维组织和二尖瓣叶的基底部，瓣尖和二尖瓣闭合缘通常不受累。二尖瓣环严重钙化的患者 50% 以上同时合并主动脉瓣钙化。

当主动脉瓣钙质向下延伸至纤维三角，肌部和膜部室间隔交界处有钙质沉着时，可压迫和累及心脏传导系统，造成不同程度的心脏传导阻滞，产生各种心律失常，甚至猝死。当二尖瓣钙化累及附近希氏束时，可产生传导阻滞和各种心律失常。老年瓣膜退行性病变所致的主动脉瓣狭窄和或关闭不全多较轻，极少引起严重血流动力学的改变。

五、临床表现

钙化性主动脉瓣狭窄（CAS）的临床表现主要为以下几点。

1. 症状

病变进展缓慢，对血流动力学影响较小，故相当长时间内无明显症状，甚至终身呈亚临床型。重度钙化性主动脉瓣狭窄的最常见症状是呼吸困难和心力衰竭。晕厥也常常发生，部分患者还有无力、心悸等症状。钙化也可导致二尖瓣关闭不全，使左房压力增高，左房扩大而发生房性心律失常如房颤，并容易并发细菌性心内膜炎及发生血栓。当室间隔膜部出现广泛钙化时，可累及房室结、希氏束及其附近的传导组织，而出现传导功能障碍。

2. 体征

主动脉瓣区出现收缩期杂音。与一般主动脉狭窄不同，其最佳听诊区常在心尖部，而不是在心底部，多向腋下传导，而不是向颈部传导。钙化性二尖瓣关闭不全的杂音与一般二尖瓣关闭不全相似。当心尖部出现舒张期杂音时，90%有二尖瓣环钙化。

六、辅助检查

1. 超声心动图

超声心动图为最重要的诊断方法。主动脉瓣退行性变的特征性改变为瓣膜明显增厚，活动受限，瓣膜启闭功能障碍，瓣环和瓣体部回声明显增强。二尖瓣钙化 M 型超声显示左室后壁前方，二尖瓣后瓣之后出现一条异常增宽，反射增强，与左室后壁平行的回声带，提示瓣环钙化，二维超声示心前区短轴平面显示二尖瓣后叶和左室后壁之间新月形致密回声带。

2. X 线和 CT 检查

主动脉瓣和二尖瓣环处呈斑片状、线状或带状钙化阴影，此处可有主动脉瓣狭窄和主动脉瓣关闭不全，二尖瓣狭窄和二尖瓣关闭不全所形成的相应 X 线征象。有报道 CT 对某些早期老年钙化性瓣膜病可提高检出率，并具有很高的灵敏性和特异性。

3. 心电图

轻度老年瓣膜退行性病变者心电图正常。主动脉瓣病变者可有左室肥大图形，二尖瓣钙化者可有左房左室肥大图形，当累及心脏传导系统时，可有一至二度房室传导阻滞。

七、诊断及鉴别诊断

1. 诊断

本病尚缺乏统一的诊断标准，诊断应从以下条件考虑：①年龄 > 60 岁；②超声心动图显示有典型的瓣膜钙化或瓣环钙化，主要累及瓣环，瓣膜基底部和瓣底，而瓣尖和瓣叶交界处甚少波及；③ X 线检查有瓣膜或瓣环钙化阴影；④具有瓣膜功能障碍的临床或其他检查证据；⑤应排除其他原因所致的瓣膜病变。

2. 鉴别诊断

（1）钙化性主动脉瓣狭窄与风湿性、先天性、梅毒性主动脉炎所引起的主动脉瓣病相鉴别。前者病变首先发生在瓣叶基底部，瓣叶边缘甚少累及；结合病史、体查及生化检查可鉴别。

（2）二尖瓣环钙化与风湿性或炎症性二尖瓣病。前者主要累及瓣环，瓣叶改变少，游离缘不受累，也无瓣膜交界处粘连融合，故而很少发生瓣膜狭窄；结合病史、体查及生化检查可鉴别。

八、治疗

老年退行性心瓣膜病发病隐匿、进展缓慢，目前尚无有效逆转瓣膜钙化的可靠治疗方法。早期无症状，无须治疗，可以动态观察病情。

1. 内科治疗

（1）控制基础病及易患因素。积极治疗高血压、糖尿病、冠心病、高脂血症等疾病。

（2）治疗并发症根据血流动力学情况对并发心力衰竭者，可予利尿、扩血管、强心治疗，以改善心功能；心律失常，可给予相应抗心律失常治疗；严重房室传导阻滞，可考虑植入心脏起搏器。

2. 外科治疗

瓣膜损害严重，功能明显异常导致血流动力学改变者，考虑介入或手术治疗。国外 Cribier 首先将经皮主动脉瓣球囊瓣膜成形术用于退行性主动脉瓣狭窄取得成功，能在一定程度上扩大狭窄的主动脉瓣口面积，降低跨瓣压差，从而缩短左室射血时间，有利于左室排空，增加射血分数，改善心功能，为高危老年患者提供了新的治疗措施，其安全性大、费用低。然而球囊扩张不能根本改变瓣膜的解剖结构，成功率有限，再狭窄率高，因此，被认为仅适合作为一种短期缓解症状的姑息疗法。对瓣膜钙化严重、临床症状明显的患者，仍考虑行瓣膜置换术。Bruce 利用高频超声消融钙化斑块治疗钙化性主动脉瓣狭窄取得成功，瓣口面积明显增大，无 1 例出现严重并发症。此法可祛除瓣膜钙化，改变瓣膜解剖结构，恢复瓣膜功能，是一项有发展前景的新的治疗技术。

手术适应证为：①当患者因主动脉瓣狭窄出现了喷射样血流增快，血流速度超过 4 m/s 或跨瓣压差 > 50 mmHg 时；②出现心绞痛、晕厥或充血性心力衰竭等临床症状时。这是主动脉瓣狭窄自然病程加重的关键转折点，存活期分别为出现心绞痛后 4 ~ 5 年、出现晕厥后 2 ~ 3 年，而出现心力衰竭后存活期一般仅为 1 ~ 2 年。

第七章　老年心肌病

第一节　老年扩张型心肌病

扩张型心肌病（DCM）是以左心室或双心室扩大、心肌收缩力明显降低为主要临床特征的综合征。本病常伴有充血性心力衰竭，严重心律失常、血栓栓塞及心源性猝死等并发症。DCM 是原发性心肌病中最常见的，也是除冠心病和高血压以外导致心力衰竭的第三大病因。来自美国资料 DCM 的患病率为 7/10 万。不容忽视的是，其发病率与冠心病及高血压一样呈现不断上升趋势，以 20~50 岁最多，诊断后 5 年存活率为 50%，许多病因都可导致心肌损害而引起 DCM：①心肌炎（细菌性、病毒、立克次体、分枝杆菌、真菌等）和非感染性（过敏性、胶原性血管病、器官移植排斥反应等）。②近年来，中毒（环磷酸胺、干扰素等）引起的 DCM 有增加趋势。另外滥用药物（如可卡因）、酗酒等均可引起 DCM。③代谢因素，某些内分泌疾病（糖尿病、甲状腺疾病、嗜铬细胞瘤等）也可引起 DCM。④家族性的心肌与骨骼肌病变所致的 DCM。⑤其他（如淀粉样变、结节病等）也引起 DCM，但较少见。DCM 的发病机制主要与病毒感染及自身免疫反应有关，这是其目前的主要发病学说。目前发生 DCM 是一种多基因多因素参与的遗传性疾病，诸多相关基因之间、各种基因与环境之间可能存在复杂的相互作用，有遗传因素又有非遗传因素产生的复合型心肌病。

一、诊断标准

（1）射血分数（EF）< 45% 和（或）短轴缩短率（FS）< 25%。

（2）左心室舒张末期内径（LVEDd）> 5.0 cm（女性）和 LVEDd > 5.5 cm（男性）或 > 年龄和体表面积预测值的 117%。

（3）发病时排除高血压、心脏瓣膜病、先天性心脏病或缺血性心脏病。

二、排除诊断

（1）系统性高血压（＞160/100 mmHg）。

（2）冠状动脉疾病（至少1支冠脉狭窄50%）。

（3）慢性过量饮酒（男＞40 g/d，女＞80 g/d）。

（4）系统性疾病引起的特发性扩张型心肌病。

（5）心包疾病。

（6）先天性心脏病。

（7）肺心病。

三、病因

DCM以心肌扩大及收缩功能减退为主要改变，多数进一步发展会进展成充血性心力衰竭，而且可能进一步恶化，这给临床医生提出新的挑战。

DCM的基本病理改变是心腔扩大、心肌细胞肥大、肌球蛋白的类型发生改变、心室重量增加和心脏几何形状的改变，从而导致心室重塑。心肌的病理重构包括：①心肌收缩成分缺失、破坏或减少，肌球蛋白、肌动蛋白和肌钙蛋白等缺失断裂，使心肌收缩力降低。②细胞支架破裂，如结构蛋白增多、排列紊乱直接影响心肌收缩功能。③心肌原基因激活，致心肌蛋白比例改变。④线粒体功能不足等。多数在某些诱因作用下而出现心力衰竭的表现，常见的诱因如下。

（1）感染　如呼吸道感染，其他诱发心肌感染性病变或各种变态反应性炎症均为诱发因素。

（2）劳力活动　情绪激动或过度饱食或其他增加心脏负担的因素。

（3）心律失常　快速性心律失常增加心肌耗氧量，诱发或加重心肌缺血。

（4）妊娠分娩。

（5）其他　如输液过快过多、电解质紊乱、药物不良反应等。

四、临床表现

（1）呼吸困难　合并心力衰竭时更明显，通常是由肺淤血所致，随着心泵功能下降，症状逐渐加重，有些患者出现夜间阵发性呼吸困难，甚至端坐呼吸。

（2）水肿　心力衰竭低心排者体静脉压上升、细胞外液容量扩充会引起下肢水肿，甚至可发生腹腔积液。

（3）乏力。

（4）其他　因心律失常可出现心悸胸闷，严重者可出现黑矇或晕厥。

五、体征

1. 肺部啰音

双肺底湿啰音是急性心力衰竭最常见的体征，甚至可有粉红色泡沫样痰。

2. 颈静脉怒张

肝颈静脉反流征阳性，肝大、触痛。

3. 心脏扩大

心脏衰竭时心脏扩大明显，通常以左心扩大为主。

4. 心脏听诊

心脏听诊可闻及舒张早期奔马律。

六、辅助检查

1. 常规化验

可有血红蛋白下降，有感染时，白细胞升高，中性粒细胞升高，尿检可有蛋白尿管型，可能由于心功能下降、肾功能下降，血浆脑钠肽（BNP）或脑钠肽前体（NT-proBNP）在扩张心肌病并心力衰竭中明显增高，鉴于 BNP 的半衰期较短，其既可反映患者即刻心功能改变，又可客观反映治疗效果。

2. C-反应蛋白（CRP）

C-反应蛋白：作为一种非特异性炎症反应标志物，用于反映机体的炎症状态，对于 CRP 水平较高的 DCM 患者，应更密切监测其心功能变化，预防心血管事件的发生，另外控制炎症反应。

3. 心电图检查

心电图检查无特异心电图变化，但心电图检查有助于心脏基本病变的诊断，有心律失常可进行 24 h 监测。

4. 二维超声及多普勒检查

二维超声及多普勒检查为心力衰竭最有价值的检查，可用于诊断心包、心肌和瓣膜疾病。能定性或定量房室内径、心脏几何形状、室壁厚度、心室壁运动及心包瓣膜和血管结构，定量瓣膜狭窄和收缩功能不全或同时存在的功能障碍；测左室射血分数

（LVEF）、左室舒张末期和收缩末期容量；区别舒张功能不全和收缩功能不全及心功能障碍；估测肺动脉压，为治疗效果提供客观指标。

5. 核素心室造影及核素心肌灌注显像

核素心室造影及核素心肌灌注显像可测左心室容量、LVEF 和室壁运动，可诊断心肌缺血和心肌梗死，对鉴别 DCM 和缺血性心肌病有一定帮助。

6. X 线检查

（1）肺部表现 由于左室功能不全，可出现不同程度的肺淤血，可显示肺静脉扩张，肺门阴影大且模糊，肺纹理增粗，而肺上野静脉影显著，下野血管变细，显示血液再分配现象。当肺静脉压 25 ~ 30 mmHg 时，可产生肺间质水肿，显示 Kerley B 线，严重可产生胸腔积液。

（2）心脏呈现扩大，右室继发受累于左室衰竭时，X 线下显示心脏向两侧扩大。

7. 有创性血流动力学监测

多采用 Swan – Ganz 漂浮导管进行心脏血管内压力和心排血功能测定。

8. 心肌活检

对心肌病的原发病因诊断价值有限，有创伤，推广困难。

七、诊断

1. 早期发现线索

（1）对早期无心功能不全时，要注意询问有无活动后胸闷、乏力和运动耐力下降等。

（2）注意观察早期有无呼吸困难、乏力、下肢浮肿等，对有家族性病毒心肌炎或家族性心肌病史者应尤其注意。对体检有心界扩大、心尖奔马律、颈静脉怒张、肝静脉回流征阳性要重视。

（3）诊断为 DCM 患者，高度怀疑心力衰竭者，应进行 BNP 或 NT – proBNP 的检测，并进行二维超声及多普勒超声检查。

2. 早期诊断标准

（1）符合 DCM 诊断标准。

（2）出现呼吸困难、乏力和体液潴留（水肿）等症状，体检时发现心界扩大、舒张早期奔马律、肺部啰音及颈静脉怒张肝颈静脉反流阳性、肝大触痛。

（3）心影示左心室扩大，左心室收缩末期容量增加，LVEF ≤ 40%。

八、治疗

（一）早期治疗方案

（1）去除诱发因素　需要注意诊断和治疗 DCM 的原发病因，如病毒性心肌炎的抗病毒治疗，免疫性心肌病的抗免疫疗法，春冬季要注意流感和肺炎链球菌，接种疫苗预防，对心肌梗死、心律失常，特别是房颤合并快速室率、电解质紊乱、酸碱平衡失调、贫血、肾功能损害要及时处理。

（2）监测体重，每日测体重，早日发现体液潴留。

（3）调整生活方式　限钠应控制在 2 ~ 3 g/d，中-重度心力衰竭者应＜2 g/d。限水，严重低钠血症＜ 130 mmol/L 者。液体摄入应＜ 2L/d，尤其是低钠（稀释）患者严格控制入水量＜ 1 L/d。营养与饮食宜低脂饮食，肥胖者应减肥、戒烟，给适量蛋白饮食。失代偿期需卧床休息，多做被动运动，预防深部血栓形成。

（4）心理和精神治疗　长期患者常出现精神障碍、压抑、焦虑和孤独，在心力衰竭恶化中发挥重要作用，是心力衰竭患者死亡的重要因素。综合性情感干预，包括心理疏导，可改善心功能状态，也可加些抗抑郁的药物。

（5）氧气治疗　氧气用于治疗急性心力衰竭，对慢性心力衰竭并无应用指征。无肺水肿的心力衰竭患者，给氧可导致血流动力学恶化，但对心力衰竭伴睡眠呼吸障碍者，夜间吸氧可减少低氧血症的发生。

（6）药物治疗　DCM 并发心力衰竭，早期普遍具有诊断难和治疗难的特点，国外针对其特点提出对 DCM 的三期治疗方案：早期阶段 DCM 仅有心脏结构改变，超声心动示心脏扩大收缩功能损害，但无心力衰竭的表现，宜给药物干预，包括 β 受体阻滞剂、血管紧张素酶抑制剂（ACEI）减少心肌损伤延缓病变发展。中期阶段，超声心动示心脏扩大、LVEF 降低并有心力衰竭的临床表现，此阶段中华医学会心血管分会慢性心力衰竭治疗建议：①限盐，合理应用利尿剂，要从小剂量开始，体重每日减轻 0.5 ~ 1.0 kg，注意保钾；②所有无禁忌证者应积极应用 ACEI，不能耐受者，使用血管紧张素受体拮抗剂（ARB），从小剂量开始；③目前有证据显示用于心力衰竭的 β 受体阻滞剂，如卡维地洛、美托洛尔和比索洛尔，应在 ACEI 和利尿药的基础上加用，需无液体潴留、体重恒定，需由小剂量开始，患者能耐受则在 2 ~ 4 周剂量加倍，以达到静息心率不小于 55 次/分，为目标剂量或最大耐受剂。β 受体阻滞剂个体耐受量有区别，所以应从小剂量开始，对有心率减慢和心律失常者，要减量或停用。

在中重度心力衰竭无肾功能严重受损者，可应用醛固酮受体拮抗剂及正性肌力药物。醛固酮受体拮抗剂有两类，非选择性螺内酯在临床上应用得到肯定。另外，依普利酮对醛固受体的选择性较高，螺内酯在性激素样不良反应方面较少。洋地黄为正性肌力药。在心力衰竭的治疗中起重要作用，要注意禁忌证和不良反应。肾上腺素能激动剂（如多巴胺、多巴酚丁胺），磷酸二酯酶抑制剂（如米力农、安力农）等均不宜长期应用。奈西立肽是一种新型血管扩张剂，能减轻心脏前负荷，降低心房心室舒张末期压力，起利尿强心作用，还有抑制心肌重构作用，心力衰竭加重时要早用。

左西孟旦为一种钙增敏药，主要是结合心肌细胞上的肌蛋白C来促进心肌收缩。伊伐布雷定是特异性 I_f 离子通道阻滞药，单纯降低心率，对心脏传导无不良影响。托伐普坦为一种新型的血管升压素受体拮抗剂。近年来，还有血管紧张素受体脑啡肽酶抑制剂（ARNI）、钠—葡萄糖协同转运蛋白2抑制剂、重组人脑利钠肽等用于心力衰竭的治疗。沙库巴曲缬沙坦钠片作为全球首个ARNI类药物，已被证实可在抑制脑啡肽酶的同时拮抗血管紧张素Ⅱ受体，不仅可以作用于利尿钠肽（NPS），而且能够抑制RAAS，双管齐下，在改善心肌重构的同时扩张血管、降低交感神经系统活性。该药在治疗扩张性心肌病中的疗效显著。

（7）非药物治疗 ①心脏再同步化治疗（CRT）。凡符合以下条件的慢性心力衰竭，除非有禁忌证均应接受CRT治疗，LVEF < 35%，窦性心律舒张末期内径 ≥ 55 mm，心脏不同步（目前标准为QRS > 120 ms），尽管应用优化药，仍为NYHA分级Ⅲ～Ⅳ级；②植入型心律转复除颤器（ICD）。ICD对预防心力衰竭患者猝死很重要，推荐应用于全部有致命性快速心律失常且预后较好的心力衰竭患者。③心脏移植。

（二）最新治疗进展

1. 免疫治疗

自身免疫被认为是DCM的重要病因之一，该患者血液中可检测到多种免疫球蛋白。

（1）免疫抑制 通过免疫抑制而减少对心肌的损害，免疫抑制剂可以使LVEF增加、心功能改善、左室舒张期内径明显减少，但由于应用限制性不能常规应用。

（2）针对抗线粒体ADP/ATP抗体的钙通道阻滞剂 抗线粒体ADP/ATP抗体与心肌ADP/ATP载体结合，干扰ATP的转运，使细胞内的能量传递和供求失衡，而损害心肌细胞。同时对心肌细胞钙通道蛋白有交叉反应，引起DCM的重要生理病理变化。

（3）清除自身抗心肌抗体 目前最常用的清除抗心肌抗体的方法是免疫吸附法，此法可以选择性或特异性地吸附体内的自体抗心肌抗体，而保护心肌，改善心功能，也有利于早期血流动力学的改善。

（4）中和心肌自体抗体 中和体内的抗原或抗体是免疫治疗的又一种重要方法。最常用的是静脉注射大剂量免疫球蛋白，能中和体内的抗心肌自身抗体从而保护心肌，目前，也只推荐用于治疗早期或急性炎症期的 DCM 患者。细胞免疫疗法还处于动物实验阶段。

2. CRT

晚期 DCM 致心力衰竭患者心室内传导异常会导致心室不同步，进而产生反常间隔室壁运动，收缩前房室瓣反流，降低左室舒张充盈时间。CRT 能增加左室充盈时间，减少间隔部运动障碍，降低房室瓣反流，从而改善最佳药物不能控制的心力衰竭患者的功能状态，约 1/3 的 LVEF 降低和心功能Ⅲ～Ⅳ级心力衰竭者，QRS 波增宽＞120 ms，提示心室收缩不同步。有证据证明，心室收缩不同步导致心力衰竭病死率增加，通过双室起搏器同步刺激左右心室即 CRT，可纠正不同步收缩，改善心功能和血流动力学，而不增加氧耗。8 个全球大范围随机临床试验资料提示 LVEF ≤ 35%、心功能Ⅲ级、QRS 间期 ≥ 120 ms 或伴室内传导阻滞的严重心力衰竭患者，是 CRT 的适应证。

3. 基因治疗

用转基因方法使心力衰竭或纤维细胞肌源化并恢复收缩功能。或用转基因方法导入心力衰竭时神经内分泌致病因子的拮抗物基因，阻止或逆转心力衰竭恶化是治疗心力衰竭的另一全新途径。

4. 干细胞移植

把适宜的供体细胞移植到受损的心肌组织，能增加心肌细胞数目，从而改善心脏收缩功能，提高心力衰竭患者生存率。国内有学者研究自体骨髓干细胞经冠状动脉造影导管注入左右冠状动脉，结果显示 6 个月后心功能改善。

5. 心脏移植

心脏移植已成为治疗终末期心力衰竭的金标准，但不能普及。

第二节　老年肥厚型心肌病

肥厚型心肌病（HCM）是以心室壁增厚为主要表现的一种原发于心肌的遗传性疾病，占整个心肌病的 10%～20%。我国 HCM 的患病率为 180/10 万，30～50 岁多见，占青少年和运动员猝死的 50%。近年来，老年人发病逐渐增多，75 岁以上的达到 23%，最高年龄超过 90 岁。

一、病因与发病机制

50% 以上的 HCM 为常染色体显性遗传，以 β 肌球蛋白突变为主。5%～10% 的病因为其他遗传疾病，包括代谢疾病、神经肌肉的遗传病及线粒体心肌病等。另外，非遗传疾病，如浸润疾病、心肌炎和老年淀粉样变性也可能导致 HCM。

（一）遗传因素

目前已发现和报道的至少有 15 个突变基因，超过 400 个位点突变可导致 HCM，其中最常见的是编码 β 肌球蛋白重链基因突变和肌球结合蛋白 C 基因突变，其他基因还包括肌钙蛋白 I 和 T、原肌球蛋白 α-1 链和球蛋白轻链 3 等。肌节蛋白突变可导致心肌纤维化，降低 ATP 酶活性，影响肌动蛋白及肌球蛋白的相互作用，从而使肌小节收缩功能降低，进而导致心肌纤维化、代偿性肥厚及心肌细胞排列紊乱等。其他遗传性疾病如代谢性疾病、线粒体心肌病、神经肌肉性疾病及畸形综合征等，亦可能累及心肌，导致心肌肥厚。

（二）促进心肌肥厚的其他因素

内分泌紊乱（如儿茶酚胺、甲状腺素、血管紧张素 Ⅱ 及去甲肾上腺素等增多）可能促进心肌肥厚。妊娠合并糖尿病患者，即使妊娠期间血糖控制良好，后代仍有心室肥厚的风险。淀粉样变性可能引起心肌进行性肥厚，也可能引起房室瓣膜和房间隔的肥厚。急性心肌炎可能导致心肌细胞水肿、浸润等与 HCM 类似的表现。此外，嗜铬细胞瘤的患者可能合并心肌肥厚。某些药物长期作用，如糖皮质激素、他克莫司或羟氯喹等可导致心肌肥厚。HCM 患者心肌胞质内钙离子调节异常也可能参与 HCM 的发病过程。

二、病理及病理生理

HCM 特征性表现为非对称性室间隔肥厚，也可见对称性心肌肥厚、心尖部肥厚、左室前壁或后壁心肌肥厚和右室心肌肥厚等类型。2003 年美国心脏病协会（ACC）及欧洲心脏病学会（ESC），根据左室流出道压力阶差将 HCM 分为以下几种类型。

（1）梗阻性肥厚型心肌病，安静时左室流出道压力阶差 ≥ 30 mmHg。

（2）非梗阻性肥厚型心肌病，安静时左室流出道压力阶差 < 30 mmHg。

（3）隐匿梗阻性肥厚型心肌病，安静时左室流出道压力阶差 < 30 mmHg，负荷运动时左室流出道压力阶差 ≥ 30 mmHg。

基于收缩期二尖瓣叶受流出道高速血流的射流效应（Venturi 效应）影响，二尖瓣在收缩期明显前移（SAM 征），导致流出道压力减低而流入道及心尖部压力增大，造成压力阶差增大，从而引起左室流出道梗阻进一步加重二尖瓣关闭不全、心肌收缩力增强、左室流出道压力阶差更大，出现心肌代偿性肥厚。

HCM 患者心脏均有不同程度的增大，老年患者更为明显，最重者有 675 g。光镜下可见肥大的心肌细胞、肌束排列紊乱、弥散性或局限性间质纤维化、心肌内小血管壁增厚及管腔变小等异常形态。电镜下见细胞核巨大、怪形、肌纤维纵横交错、线粒体肿胀及溶酶体增多。

三、临床表现

根据心肌的肥厚类型不同，患者的临床表现差别较大，多数无症状。最常见的症状为呼吸困难，胸痛、晕厥、胸闷、心悸等非特异性症状也较为常见。病情较重患者可出现恶性心律失常、猝死及心力衰竭等。

（一）症状

1. 呼吸困难

90％以上有症状的 HCM 患者出现劳力性呼吸困难，阵发性呼吸困难、夜间发作性呼吸困难较少见。约 80％的患者感到活动后气短，老年患者尤其明显。

2. 胸痛

1/3 的 HCM 患者有劳力性胸痛，胸痛可持续或间断发作或进食过程引起，服用硝酸酯类药物不能缓解，冠状动脉造影结果正常。

3. 晕厥

15％ ~ 25％的肥厚型心肌病患者至少发生过一次晕厥，多在改变体位或运动后发生。约 20％的患者有过黑矇或短暂头晕。左室舒张末容量降低、左室流出道梗阻及非持续性室性心动过速等因素导致心输出量减少，致脑动脉供血不足而晕厥。

4. 猝死

猝死是某些 HCM 患者的首发症状。HCM 占青少年和运动员猝死的 50％。平时多无明显症状而在活动后突然死亡。预测 HCM 猝死的高风险因素包括以下几种。

（1）心搏骤停（心室颤动）存活者。

（2）左心室室壁和（或）室间隔厚度 ≥ 30 mm。

（3）左室流出道压力阶差 > 50 mmHg。

（4）不明原因晕厥史，尤其发生在运动时。

（5）一级亲属中有 1 个或多个发生 HCM 猝死。

（6）Holter 检查发现非持续性室性心动过速。

（7）运动后低血压。

（二）体征

体格检查可见心脏轻度增大，可闻及第四心音。流出道梗阻患者于胸骨左缘第 3 ~ 4 肋间及心尖区可闻及粗糙的收缩期喷射性杂音，可伴震颤。合并二尖瓣关闭不全时，可于心尖及腋窝处闻及收缩期吹风样杂音。改变体位可改变心脏杂音。采取使心肌收缩力增强的方法时，如应用强心药物、血管扩张剂、Valsalva 动作或立位等，可增强杂音；反之，采取使心肌收缩力减低或回心血量增加的方法时，如卧位、下蹲、应用 β 受体阻滞剂等，可减弱杂音。

四、辅助检查

1. X 线检查

胸部 X 线检查，可见心脏大小正常或轻度增大。伴有严重心功能不全时，可见心影明显增大，肺淤血表现。

2. 心电图

约 70% 的 HCM 患者伴有心电图异常，常见左室肥厚及 ST-T 改变。可见 Ⅰ、aVL、$V_4 ~ V_6$ 导联 ST 段下移，深对称性倒置 T 波。异常 Q 波（< 0.04 s）可见于 Ⅱ、Ⅲ、aVF、$V_4 ~ V_6$ 导联，相应导联 T 波直立。HCM 患者最常见的心律失常是房颤，约占 20%，房扑等房性心律失常也常见，也易发生多种形态室上性心律失常、室性心律失常等。动态心电图常可发现房颤、室性期前收缩、室性心动过速等多种心律失常。

3. 超声心动图

临床诊断 HCM 的主要手段之一。典型阳性改变：①左心室壁和（或）室间隔厚度 ≥ 15 mm，多呈非对称性，室间隔/左室后壁厚 ≥ 1.3 ~ 1.5 mm。②二尖瓣前叶收缩期向前移动（SAM 征）。③左室流出道狭窄，即可见室间隔流出道部分向左室突出，流出道压力阶差增大。④主动脉瓣收缩中期提前关闭，反映心肌顺应性下降。⑤舒张功能减低。可应用多普勒超声评价流出道压力阶差及高速血流、左心室舒张功能、二尖瓣反流等。心尖部肥厚型心肌病患者，左心室长轴切面可见心尖部心肌明显肥厚。

4. 磁共振成像

心脏磁共振（CMR）可测量左室任意节段室壁厚度，对于心尖肥厚及侧壁肥厚诊断优于超声，可评估左室流出道有无梗阻、SAM 征及左室舒张功能，是目前临床评估心肌局灶纤维化最有效的方法。

5. 冠状动脉造影及心导管检查

心导管检查左室流出道梗阻患者可显示压力阶差，显示左室舒张末期压力增高。心室造影显示心室壁增厚、心室腔变形，当心尖部肥厚时可呈纺锤状、香蕉状或犬舌状。对于有胸痛症状及心电图改变的患者，冠状动脉造影检查多无异常。

6. 心内膜心肌活检

肥厚部位心肌可见心肌细胞畸形、间质纤维化、心肌细胞肥大及排列紊乱等，心内膜活检可鉴别心肌炎、淀粉样变等疾病。

7. 基因检测

目前对常见突变基因进行检测，首先集中在最常见的心肌蛋白基因突变 MYH7、MYBPC3、TNNT2 等，还有其他相关基因，准确性较高。家族性肥厚型心肌病诊断后，对其遗传背景进行筛查和确定，随访无临床表现的基因突变携带者，及时确定临床表型十分重要。

五、诊断及鉴别诊断

1. 诊断

根据胸痛、呼吸困难、晕厥等症状，听诊心脏杂音，结合典型超声心动图改变、心脏磁共振改变可诊断 HCM。超声检查显示左心室壁和（或）室间隔厚度 ≥ 15 mm。多普勒超声、心脏磁共振发现心尖、近心尖室间隔部位增厚，心肌致密或心肌细胞排列紊乱。基因筛查发现与 HCM 相关的已知基因突变或新的突变位点。对于家族性肥厚型心肌病，需基因检测，筛查高危人群。

2. 鉴别诊断

（1）引起左室肥厚的其他疾病，如原发性高血压、心脏瓣膜病、风心病、先心病（房间隔缺损、室间隔缺损）及代谢性疾病伴发心肌肥厚。

（2）运动员心脏肥厚。

（3）异常物质沉积引起的心肌肥厚，如淀粉样变，糖原贮积症。

六、治疗

治疗目标：缓解症状、减轻流出道梗阻、预防并发症及猝死、提高长期生存率。对于无左室流出道梗阻的患者，治疗重点在于弛缓心肌、纠正心律失常、改善左室充盈压力、缓解胸痛等。

1. 一般治疗

保持充足的休息，避免情绪激动、剧烈运动、持重及屏气等。

2. 药物治疗

β受体阻滞剂是 HCM 患者的一线治疗用药，可减慢心率、降低心肌收缩力、延缓和逆转重构、减轻左室流出道梗阻症状，常用药物美托洛尔、比索洛尔。非二氢吡啶类钙通道阻滞剂也具有改善心室舒张功能的作用，可用于不耐受β受体阻滞剂的患者，小剂量起始，地尔硫 30～90 mg/d，维拉帕米 240～480 mg/d。对已出现呼吸困难症状和（或）运动受限患者，建议用丙吡胺，其治疗左室流出道梗阻效果优于β受体阻滞剂，丙吡胺 100～150 mg，每日 4 次，口服。有室上性心动过速的 HCM 患者可用胺碘酮，不与丙吡胺合用。不推荐 ACEI/ARB 类药物，出现明显心功能不全、左心室扩张时可适当使用。慎用洋地黄等正性肌力药物，不用硝酸甘油、利尿剂等降低前后负荷的药物。HCM 伴房颤患者，应抗凝治疗。

3. 介入治疗

常见的介入治疗手段包括射频消融术、起搏器植入、ICD 植入。HCM 患者伴发房颤、非持续性室性心动过速等药物难控性心律失常并有明显临床症状，可根据实际情况试行导管射频消融治疗。伴有临床症状的高度房室传导阻滞患者，可考虑起搏器植入治疗。双腔起搏能降低压力阶差，但永久起搏，其缓解梗阻的效果与安慰组相同。不鼓励植入双腔起搏器作为药物难治性 HCM 患者的首选方案。对于最大左室流出道压力＜30 mmHg、心功能分级Ⅱ～Ⅳ、左室射血分数＜50% 且伴有 QRS 持续时间＞120 ms 的左束支传导阻滞的药物难治性 HCM 患者，应考虑进行心脏再同步化治疗（CRT），以改善症状。ICD 植入能有效终止恶性室性心律失常，恢复窦性心律，使 25% 的 HCM 高危患者存活。植入 ICD 的适应证包括心搏骤停存活者，或有猝死家族史、恶性基因型、晕厥、反复发作持续性多形性室性心动过速、运动时低血压等的人。2014 年欧洲心脏病学会（ESC）指南推出了新的成人心源性猝死风险评估工具，即 HCM Risk‐SCD 方程。ICD 的植入应基于该危险方程计算所得的猝死风险及预期寿命。

4. 外科手术

室间隔切除术可解除流出道梗阻，能有效降低压力阶差，修复二尖瓣反流，缓解心力衰竭，延长寿命。目前，美国和欧洲共识将手术治疗列为适合患者首选治疗。由于手术难度大，病死率高，全球手术患者例数较少。对于同时出现室间隔消融适应证和其他需要手术干预（如二尖瓣修复、置换，乳头肌干预）的患者，建议进行室间隔切除而非室间隔消融手术。对于静息或刺激后最大左室流出道压差≥50 mmHg 且伴有中至重度二尖瓣反流（并非单独由二尖瓣 SAM 引起）的患者，可考虑进行二尖瓣修复或置换手术。

5. 乙醇室间隔消融术

经冠状动脉间隔支注入无水乙醇，导致该部位血供不足心肌坏死，可减轻部分患者流出道梗阻，改善心力衰竭症状。由于消融范围不确定性，长期预后尚不明确，目前主要针对年龄较大、不能耐受手术的患者。

6. 心脏移植

对于心功能分级（NYHA）Ⅲ～Ⅳ且左室射血分数＜50%的合适患者，不论患者是否接受药物治疗或存在难治性室性心律失常，可考虑进行心脏移植。对于左室射血分数正常（≥50%）的合适患者，若伴有舒张期功能障碍引起的严重药物难治性症状（NYHA功能分级Ⅲ～Ⅳ），应考虑进行心脏移植。

七、预后

HCM的自然病程可以很长，呈良性进展，存活时间长。年病死率成年人占总HCM的2%，儿童和青少年死亡达到总数的4%～6%。HCM的主要死亡原因中，心源性猝死为51%，心力衰竭为36%，卒中为13%。梗阻性肥厚型心肌病及晚期患者症状较重，常伴有心律失常及心力衰竭，预后较差。

第三节　老年糖尿病心肌病

糖尿病心肌病为特异性心肌病的一种，该病主要病理改变是心肌微血管广泛内膜病变，包括微血管内皮细胞毛细血管基底膜增厚、管腔狭窄、心肌细胞萎缩及肥大，并有心肌及间质纤维化，因此发生心肌广泛而持久的慢性缺氧，可造成心肌退行性病变和广泛的小灶性坏死，最后导致心功能不全。

糖尿病心肌病较大范围的心肌结构和功能的改变导致心脏扩大和心律失常，尽管早期左心室射血分数不变，但心脏舒张和收缩功能受到影响。

超声心动图显示：左室肥大扩张、舒张和收缩功能障碍。

一、病理生理机制

（1）糖尿病心肌病引起心肌收缩功能降低的主要机制　内环境稳定性损伤、肾素－血管紧张素的激活、氧化应激增加、基质代谢改变、线粒体功能失调。

（2）糖尿病心肌病的细胞分子学机制 由于胰岛素缺乏，肝糖原合成减少，分解代谢增加，肝糖原异生增加，肝脏和外围组织摄取和利用葡萄糖降低，引起高血糖。胰岛素缺乏时，脂肪分解代谢明显增加，引起游离脂肪酸和甘油三酯增高，胰岛素缺乏，磷酸戊糖代谢途径减弱，从而使机体清除功能降低、氧自由基堆积、葡萄糖转运减少等，可引发葡萄糖毒性。

（3）糖尿病引起心血管并发症 主要危险因素：高血糖、高血脂、微量蛋白尿和吸烟等。

（4）糖尿病心肌病发生心力衰竭的机制 糖尿病心肌病较易发生心力衰竭，占糖尿病心肌病患者的 20% ~ 25%，一旦发生心力衰竭后，又可抑制胰岛素分泌，加速病情发展，容易发生心源性猝死。发生心力衰竭的机制：微血管病变、心肌纤维化和代谢异常。

二、糖尿病性心脏病防治原则

（1）严格控制血糖 纠正糖代谢紊乱，糖化血红蛋白（HbA1c）水平每升高 1%，其心血管病死率增加 11%。据报道心脏舒张功能障碍的严重强度也与糖化血红蛋白水平相关，这可能是由于晚期糖基终末产物（AGE）生成，使心肌胶原沉着和纤维变质有关，所以积极改善血糖控制对心血管发病率和病死率将能起到积极效果。

（2）控制危险因素 如高脂血症、高血压、吸烟、肥胖、高胰岛素血症等。

（3）对心血管不同症状及时行适宜的治疗 根据不同病情可用 ACEI 和钙通道阻滞剂、β受体阻滞剂。

近些年，糖尿病患者尤其老年患者患病率明显增加，60 岁以上人群糖尿病患病率达 23.7%，与非糖尿病患者相比，糖尿病心脑血管疾病危险增加 2 ~ 4 倍。心肌梗死致死的危险增加 2 倍，有些患者对低血糖预警和反调节能力下降，低血糖的危险更大，特别是合并心血管病的老年糖尿病，低血糖诱发严重心血管急性事件的风险增加。

糖尿病治疗强调饮食运动与监测相结合的综合治疗。

三、药物治疗

1. 二甲双胍

单独饮食运动治疗不能达标的 2 型糖尿病患者以二甲双胍为首选药。该药可通过减少肝葡萄糖的输出和改善外周胰岛素抵抗而降血糖可使 HbA1c 下降 1% ~ 2%，并能降低体重，可减轻肥胖，减少 2 型糖尿病患者的心血管事件和死亡（心肌梗死的风险下降39%），还可降低糖尿病患者的肿瘤发生率，包括结肠癌、前列腺癌、乳腺癌等。该药的严重不良反应是乳酸酸中毒。

2. 磺脲类药物

磺脲类药物是胰岛素促泌药物，增加体内胰岛素水平而降血糖。该药可使 HbA1c 降低 1% ~ 2%，在下列情况下服药会发生不良反应，如运动后或进食不及时、进食少或酗酒。以氯磺丙脲、格列苯脲、格列吡嗪为基础强化治疗，使得致死性及非致死性心肌梗死风险减少 16%。

3. 格列奈类药物

格列奈类药物是通过抑制胰腺 β 细胞膜上 ATP 敏感钾通道发挥促胰岛素分泌作用，主要通过刺激胰岛素的早期分泌而降低餐后血糖，HbA1c 降低 0.5% ~ 0.8%。

4. 胰岛素

胰岛素包括动物胰岛素、人胰岛素及胰岛素类似物，分短效或速效、中长效胰岛素，可按一定比例配制。发生低血糖风险高于口服药。

近年研究示：血糖控制可明显降低 2 型糖尿病患者微血管并发症及大血管并发症（HbA1c 每降低 1%，心血管病发生率降低 18%）。2010 年版《中国 2 型糖尿病防治指南》将 2 型糖尿病的 HbA1c 控制目标由 6.5% 上调至 7%。研究表明：血糖下降过快，往往是由于胰岛素或多种药联合应用，血糖下降过快往往发生体重增加，低血糖事件导致心血管事件增加。因此，对合并心血管疾病的老年糖尿病患者，不提倡强化降糖治疗。

5. 钠 - 葡萄糖协同转运蛋白 2（SGLT2）

SGLT2 是近年来被高度重视的新型口服降糖药，主要包括达格列净、恩格列净、卡格列净。此类降糖药是通过抑制表达于肾脏的 SGLT2 减少肾小管对滤过葡萄糖的重吸收、降低葡萄糖的肾阈值、增加尿糖的排泄，从而降低血液循环中葡萄糖水平。与传统的降糖药相比，SGLT2 抑制剂不会引起低血糖及体重增加等不良反应，甚至可以预防胰岛 β 细胞功能的下降，使糖尿病更易于控制。此外，还不会引起严重的胃肠道反应，且无须注射给药，提高了患者用药的顺应性。

四、注意事项

老年糖尿病合并心血管疾病宜选用口服药，应充分关注老年人心血管的特殊性，制订个体化的治疗目标和治疗方案。

首先关注患者的肝肾功能，对肝肾功能异常者，任何口服降糖药都不安全，最好选用胰岛素。对肾功能异常者要警惕药物蓄积，如格列喹酮、阿卡波糖、瑞格列奈等药。以肠促胰岛素为基础的药较少发生低血糖，但抑制胃肠蠕动药物要慎用。其次关于体重，过度肥胖会增加心血管死亡风险。对肥胖要限热量，尽可能选择二甲双胍以减轻体重。

对老年人糖尿病要进行适当抗血小板治疗，控制血压和血脂。

第八章　老年心包积液

正常情况下，心包腔内仅有 20～50 mL 的浆液起润滑作用。心包炎症、创伤、肿瘤等因素均可造成心包的炎性渗出或出血，从而产生心包积液（或积血）。通过超声心动图检查可以发现 10 名患者中就有 1 名有心包积液。缓慢增多的心包积液量很多都不会有明显的临床症状，但是急剧增多的心包积液量多可以引起填塞症状。

一、临床表现

心包积液不影响血流动力学改变时一般都没有症状，患者可表现为气短或由于胸腔内占位效应出现吞咽困难。受压体征可有声音嘶哑（喉返神经）、呃逆（胸神经）或恶心（膈）。大量心包积液患者的体格检查可发现心音遥远，可出现 Ewart's 征，在左肩胛下由于左肺底部受压导致叩诊呈浊音，也可和局部肺不张导致的捻发音有关。

二、辅助检查及诊断

（1）胸片　可显示心影增大，呈典型的球形。心电图示 QRS 和 T 波低电压，电交替是大量心包积液的标志。

（2）超声心动图　诊断心包积液的方法。超声心动图能够半定量评估心包积液的多少，以及其血流动力学影响。积液的量可以分为少量（在收缩和舒张期无回声区＜10 mL）、中量（至少在后方 ≥ 10 mL）、大量（≥ 20 mL）和极大量（心脏受压迫）。另外，超声心动图可提示积液的性质（存在纤维、斑块、肿瘤、气泡和钙化）。要注意区分心包积液和胸腔积液、腹腔积液的区别。

（3）CT 和 MRI　提供了更清晰的图像，来了解小室分隔型心包积液，以及心包的厚度和大小及相关的胸部异常。

三、治疗

在发现严重心包积液后采取什么样的措施取决于基础病因、是否存在血流动力学变化和积液的量。心包穿刺并不是对所有患者都需要，特别是能根据其他全身特征做出诊断时。如果仍有疑虑，特别是怀疑恶性或脓毒性心包积液时要进行心包穿刺。血流动力学不稳定时绝对不要进行心包穿刺引流。

四、预后

心包积液的预后与其病因密切相关。轻度特发性心包积液（< 10 mL）患者通常没有症状，预后良好且不需要严密监测。中等量到大量心包积液（> 10 mL）的患者情况可能较差，约有多达 1/3 特别严重的患者可能会发展为心包压塞。应该根据患者病情的稳定性，以及心包积液的进展情况制订个性化的随访策略。

第九章　老年肺栓塞

肺栓塞是由内源性或外源性栓子堵塞肺动脉引起肺循环和右心功能障碍的临床综合征，包括肺血栓栓塞、脂肪栓塞、羊水栓塞、空气栓塞、肿瘤栓塞等。

肺血栓栓塞症（PTE）是最常见急性肺栓塞类型，占急性肺栓塞的大部分，是来自静脉系统或右心血栓阻塞肺动脉及其分支，导致肺循环和呼吸功能障碍。本文重点针对老年 PET。

老年人常存在基础心肺疾病，有与肺栓塞类似临床表现及实验室检查异常，使诊断困难、误诊漏诊率高。原有心肺疾病老年患者，肺栓塞引起血流动力学变化更明显，溶栓抗凝治疗引起出血的危险性也较其他年龄组成人要高，诊治难度更高。

一、病因

老年人肺栓塞常见病因主要有以下几个方面。

1. 血栓形成

深静脉血栓（DVT）是引起 PTE 主要血栓来源。有学者认为血流淤滞、血管壁损伤及血凝异常是引起深静脉血栓形成的主要条件。老年人由于其他疾病长期卧床、患糖尿病等基础疾病易诱发血栓形成。

2. 心脏病

尤其常见房颤合并心力衰竭者。右心房或右心室附壁血栓脱落可致肺栓塞，感染性心内膜炎也可有赘生物脱落成为炎性栓子。

3. 肿瘤

肺、胰、消化道和生殖系统的肿瘤易合并癌性栓子而致肺栓塞，其中肺癌最为常见，且肺栓塞又往往是肿瘤存在的信号。

二、临床表现

肺栓塞缺乏特异性临床症状和体征，个体差异性大。多数患者因呼吸困难、胸痛、先兆晕厥、晕厥和（或）咯血而被疑诊肺栓塞。老年人仍常有与年轻人同样的典型临床表现，如呼吸困难、胸痛、咳嗽、心悸、焦虑等症状和呼吸急促、心动过速等体征，只有咯血老年人较少发生。然而，老年人对症状反应较迟钝或伴有其他心肺疾病症状，常造成老年肺栓塞的漏诊和误诊。

1. 症状

（1）呼吸困难　为最常见症状之一，在中央型肺栓塞急剧而严重，而在小的外周型肺栓塞可以轻微而短暂。既往存在心力衰竭或肺部疾病的老年患者，呼吸困难加重可能是肺栓塞的唯一症状。

（2）胸痛　包括胸膜炎性胸痛和心绞痛样疼痛。前者是栓塞累及到胸膜所致；后者可能与冠状动脉痉挛、心肌缺血有关。

（3）晕厥　虽不常见，可为唯一或首发症状，因大面积栓塞引起心输出量降低、脑供血不足所致。

（4）咯血　多为小量咯血，大咯血少见，多在栓塞后 24 h 内发生，持续 2～3 天，咯血可为鲜红色或暗红色。

（5）烦躁、惊恐甚至濒死感　与胸痛和低氧血症有关。

（6）咳嗽　多为干咳或伴少量黏痰或血痰。

（7）发热　多为低热，体温不超过 38.5 ℃，高于 38.5 ℃应考虑合并感染。

2. 体征

（1）呼吸系统体征　大面积肺栓塞并发肺不张时，可出现气管移向患侧，膈肌上抬，病变部位叩呈浊音。部分病例可闻及哮鸣音和湿啰音，也可闻及肺血管性杂音，还可闻及胸膜摩擦音或有胸腔积液体征。

（2）循环系统体征　主要是急、慢性肺动脉高压和右心功能不全的体征。心率增快，可出现心律失常。肺动脉瓣区可出现第二心音亢进或分裂，三尖瓣区可闻及收缩期杂音。还可出现右心性奔马律，出现右心力衰竭时可有颈静脉怒张、肝大、肝颈静脉回流征阳性、下肢水肿等。急性肺栓塞或重症肺动脉高压时可出现少量或中等量心包积液。老年患者由于原有的慢性心肺疾病，心肺功能处于边缘状态，同样程度的肺栓塞常引起严重的肺动脉高压。

（3）其他体征　常有低热、呼吸频率增快、心动过速、发绀等，大面积肺栓塞时可血压下降，虽罕见，但往往提示中央型肺栓塞和（或）血流动力学储备严重降低。

三、实验室检查

1. 常规检验

尚无敏感的特异性实验室诊断指标，常见以下改变：白细胞计数升高（很少超过 $15 \times 10^9/L$）、红细胞沉降率增快、谷草转氨酶正常或轻度升高、血清胆红素升高、乳酸脱氢酶和磷酸肌酸酶升高等。

2. 动脉血气分析

PaO_2 下降、肺泡动脉血氧分压差 $P_{A-a}O_2$ 增加或呼吸性碱中毒。老年患者因有基础心肺疾病，故与年轻患者比较常出现血气异常，血气正常有利于排除老年肺栓塞的诊断。但由于随年龄的增加，会出现动脉血氧分压降低和肺泡动脉氧分压差增加，慢性阻塞性肺疾病患者及充血性心力衰竭患者，PaO_2 低下无重要诊断意义。

3. D–二聚体检测

D–二聚体检测对肺栓塞有高度的敏感性，但特异性较低，肺炎、心肌梗死、心力衰竭、肿瘤、出血或外科手术均可增高。其阴性对肺栓塞的排除诊断有较大价值。D–二聚体特异性随年龄增长而降低，建议使用年龄校正的临界值以提高老年患者D–二聚体的评估价值（50 岁以上年龄 $\times 10\,\mu g/L$）。

4. 心电图检查

肺栓塞心电图无特异性改变，在老年患者常反映原有的心肺疾病。最常见的改变是胸前导联 $V_1 \sim V_4$ 及肢体导联 II、III、aVF 的 T 波倒置和 ST 段下降。比较有意义的改变是 $S_I Q_{III} T_{III}$ 型，即 I 导联 S 波变深，III 导联出现深 Q 波和倒置的 T 波。其他可能出现的心电图改变有肺型 P 波、完全性或不完全性右束支传导阻滞、电轴右偏、顺钟向转位、心律失常（室性或室上性期前收缩、房颤、房扑）等。在各种年龄组肺栓塞引起的心电图改变均相似。

5. 胸部 X 线检查

典型改变为尖端指向肺门，底边朝向胸壁的楔形阴影，也可呈带状、球状、不规则形肺不张影；也可表现为区域性肺血管纹理变细，稀疏或消失，肺野透亮度增加；慢性的可为肺动脉圆锥膨隆，以及右心室扩大征、右下肺动脉干增宽，可出现胸腔积液。因无特异性，仅凭胸部 X 线片无法确诊或排除肺栓塞。但老年患者有呼吸困难、胸痛、心动过速等症状的同时，如果胸部 X 线片正常，仍有助于排除肺栓塞。

6. 超声心动图

超声心动图在提示诊断和除外其他心血管疾病方面有重要价值。当发现有肺动脉高压、右心室高负荷和肺心病征象时，可提示或高度怀疑肺栓塞。老年人由于基础疾病，常有右心室异常，故特异性不高。

7. CT 肺动脉造影（CTPA）

CTPA 直接征象为肺动脉内低密度充盈缺损，部分或完全包围在不透光的血流之内的"轨道征"或者呈完全充盈缺损，远端血管不显影；间接征象包括肺野楔形条带状的高密度区或盘状肺不张，中心肺动脉扩张及远端血管分布减少或消失等。其主要局限性是对亚段及以远段肺动脉内血栓的敏感性较差。应结合患者临床可能性评分进行判断。低危患者如果 CT 结果正常，即可排除肺栓塞。高危患者阴性结果并不能排除单发的亚段肺栓塞。CT 显示段或段以上血栓，能确定肺栓塞，但对可疑亚段或以远段血栓，则需进一步结合下肢静脉超声、肺通气灌注扫描或肺动脉造影等检查明确诊断。

8. 放射性核素肺扫描

放射性核素肺扫描在诊断亚段及以远段肺栓塞中具有特殊意义。典型征象是与通气不匹配的呈肺段分布的肺灌注缺损，如肺灌注扫描有充盈缺损，应加做肺通气扫描。肺通气/灌注扫描的常见结果及评价：①肺通气和灌注扫描均正常，可排除症状性肺栓塞；②肺通气扫描正常，灌注缺损，可诊断肺栓塞；③部分肺的通气及灌注显像均有缺损，不能诊断为肺栓塞（不包括肺梗死），可见于任何肺实质疾病；④肺通气扫描异常，灌注无缺损，为肺实质疾病。

9. 磁共振肺动脉造影（MRPA）

MRPA 避免了注射有肾毒性造影剂的缺点，更适合老年人群，但敏感度较低，尚不能作为单独的检查用于排除肺栓塞。

10. 肺动脉造影

肺动脉造影是诊断肺栓塞的金标准，直接征象有肺动脉内造影剂充盈缺损，伴或不伴"轨道征"的血流阻断；间接征象有肺动脉造影剂流动缓慢，局部低灌注，静脉回流延迟。对老年人风险性较大，通常在各种无创性检查尚不能确诊时采用，应掌握好适应证及禁忌证。适应证：①肺通气或灌注扫描不能确诊，但临床又高度怀疑肺栓塞者；②考虑行外科手术治疗者。禁忌证包括出血危险和肾功能不全。

11. 深静脉血栓检测

由于肺栓塞栓子绝大多数来自下肢深静脉，因此深静脉血栓的检测可以间接诊断肺栓塞。除常规下肢静脉超声外，对可疑患者推荐行加压静脉超声成像（CUS）检查，即通过探头压迫静脉观察等技术诊断 DVT。静脉不能被压陷或静脉腔内无血流信号为 DVT 的特定征象。

四、诊断与鉴别诊断

1. 诊断

一般按疑诊、确诊及求因三步骤进行。

老年人（特别是长期卧床或手术后、原患有心脏病者）不明原因出现呼吸困难、心悸或有胸痛者应注意排除肺栓塞，若同时下肢有肿胀、压痛、静脉曲张或房颤时应更加警惕。

X 线胸片、动脉血气分析、心电图、D-二聚体、心脏彩超、下肢静脉彩超等检查提示诊断肺栓塞时须做进一步确诊检查，如 CTPA、肺通气或灌注扫描、MRPA、肺动脉造影等，多能明确诊断。在有条件的医院应迅速行相关检查尽快确诊治疗。

对确诊患者应进行下肢深静脉超声检查，明确是否存在深静脉血栓及栓子来源，并寻找相关危险因素。关键在于加强对肺栓塞的认识，提高警惕性。因肺栓塞的临床表现无特异性，易误诊为其他心肺疾病，常见的需进行鉴别的疾病有冠状动脉供血不足、急性心肌梗死、肺炎、主动脉夹层、肺不张、胸膜炎等。

2. 不具备检查条件时的疑诊

对基层医疗单位检查条件受限、患者情况允许时，2015 年中国专家共识推荐三步走：①评估肺栓塞可能性（表 9-1）。②初始危险分层，根据患者临床状况对疑诊者的严重程度进行初始危险分层，评估早期死亡风险（住院或 20 天病死率），并据分层决策下步诊疗。休克或持续低血压为高危可疑急性肺栓塞。③逐级选择检查确诊。

表 9-1 急性肺栓塞可能性评估

Wells 简化版标准		Geneva 简化版标准	
既往肺栓塞或 DVT 病史	1	既往肺栓塞或 DVT 病史	1
心率 ≥ 100 次/分	1	心率 75 ~ 94 次/分	1
过去 4 周有手术史或制动史	1	心率 ≥ 95 次/分	2
咯血	1	过去 1 个月内有手术史或骨折史	1
肿瘤活动期	1	肿瘤活动期	1
DTV 临床表现	1	单侧下肢痛	1
其他鉴别诊断可能性低于肺栓塞	1	下肢深静脉触痛和单侧肿胀	1
		> 65 岁	1
评估：0 ~ 1 可能性小；≥ 2 可能		评估：二分类法时，0 ~ 2 可能性小，≥ 3 可能；三分类法时，0 ~ 1 为低度可能，2 ~ 4 为中度可能，≥ 5 为高度可能	

五、治疗

（一）危险度分层

治疗时必须迅速准确进行病情的危险程度分层，以制订和实施相应治疗方案。

1. 高危急性肺栓塞

一旦确诊，应迅速启动再灌注治疗。起始抗凝首选普通肝素；直接再灌注治疗是最佳选择；有溶栓禁忌或溶栓失败伴血流动力学不稳者，可行外科血栓清除术；对全量全身溶栓禁忌和溶栓失败者，也可行经皮导管介入治疗。

2. 中低危急性肺栓塞

需进行有效临床预后风险评分，用简化肺栓塞严重指数（sPESI）区分中危者和低危者。中危者需进一步评估风险，严密监测，必要时启动补救性再灌注治疗。中低危急性肺栓塞不推荐常规全身溶栓治疗。除严重肾功能不全之外，皮下注射低分子量肝素或磺达肝癸钠是大多数的最佳选择。

（二）急性期治疗措施

1. 一般措施

卧床、安静、保暖、镇痛，监测呼吸、心率、血压、静脉压、心电图、血气等项目。

2. 血流动力学和呼吸支持

（1）改善通气、纠正缺氧　吸氧，可选用鼻导管或面罩给氧，机械通气时需注意尽量减少其不良的血流动力学效应。

（2）治疗右心功能不全　血压正常者可用多巴酚丁胺和多巴胺等。

（3）抗休克　适当补充液体，但注意避免过多液体负荷，可使用血管加压药物。

3. 抗凝治疗

临床疑诊肺栓塞时，如无禁忌（如活动性出血、凝血功能障碍、未控制的严重高血压等），应开始抗凝治疗。常用的抗凝药物有肝素、低分子量肝素和华法林。肝素的推荐用法：2000 ~ 5000 U 或 80 U/kg 静脉注射，继之以 500 ~ 1000 U/h 静脉滴注维持，使 APTT 时间较对照延长 1.5 ~ 2.5 倍。肝素的使用时间为 7 ~ 10 天。低分子量肝素用法：一般为 3000 ~ 6000 U/12 h 皮下注射。华法林用法：因其起效时间较长，初期使用肝素或低分子量肝素，以后华法林维持。一般在肝素或低分子量肝素开始应用后的第 1 ~ 3 天加用口服华法林抗凝，初始剂量为 3.0 ~ 5.0 mg/d，与肝素或低分子量肝素至少要重叠应用 4 ~ 5 天，测定 PT 较对照延长 1.5 ~ 2.5 倍，国际标准化比率达 2.0 ~ 2.5 时，即可停用肝素或低分子量肝素，一般疗程为 3 ~ 6 个月。其主要并发症为出血，可用维生素 K 对抗。非维生素 K 依赖的新型口服抗凝药物不适用于严重肾功能损害患者。

4. 溶栓治疗

可迅速溶解部分或全部血栓，恢复肺组织再灌注，减轻肺动脉阻力，降低肺动脉压，改善右心室功能，减少严重肺栓塞患者的病死率。溶栓指征：广泛型急性肺栓塞，非广泛型合并右心功能不全者。绝对禁忌证：活动性内出血，近期自发性颅内出血。相对禁忌证：14 天内大手术、分娩或创伤、器官活检或不能压迫的血管穿刺，10 天内消化道出血，15 天内严重创伤，1 个月内神经外科或眼科手术，难于控制的高血压（收缩压＞ 180 mmHg），3 个月内的缺血性脑卒中，近期曾行心肺复苏，口服抗凝药应用，感染性心内膜炎，严重肝肾功能不全，糖尿病出血性视网膜病变，高龄（年龄大于 75 岁）等。溶栓时间窗：症状发作后 2 周内。常用药物：尿激酶（UK）、链激酶（SK）及重组组织型纤溶酶原激活剂（rt–PA）。溶栓方案：链激酶负荷量 25 万 U，30 min 静脉滴注完，接着以 10 万 U/h 维持 24 h。尿激酶负荷量 4400 U/kg 在 10 min 左右给予，接着按每小时 2200 U/kg，维持 12 h。rt–PA 我国成人按 50 mg，在 2 h 左右静脉滴注完。

5. 介入治疗

导管介入治疗急性肺栓塞适应证：①急性大面积肺栓塞；②血流动力学不稳定；③溶栓疗法失败或禁忌证；④经皮心肺支持（PCPS）禁忌或不能实施者；⑤具有训练有素的导管实施队伍。介入治疗方法包括经皮导管溶栓、经皮导管吸栓、经皮导管、导丝碎栓。

6. 外科治疗

（1）急性肺栓塞外科治疗　肺动脉血栓清除术主要用于伴有休克大面积肺栓塞、中心静脉压升高、肾衰竭、内科治疗失败或有溶栓禁忌证不宜内科治疗者。病死率较高。

（2）慢性血栓栓塞性肺动脉高压外科治疗　肺动脉血栓内膜剥离术可通过减低右心后负荷，增加心输出量，改善通气血流比例失调等改善患者的症状。适应证：NYHA 心功能Ⅲ或Ⅳ级者；肺血管阻力＞ 30 kPa/（L·s）；肺动脉造影显示病变起始于肺叶动脉起始处或近端。

六、预防

本病主要是预防下肢深静脉血栓形成。血流淤滞、静脉壁异常、血液凝固性增强是静脉血栓形成的三大诱因：①避免血流淤滞，术后提倡尽早离床；②脑血管疾病等长期卧床患者，在他人帮助下做下肢按摩活动；③预防用小剂量肝素、低分子量肝素或华法林；④对用抗凝治疗后仍反复发生肺栓塞者，建议安装下腔静脉滤器。

第十章　老年双心医学

　　老年心血管疾病与心理疾病，国内称为"双心医学"，就是老年心理心脏学或老年精神心脏病学，主要是研究老年人的精神与心血管系统疾病之间的关系，并通过控制精神心理疾患从而干预心血管系统疾病的转归。"双心医学"是由胡大一教授首先提出，关注的是心血管疾病和心理障碍，强调治疗患者躯体上存在的心血管疾病的同时，关注患者的精神心理问题，尊重患者的主观感受，遵循社会–心理–生物医学模式，强调综合治疗，对患者进行多层次多角度治疗干预，倡导真正意义上的健康。早在1818年，德国精神病学家 Heinroth 提出心身疾病的概念，经历了上百年的发展，对心身疾病的认识不断深入，并促进了"双心医学"的发展。

　　双心疾病既不能归为单纯的心血管疾病，也不是单纯的精神心理问题，属于心身疾病范畴，是一门新兴的交叉医学学科。双心疾病主要有如下3种表现形式：①明确的心血管疾病继发精神心理问题；②明确的精神心理问题合并心血管疾病；③单纯的精神心理问题表现为无法解释的心脏病症状。心血管系统和神经系统互相影响，导致2种疾病的临床表现相似度很高，鉴别困难，并对患者的心血管疾病预后和预期寿命造成不良影响。老年人群由于器官功能老化和代谢功能下降，常伴随多种慢性病如代谢性心血管疾病和老年退行性病变，以及社会角色和家庭角色的转变，是精神心理问题高发人群。

一、老年人双心疾病流行病学现状

　　老年人是心血管疾病和精神心理疾病高发人群，焦虑、抑郁是最常见的精神心理问题，也是双心疾病中常见的表现形式。有焦虑、抑郁的老年人更容易发生心血管事件，心血管疾病患者的焦虑、抑郁患病率也明显高于一般人群。因焦虑、抑郁容易表现为类心脏病症状，导致焦虑、抑郁与心血管疾病症状的鉴别存在挑战。研究显示，一般人群焦虑、抑郁的患病率为6%，冠心病合并焦虑、抑郁的患病率为35%～45%，高血压合并焦虑、抑郁的患病率为50%～60%，脑血管病合并焦虑、抑郁的患病率为

40%～50%，心力衰竭患者中抑郁的发生率达21.5%，随着心力衰竭的严重程度越高，抑郁的发生率越高（心功能NYHA分级Ⅰ级和Ⅳ级的患者抑郁发生率分别为11%和41%）。成都调查267例老年冠心病患者，发现老年冠心病患者合并抑郁症的患病率为32.8%。复旦大学公共卫生学院流行病学教研室在2004年4月至2005年2月期间进行了一项名为"中国城市非精神科患者抑郁、焦虑及抑郁合并焦虑症状患病率研究"表明，心血管患者伴发抑郁、焦虑率高，分别为22.8%和70.9%，且女性发病率高于男性；心血管医生对抑郁、焦虑患者诊断率低，分别为3.7%和2.4%。对抑郁、焦虑患者治疗率更低，均为2.4%。胡大一教授于2005年1～2月在北京10家二三级医院的心血管科门诊，对连续就诊的患者进行调查，在3260例患者中，焦虑发生率为42.5%，抑郁发生率为7.1%；在心血管科最常见的冠心病和高血压人群中，抑郁发生率分别为9.2%和4.9%，焦虑发生率分别为45.8%和47.2%。刘梅颜等调查了347例在北京大学人民医院心内科门诊就诊的患者，其中心理疾病的发生率为40.4%，包括单纯心理疾病12.7%和躯体疾病和心理疾病共病27.7%。

德国的一项涉及46个医疗单位的研究，统计了65岁以上的63 104位男性和86 176位女性人群，结果发现心血管疾病和代谢疾病的患病率是30%～39%；焦虑抑郁合并躯体症状，以及慢性疼痛的患病率为22%～34%；神经精神性疾病患病率为0.8%～6%。总体看，65岁以上人群中有50%至少患一种上述慢性疾病。美国最近报道了一组153位退伍军人因心力衰竭行心脏再同步化（CRT-D）治疗患者的回顾性对比研究，其中42.5%合并情绪障碍。研究显示合并情绪障碍与不合并情绪障碍患者心力衰竭加重的发生率为47.7%和27.3%（$P=0.009$），心力衰竭加重和死亡的人数两组的比例为58.5%和39.8%（$P=0.022$），证明情绪障碍是心力衰竭患者的独立的预后预测因素。对于稳定性冠心病的患者，美国一项500多例患者的研究发现是否合并心理疾病是病死率的独立预测因素。高血压、冠心病、焦虑障碍三组患者，多元横断面研究表明，焦虑与高血压呈双向的相关性。澳大利亚对心脏手术后新发房颤的情况进行研究发现，术后有焦虑抑郁的患者，房颤的发生率显著增高。另外高龄也是房颤发生的危险因素。

二、老年人经常遇到的社会心理问题

老年人在个人生活和社会交往中常常会遇到以下一些情况，如果处理不好就会对老年人的心理造成不良影响，甚至危害到老年人的健康。

1. 退休和社会职能变动带来的影响

如对退休的态度、心理准备、心理接受程度、心理过渡性适应等。

2. 家庭和家庭社会关系状况带来的影响

如夫妻关系、与子女之间的关系、祖孙关系、家庭内部及亲属之间的各种关系等。家庭是老年人生活的主要场所，老年夫妻之间、子女、婆媳、翁婿、祖孙之间等关系状况直接影响到老年人的情绪状态。家庭变故，尤其是丧偶、丧子对老年人的刺激更大，特别对心血管疾病患者将带来非常不利的影响。

3. 衰老带来的心理影响

随着年龄增长，人的视力、听力减退，反应迟钝，动作迟缓，与社会接触、与人们的交往减少。精神智力方面出现精力不足、记忆力减退等表现。身体相貌也会发生一系列的变化：如皮肤松弛变皱、脂肪增加、老年斑产生、头发稀少变白、性功能减退等。这些变化都对老年人的心理造成不同程度的影响和压力。

4. 经济问题的影响

许多情况表明：经济收入与老年人的精神心理状态有着重要的联系。很多家庭纠纷、两代关系不和睦多与经济问题有关，对老年心血管患者的不良影响更大。

5. 生活事件的影响

凡是生活的某种重要变动都可以称为生活事件，虽然老年人较年轻人这种变动少；且老年人生活经验丰富，经历的事情多，对生活事件不会过分震惊。但是，由于老年人事业发展的鼎盛时期已过，对晚辈的期望大，再经历变故、贫困等生活事件也会有很大的精神压力，而这种压力必然对其情绪和身心健康产生程度不同的伤害。Wildes等认为负性生活事件的发生可增加情感障碍的危险性，是抑郁症的独立预测因子。

三、"双心"之间的相互作用

精神心理因素和心血管疾病之间关系复杂，包括精神心理因素对心血管系统的影响，和心血管系统的变化对精神心理状态的影响：①精神心理问题可导致不健康生活方式，如吸烟、不健康饮食和体力活动减少，进而导致心血管疾病危险因素的发生与发展（如肥胖、高血压、高血糖和高血脂）。②精神心理问题可使机体产生一系列病理生理变化，包括自主神经功能障碍、激素分泌失衡、代谢异常、炎症、胰岛素抵抗和内皮功能失调，导致冠心病发病风险增加。③精神心理问题的存在，如抑郁、焦虑，使患者不坚持治疗，治疗依从性差则可导致心血管疾病进展。

四、精神心理障碍的病理生理机制

1. 循环系统的病理改变

研究发现导致精神心理障碍的病理生理机制包括诸如交感神经紧张、儿茶酚胺水平增高、皮质醇增多、血小板激活、炎症反应增强等，使心率变异性减小、心肌负荷增加、心功能减低。血小板聚集作用增强，血液黏稠度增高，易形成血栓；内皮细胞激活促使黏附分子等炎症介质产生增多，更容易发生支架内再狭窄，这些均加重了心肌缺血，导致术后主要心血管事件的发生。近来研究显示，冠心病经皮冠状动脉介入术（PCI）术后合并抑郁者其血清中炎症指标白介素-6明显升高，且升高的幅度与抑郁的严重程度呈正相关。

2. 神经轴及介质作用

抑郁、焦虑、慢性应激等导致冠心病预后不良的病理生理机制主要表现为下丘脑-垂体-肾上腺轴和交感神经系统功能亢进，导致血中皮质醇、去甲肾上腺素和肾上腺素水平升高，继而产生血小板功能异常、自主神经功能障碍、内皮功能损害及炎症反应等。

3. 共同的病理生理学机制

在精神心理问题和心血管疾病之间可能存在共同的病理生理学机制，有相同的神经生化、内分泌和神经解剖的改变。如下丘脑-垂体-肾上腺皮质轴（HPA）兴奋性增加、交感神经和肾上腺的过度兴奋、心率变异性降低、血小板受体改变、炎症介质分泌增加等，这些改变均可进一步导致心肌电生理活动的不稳定和高血压的加重。

4. 心率变异性改变

抑郁焦虑患者表现为自主神经功能受损，尤其是伴有睡眠障碍的患者。自主神经兴奋性改变是导致高血压合并抑郁焦虑预后恶化的可能机制之一，中枢系统的神经介质（如乙酰胆碱、去甲肾上腺素、5-羟色胺和多巴胺）也参与心率变异性的调节。

5. 内皮功能紊乱

Mazereeuw研究探讨了冠心病伴有抑郁症的病因学，认为血小板活化增强、氧化应激、血管内皮功能紊乱是导致冠心病伴有抑郁症的病因机制，不仅与抑郁症有关还与神经变性的病理学-认知功能下降有关。

6. 相互作用

心理因素和躯体因素均会引发紧张反应。紧张反应和抑郁焦虑的共同之处在于两者均会使血压升高、心率加快、应激能力增强；不同之处在于前者可作为良性应激出现调动人体潜能，具有一定的时限性，后者往往使患者不能适应机体的调节反应，致使原本正常的应激反应逐步演变为病理状态，使得原应短期存在的现象持久起来，如HPA 的持续兴奋和交感神经的亢进。值得重视的是，尽管生活事件与抑郁密切相关，仍有部分抑郁患者并无明显的生活事件，这就是抑郁的"内源性"。

7. 心理障碍与睡眠紊乱

对于伴有心理障碍的冠心病危险因素的一个更为复杂系统方法的确认很难，而且这种心理障碍是集中发生在睡眠过程中，抑郁症、焦虑、精神病患者可增加冠心病的风险，但不清楚是否心理健康和冠心病的关联存在一个较宽的范围过程；冠心病事件风险增加是存在的，包括从开始到试验结束的一系列心理障碍过程中。

五、老年心血管科心理障碍患者常见的临床表现

作为心内科医师，常常发现有不少心脏病患者整日愁容满面，情绪低落，周身有各种的不舒服，但是不少症状与心血管疾病本身无关，且查无客观器质性病变证据，即为医学无法解释的症状（UMS），而抗焦虑、抑郁治疗有效。老年心血管疾病患者更是主诉很多，并且常常涉及多个系统、多个脏器。他们可能是心力衰竭、心绞痛发作、心肌梗死，以及发作性心动过速时心肌缺血、心功能下降导致心输出量减少的结果，表现为脑衰症状群，可出现焦虑、抑郁、恐惧等，即焦虑、抑郁的成因可能与心脏病的发作直接有关，由心血管病诱发，有因果关系或伴发并存，且抑郁情绪的存在和心脏病的发作往往相互影响、相互作用、相互强化。如心脏病患者可出现情绪低落、注意力不集中、记忆力下降、睡眠障碍、疑病观念等。同时，抑郁情绪又会对冠心病的发生、发展产生负性影响，增加急性心肌梗死患者的病死率。

心理障碍的大多数患者都可表现出各种各样身体多部位多系统的不适症状，这就是心理障碍的躯体形式化问题。值得关注的是，存在心理障碍躯体化症状的患者，常会比躯体疾病本身还要有更严重的社会功能残缺，所引起的绝望、无助也往往超过一般躯体疾病所带来的痛苦，其产生的后果有时是极其严重的。

心理障碍的躯体形式化，是个人的或社会的压抑所致的一种表现，是心理障碍的一种转移和替代。换言之，诉说的是躯体症状，表达的则是社会、心理方面的问题。在综合医院心理障碍早期临床表现多程度较轻，像心理专科那样典型焦虑抑郁并不多见。

2013 年 5 月美国精神病学会（APA）年会上发布了《精神疾病诊断与统计手册》第 5 版（DSM-5），其中将综合医院主要以躯体症状为表现的心理障碍定名为躯体症状障碍，这是重新界定综合医院心理障碍的一个转折点。该手册不再强调综合医院患

者心理障碍或焦虑抑郁的诊断，弱化心理疾病的标签，更好地贴近综合医院非心理专科心理障碍的表现形式。其次，综合医院的心理障碍患者对其心理障碍多持否认态度，其更愿意接受躯体疾病造成的症状，而不愿意接受由心理障碍所造成的症状，故常不能接受心理专科医生诊治。另外，综合医院心理障碍患者常常还伴有器质性躯体疾病，处理起来比单纯心理障碍更为棘手，显然这些患者由心理医生诊治会存在困难。

重新认识心理障碍发展的过程，有利于提高综合医院早期识别心理障碍的意识，毛家亮教授把心理障碍发展分为四个阶段：躯体症状阶段、焦虑阶段、焦虑抑郁阶段和抑郁阶段。综合医院心理障碍患者，往往处在躯体症状阶段、焦虑阶段或焦虑抑郁阶段，真正的抑郁发作相对不多见。

六、老年心血管疾病合并精神心理障碍的识别

对于精神心理障碍的识别方法，目前主要有定式访谈、他评焦虑抑郁量测评表、自评焦虑抑郁量表三种。然而前两者需要精神科专科医生或者经其特殊培训合格的人员完成。

由于心血管内科门诊具有患者数量大及临床诊疗节奏快等特点，心血管医生对患者的情绪体验难以逐一澄清，因此在心血管门诊，运用简洁的工具对患者进行焦虑抑郁的初筛和可靠的二次筛查非常重要。Lichtman 等推荐心内科医生使用健康问卷 PHQ-2 来筛查抑郁患者，也就是用两个问题来筛查。问题一："近2周是否做事情没有兴趣和乐趣？"问题二："近2周是否感到情绪低落、沮丧或者绝望？"对任何一个问题回答"是"，建议其进行 PHQ-9 测试，如果得分＞10分，建议转诊至更专业的抑郁诊疗机构。对于心血管科患者焦虑抑郁的筛查，《在心血管科就诊患者的心理处方中国专家共识》推荐采用简短的三问法，初步筛出可能有问题的患者：①是否有睡眠不好，已经明显影响白天的精神状态或需要用药？②是否有心烦不安，对以前感兴趣的事情失去兴趣？③是否有明显身体不适，但多次检查都没有发现能够解释的原因。三个问题中如有两个回答"是"，符合精神障碍的可能性为80%。

量表推荐使用患者健康问卷9项（PHQ-9）、广泛焦虑问卷7项（GAD-7）和躯体化症状自评量表。

七、老年人"双心"疾病的治疗

精神心理障碍在心血管疾患者群中具有较高的发病率，心血管疾病合并抑郁，特

别是心肌梗死后及急性冠脉综合征合并精神心理障碍的患者具有较高的病死率和较差的预后，因此对合并精神心理障碍的干预是必要的。对于心血管疾病合并精神心理障碍的干预，需要综合的疾病管理模式，既要兼顾躯体疾病的治疗、加强心脏病的二级预防，又要注意精神心理障碍的干预，这也是近年来胡大一教授提倡的"双心医学"的模式。在"生理-社会-心理的综合模式"下，"双心医学"模式既是人性化也是理性化的治疗模式。"双心医学"提倡不仅关注患者心脏，更要关注患者心理，从而达到"心身"协调，真正体现了疾病诊治过程中"以人为本"的理念。"双心医学"的实践会将大量的心理疾患解决在普通门诊，从而方便患者，并节省大量的医疗资源。"双心门诊""双心查房"是"双心医学"在实践中的部分，理想的"双心门诊"和"双心查房"不是由心脏科医生和精神科医生来共同出门诊、共同查房，而是要培养一批既懂心脏又懂心理的临床"双心"医生，从而从疾病整体的角度对心血管病合并的精神心理障碍及早识别、及早诊断及综合治疗。

老年患者的双心疾病临床情况复杂，从环境因素和个性因素导致的单纯精神心理问题，到慢性神经症患者的特殊应对方式，到患病行为异常及适应障碍，到药物不良反应造成的精神症状，以及心脏疾病严重时出现的脑病表现。因此，老年患者双心疾病的治疗需要多种方式融合。

（一）心理支持

由于老年人无工作、子女离家、与亲戚朋友沟通减少，孤独感和社会支持下降是发生精神心理问题的常见原因。因此，鼓励子女抽时间定期看望、陪伴老人，子女应理解老人出现的一些情绪异常或躯体不适症状，多倾听、少批评，积极带老人到医院看病；鼓励老年人积极与外界交流，如参加老年大学、与朋友亲戚结伴旅行等；鼓励老年人学习一项新的技能；鼓励老年人饲养宠物，研究显示，宠物陪伴是一个缓解老年患者精神心理问题的有效方法。

（二）认知行为治疗

从心理上帮助患者重新认识疾病，合理解释患者心脏疾病转归和预后，纠正患者不合理的负性认知，恢复患者的自信心，可使很多患者的焦虑抑郁情绪得到有效缓解。临床医生须帮助患者认识到其目前的病情与精神心理障碍可能有关，同时帮助患者正确判断其心血管疾病的严重程度，客观评价患者临床症状与心血管疾病之间的关系，让患者自己认识到夸大的疾病和症状。详细解释精神心理障碍治疗的必要性，解释药物使用过程中的特点和注意事项，以取得患者对疾病诊断的充分理解和对治疗的积极配合。

（三）运动治疗

大量研究证明，运动改善心血管病患者生存率的同时能够改善患者的焦虑、抑郁症状。Lavie 等进行的随机对照研究显示，运动训练可改善冠心病患者的焦虑和抑郁症状，并且不论患者是年轻人还是老年人都有效。Lavie 等对 522 例冠心病患者追踪观察平均长达 4 年，结果显示运动治疗能使合并抑郁障碍的冠心病患者病死率降低 73%，同时该研究结果还提示只需较小程度改善患者的心肺功能，即可降低抑郁障碍的发病率及冠心病患者的病死率。国内学者研究同样得出相似结论，运动治疗对心血管疾病和负性心理应激两方面都有肯定疗效。运动治疗对于冠心病的益处已成为医学界的共识。研究证明，运动能够改善患者的焦虑、抑郁症状；运动治疗能使合并抑郁的冠心病患者病死率降低 73%。

（四）老年人健康生活方式

适当进食高质量蛋白、未加工碳水化合物、不饱和脂肪、足够量的蔬菜水果对保证老年人的营养和体能非常重要，避免进食过量高糖和精细碳水化合物，导致血糖代谢紊乱，继发一系列生理功能异常。老年人睡眠时间减少，失眠患病率非常高。睡眠质量下降可以导致焦虑抑郁或加重焦虑抑郁，因此指导老年人养成规律的睡眠作息习惯，营造安静舒适的睡眠环境，睡前避免饮咖啡、浓茶、酒精及剧烈运动，避免阅读和观看情节紧张或兴奋的书籍或电视节目，对改善睡眠质量非常重要。必要时服用辅助睡眠药物。

（五）抗抑郁药物治疗

抗抑郁药物治疗对老年双心疾病患者的疗效同年轻个体一样有效。抗抑郁焦虑药物包括：单胺氧化酶抑制剂、三环类抗抑郁药和四环类抗抑郁剂、5-HT 受体拮抗和再摄取抑制剂（SARI）、5-HT 和去甲肾上腺素再摄取抑制剂（SNRI）、多巴胺和去甲肾上腺素再摄取抑制剂、氟哌噻吨美利曲辛复合制剂等。五羟色胺再摄取制剂（SSRI）是当今治疗焦虑、抑郁障碍的一线用药，由于一般 2 周以上起效，适用于达到适应障碍或更慢性焦虑和抑郁情况的患者，包括氟西汀、帕罗西汀、舍曲林和西酞普兰。研究认为该类药物用于心血管病患者相对安全。

（六）综合治疗

老年双心疾病患者的治疗要考虑到多种合并因素，如患者发生精神心理问题的主要原因是孤独，单纯药物治疗的效果有限，必须同时帮助患者改善孤独感，增加社会支持；又如患者的精神心理问题继发于心血管疾病，疾病症状的存在或加重是导致患者发生精神心理问题的主要原因，治疗上需要先积极治疗心血管疾病，缓解心血管症状，如仍存在影响疾病恢复和生活质量的精神心理问题，同时给予抗抑郁药物治疗。需要注意的是，老年患者本身代谢功能和器官功能下降，同时服用多种慢性病治疗药物，服用抗抑郁药物容易出现不良反应，因此服用抗抑郁药物时需要密切监测。心血管医生要注意一些"危险"病例，如难治性病例、依从性不佳的病例、重症和危险病例，伴有明显迟滞、激越、幻觉或转为兴奋、敌对、有自伤或自杀危险或有伤人危险的，尤其要转诊。对于投诉病例，抱怨不同医生处理不当，依据并不充分的也要注意会诊或转诊。

第十一章 老年患者多重用药安全管理

第一节 老年患者多重用药现状

多重用药属于老年综合征之一，已成为现代老年医学研究的重点内容。目前对于多重用药尚无统一公认的定义，但通常将患者同时使用 5 种以上药物视为多重用药。在我国，42% 的老年人同时患有两种及以上疾病，以高血压、糖尿病、冠心病、脑卒中、慢性呼吸系统疾病组合最为常见，且患病率呈逐年增高的趋势。治疗中常多药合用，包括与其他药物相互作用风险未知的中成药，平均 9.1 种，多者达 36 种；50% 的老年人同时服用 3 种药物，25% 的老年人服用 4 ~ 6 种药物。我国部分地区横断面调查显示：北京市 80 岁以上老年人人均服药数量为 7.5 种，多重用药比例达 64.8%；安徽省 80 岁及以上老年人日口服药种类大于 5 种的比例为 82.4%；香港地区 65% 的老年人服用 5 种以上药物，10.8% 服用 10 种以上药物。

据文献报道，美国老年人平均用药 10 种，65 岁以上女性患者中有 28% 用药超过 5 种、12% 超过 10 种，75 ~ 85 岁社区老年患者中多重用药率高达 36%；欧洲 51% 的 80 岁老年患者用药超过 6 种，其中苏格兰 85 岁及以上老年人中约有 35% 正在接受 10 多种药物治疗；韩国服用 6 种及以上药物的老年人占 86.4%。这些数据显示高龄共病患者多重用药情况普遍存在。

多重用药常见疾病包括心脑血管疾病、代谢性疾病、消化系统疾病、呼吸系统疾病等。闫雪莲等对北京协和医院末期老年住院患者多重用药及药物重整进行调查，分析末期老年住院患者慢性病、老年综合征特点和用药情况，患者慢性病占比前 3 位的依次为恶性肿瘤（76.8%）、高血压（56.6%）及冠心病（39.4%），前 3 位老年综合征依次为多重用药（出院带药 ≥ 5 种，72.7%）、营养不良或营养风险（72.7%）及便秘（45.4%）。另有报道，长期护理机构老年患者多重用药率为 38.1% ~ 91.2%，且多重用药可导致入院风险、药物不良反应（ADR）、跌倒及其他不良结局，严重影响老年人生活质量，对卫生保健资源支出产生重大影响，已成为全球性的重大公共卫生问题。

2016 年，中共中央、国务院印发了《"健康中国 2030"规划纲要》，并发出通知，强调要加强老年人健康服务，关注老年人慢性病指导与干预，促进老年人健康管理和健康老龄化；推进合理用药，以促进医疗服务水平和质量。2017 年，WHO 发布关键行动领域用药安全管理三个方面的技术报告，多重用药的用药安全行为即属于其中之一，旨在鼓励全社会采取行动实施用药安全管理，促进全球尽早采取有效行动和规划，解决用药安全问题，保护患者免受医源性伤害，使药物治疗的获益最大化。

第二节　老年患者多重用药的潜在风险

近年来，大量国内外研究报道老年人多重用药的潜在风险。多重用药可增加 ADR 和药源性疾病风险，增加老年人不适当用药和"处方瀑布"概率，增加用药错误发生率；增加老年人药物相关住院率、治疗费用和不良预后概率，增加老年综合征的发生风险等，导致老年患者生活质量下降。

一、药物不良反应/事件

年龄相关的生理变化引起药代动力学和药效学的改变、多药联合治疗时药物－药物的相互作用，以及药物－疾病相互作用的风险，导致共病的老年患者对药物的耐受程度及安全性明显下降，ADR 发生率增加，特别是衰弱及认知能力下降和功能状态受损的高龄老年患者更容易发生药物不良事件（ADE）。ADR/ADE 是计划外住院、发病率、死亡率和医疗费用增加的重要原因。

大量研究显示，与用药数＜5 种的老年患者相比，接受 5～7 种药物治疗的老年患者发生严重 ADR 的风险增加约 1.58 倍，而接受≥8 种药物治疗的患者发生严重 ADR 风险增加约 4 倍。服用≤5 种、6～9 种及≥10 种药物的老年患者 ADR 发生率分别为 7.32%、10.78% 和 22.12%。目前，我国 40% 的卧床老年患者处于潜在不良的药物相互作用（ADI）危险之中，其中 27% 的老年患者处于严重危险状态。

2021 年度国家药品不良反应监测报告显示，从不良反应涉及患者年龄看，65 岁及以上老年患者占比持续升高，2021 年为 31.2%。在化学药品、生物制品不良反应/事件报告中，65 岁及以上老年患者占 31.4%；中药不良反应/事件报告中，65 岁及以上老年患者占 29.3%。近年来，心血管系统用药不良反应/事件报告数量及严重报告占比均呈现上升趋势，2021 年药品不良反应/事件报告涉及的化学药品中，心血管系统用药的例次数排名第 2。

以上信息提示，老年患者受基础疾病较多、机体代谢水平较差，以及用药情况复杂等因素影响，发生 ADR 的风险更大，因此应持续重点关注老年人群用药安全。

二、药物相互作用

联合用药、多重用药可增加药物相互作用的概率，有些还可能导致严重后果。ADI 本质是药物的药效学、药动学特点由于联合用药的存在而发生改变，药物联合使用导致药物疗效和（或）不良反应发生变化，使药物相对过量，导致不良反应或疗效增加；或使用药物剂量相对不足，导致疗效降低。药物相互作用通常是可以避免或控制的，ADI 导致的药源性损害属于医疗差错。

老年患者由于肝肾功能减退及多种疾病共存，发生药物相互作用的风险随之增加，由此可能造成严重的临床后果甚至死亡。

（一）药物相互作用的分类和机制

药物相互作用按照发生机制可以分为代谢酶、转运体、靶点或疾病介导的相互作用，按照作用影响指标可以分为药效学相互作用和药动学相互作用。

1. 药物药效学相互作用

药物药效学相互作用是联合用药作用于同一生物学活性位点产生的影响，是在正常血药浓度下的药理作用改变引起的。药效学相互作用可以对疗效产生协同或拮抗，这也是引发药物不良事件（ADE）的机制。它包括两个方面：①疗效相加、协同或拮抗作用；②药物毒副作用相加、协同或拮抗作用。药效学方面的药物相互作用一般比较直观明确，发生的概率也较低，比较容易识别和掌握。

药效学相互作用一般可根据药物药效学特点推测和预知。有时为了提高疗效、降低不良反应或延缓耐药发生而有意联合用药。如血管紧张素Ⅱ受体拮抗剂（ARB）类降压药氯沙坦抑制肾素-血管紧张素-醛固酮系统，可导致轻度的水、钠潴留；利尿药氢氯噻嗪可通过利尿作用降低血压，还可抵消氯沙坦对血钾升高的影响。

2. 药物药动学相互作用

药物药动学相互作用是指一种药物改变了另一种药物的吸收、分布、代谢和排泄规律，从而使血药浓度升高或降低，影响药物疗效，严重者可导致不良反应甚至危及生命。药动学相互作用包括药物代谢酶、转运蛋白等活性单元因为基因多态性而导致的活性变化，其中代谢性药物相互作用发生率最高。参与代谢性药物相互作用的因素主要包括三类：①药物代谢酶；②药物转运蛋白（也称转运体）；③药物代谢活性单元的基因多态性。多药联用可能会对参与药物转化的细胞色素酶（CYP）和转运体产生抑制或诱导作用，改变药物在体内的过程，从而影响药物的代谢速率和作用部位药物浓度，导致药物间产生相互作用。

3. 药物代谢酶介导的药物相互作用

CYP酶和转运体对药物在体内转化过程的影响是临床上出现药物相互作用所导致不良反应的主要原因。多数药物在肠道和（或）肝脏中经过CYP450酶系代谢，CYP酶系被抑制或被诱导是导致代谢性药物相互作用的主要原因。酶的抑制或诱导又存在个体差异，受到种族、年龄、疾病、基因多态性、诱导剂的半衰期和剂量，以及肝功能等多种因素的影响。

（1）酶的诱导 可增加生物转化率，从而降低药物浓度，表现为药物作用减弱；若代谢形成活性产物，则会增加药物的作用或毒性。

（2）酶的抑制 可增加药物浓度，延长药理作用时间，导致药物毒性反应增加。酶抑制作用所致药物相互作用的临床意义大于酶诱导作用，约占代谢性相互作用的70%。药物对CYP450酶的抑制作用包括：①竞争性抑制，通常发生在两种药物都是同一个酶的底物时，会产生底物之间的竞争，抑制彼此的代谢。②作用机制相关的抑制，如葡萄柚汁中的呋喃香豆素类对CYP3A4有抑制作用，导致钙通道阻滞剂、他汀类、环孢素等药物的血药浓度显著增加，从而造成毒性反应。③非选择性抑制，药物对多个CYP450同工酶有抑制作用，缺乏选择性。

（3）基因多态性 至少1%的人群因非随机因素基因突变从而产生多态性，导致这类人群中出现对外源性物质代谢能力明显不同的亚群。具有临床意义的基因多态性有CYP2D6、CYP2C9、CYP2C19。

（4）对临床治疗的影响 多药联用时，作为抑制剂的药物抑制CYP酶活性，使得作为底物的药物代谢速率降低，增加血药浓度；作为诱导剂的药物可增加产生毒性物质的底物药物的代谢。代谢酶介导的药物相互作用可以导致药效降低乃至丧失，也可因酶活性的增高而使药物原型与代谢产物之间的平衡被打破而产生毒性，引起严重的临床后果。对于通过CYP酶代谢并以原型发挥药效的药物而言，酶诱导会降低药物的血浆浓度和暴露，加快药物清除，导致疗效减弱甚至治疗失败。

（二）药物相互作用的临床意义

1. 药物相互作用产生的临床后果及其建议

可以分为期望的、无关的和不良的相互作用。无关的药物相互作用占多数，需要关注的是ADI。根据药物相互作用的临床后果和不同情况确定临床建议：①避免合用；

②谨慎合用；③可以合用。

2. 影响药物相互作用临床意义判定的因素

（1）药物的安全范围或治疗指数 安全范围较大的药物相互作用的临床意义有限。治疗窗窄的药物，一般需要常规进行血药浓度监测以调整用药剂量，如地高辛、环孢素、他克莫司和一些抗癫痫药物；华法林可以通过检测国际标准化比值调整用药剂量。对于这类治疗窗较窄的药物，当与其他药物合用时可能存在有临床意义的相互作用，可以通过调整给药剂量和给药间隔谨慎联合用药。

（2）药物相互作用的严重程度 根据诱导剂/抑制剂对敏感底物的诱导或抑制程度不同，可以分为强、中、弱三个等级进行提示。如果一个敏感底物与强抑制剂或强诱导剂合用，则可能发生具有临床意义的药物相互作用。

三、药物相关问题

受年龄影响，老年患者药效学和药动学均发生改变，增加了其发生药物相关问题（DRPs）的风险。如何系统化识别、干预，同时减少临床出现 DRPs，最终形成标准化的药学监护模式，是国内外药学工作者一直在探索的问题。

（一）药物相关性问题的概念

DRPs 这一概念在 20 世纪 90 年代首次由美国 Hepler 和 Strand 两位专家提出，他们将其定义为"是患者经历的与药物治疗相关的非期望事件，这些事件可能实际或潜在地影响患者所期待的治疗结局"。DRPs 可增加患者的发病率、住院率甚至死亡风险，给患者和社会带来一定的经济负担。

研究发现，多重用药老年患者中，73.24% 的患者存在药物相关问题，接近 60% 的药物相关问题与治疗有效性相关，且 64.81% 的药物相关问题对老年人健康存在潜在不良影响。欧美国家关于应对社区老年人群 DRPs 的药物审查（MR）模式历经了数十年的探索与发展，已逐渐趋于成熟。而我国对社区老年患者 DRPs 的研究起步较晚，基层医疗机构尤其缺乏应对 DRPs 的有效管理方法。

（二）药物相关性问题的分类

科学的 DRPs 分类系统是研究 DRPs 最行之有效的方法。由于各国对 DRPs 的理解不同，目前尚无统一分类标准。但经过公开验证、实用性强的主要有西班牙的 Granada-Ⅱ分类系统、美国的 Strand 分类系统、瑞典的 Westerlund 分类系统、澳大利亚的 DOCUMENT 分类系统和欧洲的 PCNE 分类系统等。

不同的药物相关问题分类系统的制订方式不同，侧重点也各不相同。例如 Granada－Ⅱ分类系统将 DRPs 定义为健康问题，重点关注患者需求与药物治疗结果之间的关系；Westerlund 分类系统更多关注 DRPs 的原因和分类，忽略相关干预及其临床意义；Strand 分类系统侧重于满足患者有关药物治疗的需求，根据患者意见制订目标并判定结果，在 DRPs 的分类过程中患者意见被认为同等重要；DOCUMENT 分类系统是在 PCNE 和 Strand 分类系统的基础上通过细化分类、加入患者教育等内容改良而成，侧重于患者观点和治疗结果，主要用于社区药房，医院的适应性有限。相比之下，PCNE 分类系统最大的优势在于能够将治疗过程中的药物相关问题和原因明确区分，药师可以借助该系统进行详细的 DRPs 分类分组和针对性干预，并以指标来评价问题的解决程度。

1. PCNE 分类系统

（1）1994 年欧洲药学监护联盟（PCNE）开始构建 PCNE 分类系统。该系统将 DRPs 定义为一个实际存在或可能存在的影响健康保健结果的药物治疗事件或情况。它可用于 DRPs 的定性及发生率的研究，也可作为过程指标来评价药学监护成果。该系统定期更新和验证，具有良好的实用性与内部一致性，历经近 30 年的 18 次调整，目前已更新到 2020 年（V9.1）版本。自第八版起，与之前的版本不再兼容。第九版较第八版差别较小，主要区别在于"原因"部分增加了一个新分类——患者转诊相关，是考虑到患者在不同医疗系统或科室之间转移的典型问题，具有现实意义。

PCNE 分类系统（V9.1）包括问题（Problem）、原因（Cause）、介入方案（Intervention）、介入方案的接受（Acceptance），以及 DRPs 状态（Outcome）5 个基本分类和更为详细的二三级目录，适用于社区药房、老年护理机构及各级医院。药师可率先评估患者的药物治疗方案，识别药物相关问题，以有效性、安全性为依据进行问题分类，并从药物选择、药物剂型、剂量选择、治疗疗程、调剂、药物使用过程、患者相关、患者治疗地点的转换这 8 个方面分析原因。随后药师分别从医生、患者、药物层面实施干预方案，追踪患者病情并记录干预方案是否被接受，以及问题解决的状态。

PCNE 分类系统能分类所有的药物相关问题，便于操作使用。然而，该分类系统需要先判定药物相关问题的原因，但在很多社区药房，这些原因往往很难界定。另外，PCNE 分类类别中药物选择不当和药物使用不当也很难区别，与 Granada－Ⅱ分类系统相同，患者治疗的目标和需求是由医务工作者基于其自身的科学理论知识而确定，患者的意见并不起决定性的作用。

（2）国外 DRPs 研究以前瞻性研究为主，多在老年患者中开展，研究方向可主要概括为以下几个方面。①确定 DRPs 发生率与分类，评价患者用药现状。有研究指出，

DRPs 在住院患者中发生率较高，介于 45.2% ~ 91.8%。老年患者由于身体功能减退，多病共存，多药共用现象严重，DRPs 发病率普遍较高；Huri 等针对 208 例 2 型糖尿病伴血脂异常的老年患者的研究发现，91.8% 的患者至少存在 1 种 DRPs，其中，潜在药物–药物相互作用（18.0%）、未服用或给药（14.3%），以及对健康、疾病认识不足（11.8%）较为常见。②评价药学服务实施效果，探讨药师价值。Nielsen 等运用 PCNE 分类系统评价丹麦急症病房药学服务开展情况，在 1724 个处方中，识别出 538 个药物相关问题，干预措施的总体接受率为 76%，表明研究建立的药学服务效果良好，药师在临床上能够发挥自身价值。③根据 DRPs 分类进行影响因素分析。DRPs 的影响因素包括年龄、肾功能不全、用药数量、疾病数量、病程、文化水平及患者依从性等，多重用药、依从性差、肾功能降低均为可预防的危险因素。

随着患者对药学服务需求的提高和药师对于 DRPs 研究的重视，近年来，国内开始将 PCNE 分类系统引入药学服务实践过程中，侧重点主要围绕在以下三个方面：①老年患者 DRPs 研究；②住院医嘱点评；③对 DRPs 干预效果的评价。张晋萍等在对 574 例住院老年高血压患者的 DRPs 研究中发现，490 例患者共存在 1269 例次 DRPs 问题，其中 45.31% 与治疗有效性相关，32.07% 与治疗安全性相关，22.54% 与不必要的药物治疗相关；研究共识别出 1768 个相关原因，其中 66.91% 是药物选择、20.30% 是剂量选择；数据分析结果表明，用药数量、年龄、疾病数量、合并糖尿病与 DRPs 数量存在正相关，且合并糖尿病患者更容易出现 DRPs。白向荣等在 152 例多重用药的老年患者中开展 DRPs 研究，识别出 300 个药物相关问题，其中 DRPs 发生的次数为 1.97 次/人，并指出药物相互作用为老年患者 ADE 增加的主要原因。祝德秋等将 PCNE 分类系统引入社区慢病患者药学监护中，从 412 例老年慢病患者中识别出 188 例患者共 362 条 DRPs，发现 462 条导致 DRPs 的原因，最多的为患者相关（35.1%），其次为药物选择；共有 602 条干预被接受，其中 356 条（48.2%）被完全执行。提示社区老年慢病患者用药现状不甚理想，多病共存、多重用药和用药依从性不佳是 DRPs 普遍存在的主要原因。

基于 PCNE 分类系统对药物相关问题进行分类和管理，有益于后续的药学干预，减少临床 ADE 的发生，降低老年人多重用药风险和医疗成本。但随着在国内外医院的广泛应用，其存在的局限性也逐渐表露：①临床信息采集缺失导致药学监护的数据不完整，如关于导致 DRPs 发生的人员和 DRPs 严重程度的评估缺失；②原因无法进行分类，如 ADR 原因分析，给药途径、时间、速率及方式等用法不适宜，系统程序错误，设备兼容性差等；③分类困难，如药物选择不当和使用不当难以区分、剂量概念模糊等。

2. Granada – Ⅱ 分类系统

1998 年西班牙提出 Granada 分类系统，明确了药物相关问题的定义，即健康问题，理解为药物治疗引起的消极的临床疗效，由没有完成治疗目标或产生不良影响等原因引起。Granada - Ⅱ分类系统分为必要性、有效性、安全性三类。主要包括患者没有使用给予的药物，使用了没有必要使用的药物；使用了错误的药物；给药剂量及间隔少于或超过规定；ADR。

3. Wester lund 分类系统

Wester lund 分类系统于 1996 年首次提出，2004 年瑞典基于此分类系统建立了国家级的药物相关问题数据库及对其的干预措施。药物相关问题被定义为与患者使用药物相关的状况，这种状况已经或将会阻碍患者获得预期的用药疗效。药物相关问题明确为：用药目的不确定、药物重复使用、药物相互作用、禁忌证、治疗失败、ADR、不足量的药物使用、药物过量服用、服药时间不当/不正确的剂量间隔、药物管理问题、药物容器开启困难、药物储存不当及其他药物相关问题。该分类系统更多关注药物相关问题的原因和分类，而不是相关问题的干预和临床意义。

4. DOCUMENT 分类系统

该系统把药物相关问题分为 8 类，包括药物选择、药物过量或剂量不足、用药依从性、治疗不足、监护问题、教育或信息问题、未分类的问题、药物毒性和不良反应。该系统为药物相关问题的临床干预频率和种类提供了一个非常实用的工具，可预防和阻止药物相关问题的发生。

5. 中国药物相关问题分类系统

由于中外语言文化差异、临床诊疗特点差异，以及药品相关政策不同等原因，上述国外 DRPs 分类系统我们无法完全直接套用。然而，我国的药物相关问题已经很突出，主要表现在药物不合理使用方面，如抗菌药物、中药注射液等的临床应用。因此，理解药物相关问题的外延与内涵，结合我国国情建立有效的分类系统，才能有效监控和干预药物相关问题的风险。

2022 年 8 月，我国首个符合中国人群和医疗模式的科学化、标准化的中国药物相关问题分类系统——《中国药物相关问题分类系统（V1.0）》在上海发布。

（1）系统概况　《中国药物相关问题分类系统（V1.0）》通过多层次结构的分类方式进行编制，共分为 6 个"部分"，各"部分"分别代表一个分类类别，且各"部分"之间是相互独立的，分类的模式和逻辑遵循中国药师实际工作的流程。对"部分"进一步细分，共产生 24 个"一级分类"、96 个"二级分类"，分别给予一级编码和二级编码显示。第一部分为"问题"类别（Problem）：一级分类 3 个、二级分类 5 个；第二部分为"DRP 评价"类别（Evaluation）：一级分类 2 个、二级分类 12 个；第三部分为"原因"类别（Cause）：一级分类 8 个、二级分类 42 个；第四部分为"介入方案"

类别（Intervention）：一级分类 5 个、二级分类 22 个；第五部分为"介入方案接受"类别（Acceptance）：一级分类 3 个、二级分类 10 个；第六部分为"DRP 状态"类别（Outcome）：一级分类 3 个、二级分类 5 个。

（2）分类流程 药师可以通过本分类系统对药学监护过程中发现的 DRPs 进行分类解析，按照"发现药物相关问题（Drug-related problem）→对问题进行分类（Problem）→对 DRP 涉及对象和严重程度进行评价（Evaluation）→分析问题原因（Cause）→提出介入方案（Intervention）→追踪干预接受程度（Acceptance）→评价问题解决状态（Outcome）"的流程，完成对每一个 DRP 的分类解析。

（3）系统特色 较 PCNE 分类系统而言，《中国药物相关问题分类系统（V1.0）》通过新增 DRPs 评价类别，可帮助使用者第一时间清晰地对 DRPs 进行定位。二级分类基本覆盖中国医疗模式下药学监护过程的各个环节。比如"原因"类别（Cause），从患者就诊到患者最终获得药品的全过程中，同时将药物及患者本身属性相关的原因考虑在内。而且，该系统增设了"说明"项，使其清晰易懂，提高药学监护工作的效率，这一点不同于国外的分类系统，也是该系统特色之一。

《中国药物相关问题分类系统（V1.0）》是现阶段比较适合我国人群和医疗模式使用的 DRPs 分类系统。它具有系统、全面的分类条目，结构完整、层次清晰，通过特定的编码使药学服务科学化、标准化，并助力药学监护工作更加严谨、规范，实现安全、有效、经济的目标。

（三）不适当处方

1. 概况

不适当处方指使用的药物超过了可以接受的医学标准范围，或风险超过潜在获益而应该避免使用的药物。欧洲的一项研究表明，20% 的家庭护理老年患者使用了至少 1 种不适当处方。目前，不适当处方的评价方法主要分为以下两类。

（1）基于主观判断的方法 通常根据患者信息和已发表文献来判断处方是否适宜，主要以患者为中心，而非药物或疾病为中心，评价结果依赖于评价者的专业知识和态度，常采用药物适应指数进行评价。

（2）基于客观标准的方法 常用评价工具包括 Beers 标准、老年人处方遗漏筛查工具（START）/老年人不适当处方筛查工具（STOPP）标准等。通常是结合文献综述、专家意见或指南共识得出的方法，是以疾病或药物为导向，评价过程无须太多的临床判断，以 Beers 标准应用较为广泛。

多重用药是不适当处方的重要影响因素。一项涉及欧洲 6 个国家的研究发现，在医师开具的处方中，不适当处方的比例为 22% ~ 77%，且各国的不适当处方比例存在差异，这主要与不适当处方的评价标准不一致有关。同时，多重用药又增加了"处方瀑布"的风险，处方医生并未意识到治疗过程中的新发状况是因 ADR 造成的，不仅没有及时停用"肇事"药物，而且加用另外的药物去对抗新发状况，从而引发新的临床问题，最终导致患者使用药物的种类越来越多。

2. 多重用药不适当处方的表现形式

老年患者多重用药不适当处方主要有以下九种表现形式。

（1）药物剂量、给药频次、给药方法和途径不适宜的处方。

（2）同类药物重复使用的处方。

（3）未经国家药监部门批准的临床适应证的处方。

（4）发生不良事件的风险超过获益的处方。

（5）存在不良的药物－药物相互作用和药物－疾病相互作用的处方。

（6）遗漏对患者有益药物的处方。

（7）不能达到预期治疗目的的药物处方。

（8）不能按预计方案使用药物的处方。

（9）可及性不佳药物的处方。

第三节　老年患者多重用药的风险管理

伴随着药物治疗风险和不良的临床结局，老年患者多重用药将引发一系列医学问题。目前，单病种诊疗指南对于老年共病多重用药患者的指导作用存在诸多方面的局限。因此，亟须全社会加强关注并采取有效的应对策略，对老年患者多重用药的潜在风险进行干预。

一、风险管理原则

老年患者多重用药的风险管理主要应该考虑药物治疗方案的可行性，药物相互作用，ADR/ADE 的风险信号、风险预测及预警。最终优先选择出获益最大、损害最小并且能够有助于改善老年患者生活质量的治疗方案。而这一目标的实现需要医师、药师、患者及其家属三方面都要提高安全用药的认识，共同为老年患者多重用药的安全保驾护航。2018 年 10 月发布的《老年人多重用药安全管理专家共识》就从这三个方面提出了老年患者多重用药风险管理的原则。

1. 医生

（1）联合用药应注意剂量个体化　老年患者用药反应的个体差异比年轻人更为突出，用药要遵循从小剂量开始，逐渐达到适宜的个体最佳剂量。

（2）联合用药应"少而精"　老年患者能给予单药治疗的，不要联合用药；在确保能够达到预期治疗效果的情况下，若需联合用药应尽量减少用药的数量，且优先选择相互作用少的药物。

（3）联合用药应遵循择时原则　根据各种药物时间生物学和时辰药理学的原理，选择药物各自的最佳服药剂量和时间，延长联合用药的时间间隔，在保证疗效的同时，降低药物相互作用的风险。

（4）医患充分沟通　医师应向患者充分告知处方药物的不良反应及发生药物相互作用的可能性。

2. 药师

（1）融入治疗团队　推广由药师和临床医生共同参与临床治疗团队的模式，鼓励药师参与临床查房、会诊和药物治疗工作。药师在充分知晓患者病情的前提下，参与药物治疗方案的制定，监测疗效与安全性及患者教育。

（2）深化处方审核第一责任人的意识　强化药师为用药安全共同负责的理念，认真审核处方或医嘱，识别潜在的用药风险或错误，减少老年多重用药患者的药源性损害。

（3）持续做好患者用药教育　对于老年慢病、共病的多重用药患者，要通过多种途径和方式，经常性、持续地向老年患者宣讲如何发现多种药物或多重用药的不良反应。

3. 患者及其家属

（1）教育并鼓励老年患者配合治疗　鼓励老年患者按时门诊随访，知晓自己健康状况，一旦出现药物治疗相关不良事件应及时就诊。建议有条件的老年患者建立个人专用药物记录册，记录用药情况及 ADR/ADE。

（2）家属要协助患者提高用药依从性　老年患者由于记忆力减退，容易漏服、多服、误服药物，以致难以获得预期疗效，甚至加重病情。家属应定时检查老年患者用药情况，并进行提醒，确保他们做到按时、按剂量、按正确方法服用正确的药物。

（3）教育老年患者及其家属避免随意自我药疗　老年患者不建议凭自己的经验和感受对用药进行调整，例如随便联合用药，包括处方药、非处方药物、中草药、食品添加剂和各类保健品；更不能轻信民间所谓的秘方、偏方，以免造成不良的药物相互作用。

二、老年患者多重用药的风险评估

（一）风险评估内容

由于多重用药在学术界没有统一的定义，因此，对于老年患者进行多重用药的风险评估比较复杂。目前在临床实践中比较常见的风险评估内容主要包括以下七个方面。

（1）评估心理健康因素。

（2）评估疾病负担对健康和生活质量的影响。

（3）医疗服务的预约复诊次数、种类和场所。

（4）药物因素的影响：如服用药物的种类和频率、ADR、ADE 和药源性疾病风险、共病和多重用药等因素。

（5）非药物因素的影响：如饮食、运动计划、心理治疗等。

（6）评估药物治疗结果和多重用药风险，适机减少或停止药物治疗，必要时实施处方精简和药物重整计划；警惕"处方瀑布"现象，强化多重用药的风险干预。

（7）计划回顾随访并评估是否进一步调整治疗方案，包括是否重新开始治疗。

（二）潜在不适当用药评估

1. 潜在不适当用药的定义

潜在不适当用药（PIM）的概念最早由美国加利福尼亚大学的老年医学专家 Mark Beers 于 1991 年提出。它是指药物有效性尚未确立和（或）药物不良事件的风险超过预期的临床获益，同时缺少较安全有效的可替代药物。

2. 老年患者潜在不适当用药评估

老年慢病、共病患者因身体各系统的结构和功能变化，生理、生化储备能力的降低，调节功能的衰退，导致了药效学、药动学改变，机体对药物的耐受性下降。因此，多重用药引发老年患者 PIM 的风险更高，从而使用药依从性下降、ADR 及衰弱为表现的老年综合征的发生率随之增加。

西班牙 STARTREC 研究显示，至少有 50% 的 70 岁及以上年龄的老年患者存在一种或多种 PIM；意大利 REPOSI 研究表明，住院老年患者的 PIM 发生率为 23.5%。因此，识别 PIM 是确保老年患者用药安全非常重要的措施。

一项为期 12 年的前瞻性纵向研究显示，PIM 与骨折和死亡风险等 ADE 密切相关，同时住院费用大大增加。Li 等研究表明，多重用药的风险因素包括年龄增长及合并症增加等，且与多重用药显著相关的影响健康结局包括增加 PIM、潜在药物相互作用、

ADR 发生率和增加医疗保健利用率。因此，多重用药老年患者 PIM 的风险评估及干预措施亟须加强关注和研究。

3. 老年患者 PIM 评估标准

目前尚无特定的老年患者多重用药评估量表或评价工具，常用的老年患者用药评价工具多围绕 PIM。国外老年患者潜在不适宜用药评价工具为预防老年患者 PIM 及其导致的 ADR 事件的发生，欧美各国已经颁布了适用于本国本区域的老年 PIM 评价工具，用于帮助临床医师合理用药。根据指标特征，通常分为无须判断可直接回答的明确标准和需要凭借个人知识判断的隐含标准及 2 种工具的组合。

现有的老年患者 PIM 评估标准主要包括 Beers 标准、STOPP/START 标准、EU（7）PIM 目录、老年人不适当处方工具（IPET）等，其中以 Beers 标准和 STOPP/START 标准应用最为广泛。我国对基于国情和人口特点的老年患者 PIM 标准研制起步较晚，在 2017 年发布了《中国老年人潜在不适当用药判断标准》，用于我国老年人 PIM 评估和干预。

（1）Beers 标准　美国老年医学专家 Beers 在 1991 年组织美国老年医学会、精神药理学、公共卫生及药物流行病学和老年临床药理学等专家共同制定的老年 PIM 量表，包括一般情形下和在某些疾病状态下的老年人应避免使用的药物、需要降低剂量的药物、慎用或需密切监测的药物。除临终关怀和姑息治疗外，Beers 标准适用于所有门诊，急性和制度化护理环境中的 65 岁及以上的患者。该标准能改善用药选择，指导临床医师、药师和患者用药，通过减少老年人接触老年患者 PIM 来减少 ADR 的发生从而改善老年人的护理，并可作为评估老年人护理质量、费用和药物使用模式的工具。

目前，Beers 标准已经进行了 7 次修订更新，最新版本于 2023 年 3 月发布。该标准基于新的临床证据背景，提出了更清晰、更全面的老年人合理用药方案。

从已有研究来看，减少使用 PIM 和改善老年患者用药的整体质量的挑战依然存在，医疗工作者仍需开展更多的工作来解决老年患者使用 PIM 的问题。Beers 标准可以成为解决方案的一部分。

对于临床药师在促进合理用药上可以起到关键作用，协助医师在正确的时机为老年患者处方正确的药物和正确的剂量，避免药物间不良的相互作用，解决影响药物治疗的相关因素等方面遇到的问题，在临床合理用药中发挥专业作用。

同时，Beers 标准也是临床护理和质量改进的宝贵工具，为了能够正确理解并有效实施，医疗工作者应遵循以下几点关键原则：① Beers 标准列出的不适当药物，并不能绝对地应用于所有情况，如临终关怀和姑息治疗；②使用者应阅读每条标准的原因和建议语句，专家组给出的指导非常重要；③了解药物为什么被列在 Beers 标准中，并相应地调整用药方法；④Beers标准的最佳应用包括识别潜在的不适当药物，并在适当的情况下提供更安全的非药物和药物治疗；⑤Beers标准仅仅是确定和改进药物适宜性和安全性的起点，并非终点；⑥Beers标准中包含的药物也不应受到标准的过度限制，药师需针对个别患者制订良好的护理方案；⑦Beers标准并不同样适用于所有国家。

Beers标准是基于证据的工具，可用于老年患者多重用药的指导，但标准的目的并不是要明确哪些药物是绝对不恰当的，而是对一些药物常见问题要引起医疗工作者的关注，医师可以将其作为开具处方的参考，尽可能地给老年患者提供安全的药物治疗方案。

（2）STOPP/START标准　老年人不适当处方筛查工具（STOPP）/老年人处方遗漏筛查工具（START）标准，是2008年由爱尔兰Cork大学组织老年医学、临床药理学、临床药学、老年精神病学及社区医疗等专业的18名专家通过德尔菲法达成共识制定的老年人PIM评估标准。

该标准由STOPP和START两部分组成。第一版标准包含了65条STOPP标准和22条START标准，2023年第三版的循证医学证据对STOPP/START标准的内容进行了更新。STOPP标准按生理系统分为12大类，包括心血管系统、凝血系统、中枢神经系统、肾脏系统、消化系统、呼吸系统、骨骼肌肉系统、泌尿生殖系统、内分泌系统，增加跌倒风险的药物、镇痛药物和疫苗，共包括133条PIM标准；START标准部分列出了57条可能被忽略的，需要考虑应用的药物治疗。

与Beers标准不同，STOPP标准主要从药物与不良反应关系的角度评价处方的合理性，证据更加充分，在欧洲被广泛应用；STOPP/START标准的不足之处在于，该标准虽然涵盖了多系统用药，但诸多条目仅仅停留在药物类别，未明确到具体药物名称，可能造成使用中理解和操作的偏差。但也有研究认为，与Beers标准比较，STOPP/START标准增加了处方遗漏提醒相关内容，例如，容易引起老年人跌倒的药物、老年人使用阿片类药物、药物重复应用问题，更适合用于影响老年患者PIM因素的分析。另有越来越多的研究将Beers标准和STOPP/START标准联合应用，更能够全面评价老年患者PIM情况。

（3）中国老年人潜在不适当用药判断标准（2017年版）　我国于2015年发布了《中国老年人潜在不适当用药目录》，于2017年推出了《中国老年人潜在不适当用药判断标准》。

这一工作参考了美国、加拿大、日本、法国、挪威、德国、韩国、奥地利、泰国等国家和中国台湾地区的老年人PIM标准，以及国家药品不良反应监测中心、全军药品不良反应监测中心和北京市药品不良反应监测中心的老年人严重不良反应所涉及药物情况，还有北京市参与"医院处方分析合作项目"的22家医院60岁以上老年患者的用药数据，采用三轮德尔菲专家咨询法进行遴选，将遴选出的药物按照专家评分的高低分为高风险和低风险药物，并按照用药频度的高低分为 A 级警示和 B 级警示药物，最终形成《中国老年人潜在不适当用药判断标准》。

中国标准包括两部分内容：第一部分为老年人 PIM 判断标准，包括神经系统用药、精神药物、解热镇痛抗炎抗风湿药物、心血管系统用药等 13 个大类 72 种/类药物，其中 28 种/类为高风险药物、44 种/类为低风险药物，24 种/类为 A 级警示药物、48 种/类为 B 级警示药物，每种药物附有 1～6 个用药风险点。第二部分为老年人疾病状态下 PIM 标准，包含 27 种疾病状态下 44 种/类药物，其中 25 种疾病状态下的 35 种/类药物为 A 级警示药物，9 种疾病状态下的 9 种/类药物为 B 级警示药物。

由于我国 PIM 标准研究起步较晚，应用相对较少，标准的适用性及有效性还需要进一步验证。虽然目前被广泛采用的 PIM 评估标准主要由欧美国家制定，但这些标准各有侧重，局限性非常明显，包括地域局限性、标准差异性、覆盖面差异，以及循证证据的缺乏（Beers 标准除外）。国内老年患者评估标准列举了每种药物的风险点和用药建议，但未能对每种药物给出具体的防范措施或替代治疗方案，因此需要进一步修订和完善。此外，目前几乎所有的老年患者 PIM 评价工具都缺少天然药物的内容。特别是在我国，老年人中草药潜在不适当使用目录的研制对保障我国老年患者用药安全具有重要的意义。因此，借鉴国外老年人 PIM 筛查标准，尽早完善我国标准，并积极推广用于多重用药老年患者的临床诊疗，是提高老年患者安全合理用药的重要措施。

三、老年患者多重用药的风险干预

（一）多学科参与老年共病和多重用药管理

在同时具有心血管疾病和其他合并症的老年患者中，多种药物同时使用是必要的，但药物相互作用和多重用药增加了治疗风险。通过医师、药师、护师，以及其他卫生保健人员的多学科团队合作，共同参与管理心血管疾病老年患者的多重用药，以期实现药物治疗的准确性和连续性，最大限度保障老年患者临床用药的安全性和有效性，减少用药差错和 ADR。

（二）处方精简／药物重整

为确保用药安全，美国医疗机构评审国际联合委员会要求在给患者调剂药物之前必须审核药物处方是否适当，确定实际存在或潜在的药物-药物相互作用和药物-食物的相互作用。针对多重用药的老年共病患者，应对所有处方用药进行审核和评估，结合年龄、肝肾功能、伴随疾病、合并用药情况，由相关学科共同参与，评估老年人药物治疗获益和风险比，权衡治疗获益与风险，必要时进行处方精简和药物重整。基于临床实践的处方精简/药物重整模式，可有效控制用药风险，降低患者经济负担，是多重用药风险防范的重要措施。已有研究证明，处方精简对老年患者潜在不适当用药有较好的干预效果，通过对老年患者多种药物的处方进行审核和再评估，减少可能导致患者损害或不适当的用药过程，必要时调整给药方案，进行药物重整。

（三）个性化的老年患者用药监护

为老年患者提供全方位的个性化用药监护和护理照护，有助于降低药物相互作用和多重用药的治疗风险。

1. 评估

评估包括治疗用药评估和全面的老年人评估。应用药物治疗前，评估老年人心血管疾病危险因素，如无特殊原因或禁忌证，推荐给予心血管病极高危、高危患者对症治疗。同时，综合评估老年人的功能状态、认知能力、心理状态、社会和家庭支持情况，以及自我服药管理能力等，了解老年患者多重用药特点及多重用药对健康结局的影响，制订个体化的治疗方案。

2. 监测

药物治疗之前和治疗过程中，需监测肝肾功能、肌酶等实验室指标，观察可能的不良反应和不良事件，确定治疗的必要性和治疗方案，合理调整药物品种和剂量，关注药物相互作用和多重用药的潜在风险。

3. 个性化照护

根据老年共病和多重用药情况，结合专业的家庭医生、护理人员、药学人员和专业的用药教育，为老年患者提供全方位的护理照护和用药监护。

（四）智能化医疗辅助支持系统

应用医疗大数据服务模式管理心血管疾病老年患者及其多重用药，通过数据挖掘以实现预警药物不良事件和多重用药风险，提示关联 ADE 发生的高危因素和高危人群，为 ADE 的早期识别和警示提供技术支持。将不适当用药标准置入计算机处方系统，利用处方审核软件对药物适应证、禁忌证、用法用量、ADR、药物与药物/疾病相互作用、多重用药等进行风险评分，及时提供和评估处方者相关信息，改善处方质量。

（五）实施精准药物治疗管理

中国心血管疾病老年患者发病率持续上升，医疗资源消耗巨大，合理用药是心血管疾病治疗的基石。由于心血管疾病治疗药物的疗效和安全性存在较大个体差异，尤其对于老年患者，传统模式有时难以改善预后，亟须个体化和精准化。精准医学有利推动了个体化药物治疗的发展，随着基因多态性检测手段的不断发展及相关临床研究的不断深入，有望在患者临床特征的基础上制订更为合理的个性化药物治疗方案，为心血管疾病老年患者带来更多获益。

第四节　老年心血管疾病患者联合用药管理

由于老年患者常罹患多种疾病，且心血管疾病的发病率和病死率位居各种疾病之首，常需多重药物联合应用。同时，老年患者常伴有的生理功能减退、器官衰竭，又增加了老年心血管疾病患者的处方中 PIM 的风险。

一、心血管疾病老年患者 PIM

高翔、元刚团队采用 Beers 标准对老年高血压住院患者的 PIM 进行了回顾性研究，发现老年高血压住院患者 PIM 占比 56.5%（313/554 例），多重用药患者比例高达 92.65%，且联合用药种数是老年高血压住院患者 PIM 的危险因素（$P<0.01$）。建议避免使用的药物包括苯二氮䓬类、抗精神病药物、外周 α_1 受体阻滞剂、抗胆碱药、螺内酯（肌酐清除率 < 30 mL/min）。

（一）2023 年版 Beers 标准

基于新的临床证据背景，提出了更清晰、更全面的老年人合理用药方案。其中与心血管疾病相关药物的内容详见表 11-1 至表 11-6。

表 11-1　2023 年版 Beers 标准中与老年心血管疾病患者有关的 PIM

药物	原因	建议	证据强度	建议强度
阿司匹林（用于心血管疾病一级预防）	老年人中阿司匹林大出血风险显著增加。研究表明，在老年人中开始一级预防时，缺乏获益且存在潜在损害。在长期使用阿司匹林的证据较少 注意：阿司匹林常用于心血管疾病的二级预防	避免阿司匹林用作心血管疾病的一级预防。已用阿司匹林进行一级预防的老年患者，应考虑停止处方	高	强
华法林 [治疗非瓣膜性房颤或静脉血栓栓塞（VTE）]	与直接口服抗凝剂（DOAC）相比，华法林大出血风险更高（尤其是颅内出血），对非瓣膜性房颤和 VTE 的治疗效果相似或更差。因此，对于多数有上述疾病的患者来说，DOAC 是首选的抗凝药物	避免将华法林用作非瓣膜性房颤或 VTE 的初始治疗，除非对 DOAC 等存在禁忌或使用障碍。长期使用华法林的老年人，可继续服用，尤其是 INR 控制良好（如目标范围内的时间百分比＞70%）且无不良反应	高	强
利伐沙班（用于非瓣膜性房颤或 VTE 的长期治疗）	在长期治疗非瓣膜性房颤或 VTE 的剂量下，利伐沙班在老年人中的大出血和胃肠道出血风险似乎高于其他 DOAC（尤其是阿哌沙班）。利伐沙班可能有助于提高用药依从性。所有 DOAC 的颅内出血风险低于华法林	避免长期治疗非瓣膜性房颤或 VTE，可选择更安全的抗凝剂	中等	强
双嘧达莫 [口服短效（不含阿司匹林的缓释组合）]	可导致直立性低血压；有更有效的替代方案；静脉给药用于心脏负荷试验	避免	中等	强
多沙唑嗪、哌唑嗪、特拉唑嗪（非选择性外周 α₁ 受体阻滞剂，治疗高血压）	直立性低血压和相关危害风险高，尤其在老年人中；不建议作为高血压常规治疗；替代药有更好的获益/风险比	避免用作降压药	中等	强

续表

药物	原因	建议	证据强度	建议强度
可乐定、肌法辛（中枢α受体激动剂，治疗高血压）	中枢神经系统不良反应高风险；可引起心动过缓和直立性低血压；不建议作为高血压的常规治疗	避免将可乐定作为一线降压药；避免使用其他中枢α受体激动剂治疗高血压	低	强
硝苯地平（速释）	低血压；诱发心肌缺血的风险	避免	高	强
胺碘酮	有效维持窦性心律，但比其他抗心律失常药物毒性更大；如果节律控制优于心率控制，对伴有心力衰竭或严重左心室肥大的心房颤动患者来说可能是合理的一线治疗	避免将其作为心房颤动的一线治疗，除外心力衰竭或严重左心室肥大的心室肥大患者	高	强
决奈达隆	患有永久性心房颤动或近期失代偿性心力衰竭患者预后后差。某些情况下，症状较轻（NYHA心功能分级为I级或II级）的HFrEF患者（如左心室射血分数≤35%）预后也较差	避免用于永久性心房颤动或严重或近期近期失代偿性心力衰竭患者。对症状较轻（NYHA心功能分级为I级或II级）的HFrEF患者谨慎使用	高	强
地高辛（用于心房颤动或心力衰竭的一线治疗）	心房颤动：不作为一线药物，有更安全有效的替代药品。心力衰竭：有效性和安全性证据相互矛盾，质量较低；大多数证据来自HFrEF患者。高级别的证据表明，其他药物作为一线治疗可以降低成年HFrEF患者的住院率和死亡率。心力衰竭患者增加剂量与获益无关，并可增加中毒风险。有限的证据表明停药后的临床结局更差，在当前诊断HFrEF的患者中应谨慎停用地高辛。地高辛肾清除率降低可能导致毒性增加；慢性肾脏病4～5期患者可能需要减量	避免作为心房颤动或心力衰竭的一线治疗。如果用于心房颤动或心力衰竭，避免剂量>0.125 mg/d	心房颤动、心力衰竭，低剂量>0.125 mg/d：中等	强

表 11-2 2023 年版 Beers 标准列出的存在药物 – 心血管疾病相互作用的不适当用药

疾病或综合征	药物	原因	建议	证据强度	建议强度
心力衰竭	西洛他唑；右美沙芬 – 奎尼丁；非二氢吡啶类钙通道阻滞剂（地尔硫草、维拉帕米）；决奈达隆；NSAIDs 和 COX-2 抑制剂；噻唑烷二酮类（吡格列酮）	体液潴留和（或）加剧心力衰竭（NSAIDs 和 COX-2 抑制剂、非二氢吡啶类钙通道阻滞剂、噻唑烷二酮类）；可能增加患有心力衰竭的老年人的死亡率（西洛他唑和决奈达隆）；QT 延长的风险（右美沙芬 – 奎尼丁）。注意：不是心力衰竭患者应避免使用的药物的完整列表	避免：西洛他唑、右美沙芬 – 奎尼丁。HFrEF 患者避免：非二氢吡啶类钙通道阻滞剂。无症状心力衰竭患者慎用，有症状则避免：决奈达隆、NSAIDs、COX-2 抑制剂、噻唑烷二酮类	西洛他唑、右美沙芬 – 奎尼丁、COX-2 抑制剂：低；非二氢吡啶类钙通道阻滞剂、NSAIDs：中等；决奈达隆、噻唑烷二酮类：高	强
晕厥	抗精神病药（氯丙嗪、奥氮平）；乙酰胆碱酯酶抑制剂 (AChEIs)（多奈哌齐、加兰他敏、卡巴拉汀）；非选择性外周 α₁ 受体阻滞剂（多沙唑嗪、哌唑嗪、特拉唑嗪）；三环类抗抑郁药（TCAs）（阿米替林、氯米帕明、多塞平、丙咪嗪）	抗精神病药和 TCAs 会增加直立性低血压的风险。AChEIs 会导致心动过缓，应避免在因心动过缓导致晕厥的老年人中使用。非选择性外周 α₁ 受体阻滞剂会引起体位性血压变化，因直立性低血压引起晕厥的老年人应避免使用	避免	高	强

表 11-3 2023 年版 Beers 标准列出的老年患者 PIM 中慎用的心血管类药物

药物	原因	建议	证据强度	建议强度
达比加群（用于长期治疗非瓣膜性房颤或 VTE）	基于头对头临床试验的结论，达比加群用于 VTE 或非瓣膜性房颤长期治疗，与华法林相比能增加消化道出血风险；基于 Meta 分析和观察性研究的结论，与阿哌沙班相比能增加消化道出血和大出血风险	VTE 或非瓣膜性房颤长期治疗中，谨慎选择达比加群	中等	强

药物	原因	建议	证据强度	建议强度
替格瑞洛、普拉格雷	与氯吡格雷相比，替格瑞洛、普拉格雷可增加大出血的风险，尤其是 ≥ 75 岁的人群。特定患者的心血管获益可能会抵消部分风险	慎用，特别是 ≥ 75 岁的老年人。若使用普拉格雷，建议 ≥ 75 岁的患者用低剂量（5 mg）	中等	强

表 11-4　2023 年版 Beers 标准列出的老年患者应避免的心血管疾病联合用药

对象药物或类别	相互作用的药物或类别	原因	推荐	证据质量	推荐强度
RAS 抑制剂（ACEI、ARB、ARNI、阿利吉仑）和保钾利尿剂（阿米洛利、氨苯蝶啶）	另一种 RAS 抑制剂（ACEI、ARB、ARNI、阿利吉仑）或保钾利尿剂	高钾血症风险增加	慢性肾病 3a 级及以上的患者应避免常规使用	中等	强
锂	ACEI、ARB、血管紧张素脑啡肽酶抑制剂（ARNI）	锂中毒的风险增加	避免；监测锂浓度	中等	强
锂	髓袢利尿剂	锂中毒的风险增加	避免；监测锂浓度	中等	强
非选择性外周 α_1 受体阻滞剂	髓袢利尿剂	老年妇女尿失禁风险增加	避免老年女性使用，除非条件允许	中等	强
华法林	胺碘酮	增加出血风险	尽可能避免。若同时使用，需密切监测 INR	中等	强
华法林	环丙沙星	增加出血风险	尽可能避免。若同时使用，需密切监测 INR	中等	强
华法林	大环内酯类药物（不含阿奇霉素）	增加出血风险	尽可能避免。若同时使用，需密切监测 INR	中等	强
华法林	复方磺胺甲噁唑	增加出血风险	尽可能避免。若同时使用，需密切监测 INR	中等	强
华法林	选择性 5- 羟色胺再摄取抑制剂	增加出血风险	尽可能避免。若同时使用，需密切监测 INR	中等	强

表 11-5　2023 年版 Beers 标准列出的心血管疾病老年患者基于肾功能的 PIM

药物	Ccr 阈值（mL/min）	原因	建议	证据强度	建议强度
阿米洛利	< 30	增加血钾和减少血钠	避免	中等	强
达比加群	< 30	缺乏老年患者疗效和安全性证据	避免；当 CrCl > 30 mL/min 时，若存在药物相互作用，建议调整剂量	中等	强
多非利特	< 60	QT 间期延长和尖端扭转型室性心动过速	Ccr 为 20 ~ 59 mL/min，应减少剂量；Ccr < 20 mL/min，避免	中等	强
艾多沙班	15 ~ 50，< 15 或 > 95	缺乏在 Ccr > 30 mL/min 患者中有效性和安全性的证据	CrCl 为 15 ~ 50 mL/min，应减少剂量；CrCl < 15 mL/min 或 > 95 mL/min，避免	中等	强
依诺肝素	< 30	高危出血风险	减少剂量	中等	强
磺达肝癸钠	< 30	高危出血风险	避免	中等	强
利伐沙班	< 50	缺乏在 CrCl < 30 mL/min 患者中有效性和安全性的证据	非瓣膜性心房颤动：Ccr 为 15 ~ 50 mL/min，减少剂量；Ccr < 15 mL/min，避免；静脉血栓栓塞治疗和髋关节或膝关节置换的 VTE 预防：Ccr < 30 mL/min，避免	中等	强
螺内酯	< 30	增加血钾	避免	中等	强
氨苯蝶啶	< 30	增加血钾和减少血钠	避免	中等	强

表 11-6　2023 年版 Beers 标准关于综合抗凝的推荐

解释	推荐
Beers 标准总结了对华法林、利伐沙班和达比加群的推荐，即应避免或谨慎使用的抗凝药。与"避免"相比，"谨慎使用"表示该药相对较安全和（或）反映相关证据不甚明确。在选择 DOAC 种类和剂量时，需重点考虑患者适应证、肾功能及体质	华法林：避免使用华法林作为治疗非瓣膜性房颤或 VTE 的初始疗法，除非 DOAC 等其他药物是禁忌证或存在使用严重障碍。对于长期使用华法林的老年人，继续使用可能是合理的，尤其是 INR 控制良好（目标范围内的时间百分比 > 70%）且没有不良反应； 利伐沙班：避免用于长期治疗非瓣膜性房颤或 VTE，建议选择更安全的抗凝药； 达比加群：慎用达比加群而非其他 DOAC（如阿哌沙班）长期治疗非瓣膜性房颤或 VTE

（二）中国老年人潜在不适当用药判断标准

我国于 2017 年首次推出《中国老年人潜在不适当用药判断标准》，其中心血管疾病患者用药相关内容详见表 11-7 至表 11-8。

表 11-7　中国老年人 PIM 判断标准（心血管疾病患者用药）

药品名称	用药风险点/使用建议	风险强度
A 级警示药物		
心血管系统用药		
1. 利血平（> 0.1 mg/d，降压 0 号和复方利血平片等）	（1）神经系统不良反应（镇静、抑郁、嗜睡）；（2）体位性低血压；（3）胃肠功能紊乱	高
2. 多沙唑嗪	（1）体位性低血压、脑血管和心血管疾病；（2）尿失禁/排尿障碍；（3）神经系统不良反应（眩晕、轻微头晕、嗜睡）	高
3. 地高辛（> 0.125 mg/d）	严重心律失常（QT 间期延长和尖端扭转性心律失常）	低
4. 胺碘酮	严重心律失常（QT 间期延长和尖端扭转性心律失常）	低
血液系统用药		
5. 华法林钠	（1）个体差异大，蛋白结合率高，过量易致大出血；（2）老年人服用药物多，且生理状态改变，可能的相互作用及单药导致的不良反应风险增加；（3）常规监测凝血指标	低
6. 氯吡格雷	（1）血液系统不良反应（血小板减少、中性粒细胞减少、胃肠道出血、紫癜、鼻出血、眼部出血、血尿、颅内出血）；（2）神经系统不良反应（头痛、头晕、意识混乱、幻觉）	低
泌尿系统用药		
7. 螺内酯（> 25 mg/d）	（1）心力衰竭患者高血钾风险增加，尤其剂量 > 25 mg/d、合并使用非甾体抗炎药、血管紧张素转化酶抑制剂、血管紧张素受体拮抗剂或补钾制剂；（2）避免用于心力衰竭或内生肌酐清除率 < 30 mL/min 的患者	低
B 级警示药物		
心血管系统用药		
8. 可乐定	（1）体位性低血压；（2）心动过缓；（3）晕厥	高

续表

药品名称	用药风险点/使用建议	风险强度
9. 普鲁卡因胺	（1）避免作为心房颤动的一线用药；（2）对于老年患者，控制心率比控制心律可更多获益	高
10. 硝苯地平（常释剂型）	（1）心肌梗死或中风的风险增加；（2）低血压；（3）便秘	低

注：药理类别按照《中华人民共和国药典临床用药须知》（2015 年版化学药和生物制品卷）的分类方法，该须知中未收录的药品，参考《新编药物学（第 17 版）》和《马丁代尔药物大典》（原著第 35 版）进行补充。

表 11-8 中国老年人心血管疾病状态下 PIM 判断标准

编号	疾病状态	潜在不适当药物	用药风险点	使用建议
A 级判断标准				
1	心力衰竭	非甾体抗炎药、地尔硫䓬、维拉帕米、吡格列酮、罗格列酮、西洛他唑	液体潴留，加重心力衰竭	避免使用
2	晕厥	氯丙嗪、奥氮平、多沙唑嗪、特拉唑嗪、胆碱酯酶抑制药	体位性低血压或心动过缓的风险	避免使用
3	体位性低血压	氯丙嗪	增加体位性低血压和摔倒风险	换用强效抗精神病药如氟哌啶醇，并连续监测血压
4	高血压	非甾体抗炎药	水钠潴留，导致高血压	换用对乙酰氨基酚或阿司匹林，密切监测血压
5	凝血障碍或接受抗凝治疗	噻氯匹定、氯吡格雷、非甾体抗炎药	增加出血风险延长凝血时间或抑制血小板聚集，增加潜在出血风险	谨慎使用采用非药物治疗，换用对乙酰氨基酚，与胃黏膜保护剂联合使用
B 级判断标准				
6	高血压	利血平	高剂量可能导致抑郁症和锥体外系反应	换用其他降压药
7	慢性便秘	赛庚啶 奥昔布宁（口服）	加重便秘 加重便秘	短期使用 避免使用，除非无其他选择

注：相同疾病状态使用同一个编号。

二、心血管疾病老年患者多重用药的药物相互作用

虽然目前国内外均有针对各类老年慢性病的诊疗指南，然而普遍缺乏针对慢性病指南推荐药物之间潜在相互作用的系统评价。2015 年，英国一项针对 12 个指南推荐药物之间相互作用的系统评价显示，2 型糖尿病与除自身外 11 个疾病指南推荐药物之间存在 32 种潜在严重的药物 – 疾病相互作用，而抑郁症指南推荐药物有 6 种，慢性心衰指南中推荐药物有 10 种。2 型糖尿病、抑郁症、慢性心衰这三种慢病相关指南的每一种推荐药物与除自身外 11 个疾病指南推荐药物之间发现了更为严重的药物 – 药物相互作用，其中 133 种来自 2 型糖尿病指南中推荐的药物、89 种来自抑郁症、111 种来自慢性心衰。

国内学者张宏、胡欣等，选取了我国常见的 9 种慢病（高血压、2 型糖尿病、血脂异常、抑郁、原发性肺癌、类风湿关节炎、缺血性脑卒中、慢性心衰和慢性阻塞性肺病）的临床诊疗指南，评估指南推荐药物之间相互作用的完善程度。通过检索 *Micromedex*、*Stockley's Drug Interactions*、*Adverse Drug Interactions*：*A Handbook for prescribers*、*Medscape*：*drug interaction checker* 和药品说明书等数据库或资料，以与其他慢性病共存可能性最大且发病率最高的高血压、2 型糖尿病、血脂异常疾病的临床指南为中心，统计这 3 种慢性病的指南推荐药物与除自身外的 8 种慢性病指南推荐药物之间相互作用的数量，同时统计具有严重相互作用数量较多的药物。研究指出，尚无指南提及共患病推荐药物之间的相互作用。高血压、2 型糖尿病、血脂异常临床推荐药物与除自身外的 8 种疾病临床指南推荐治疗药物之间具有轻/中度药物相互作用的数量分别为 759、681、68 个，具有严重药物相互作用的数量分别为 262、17、37 个。存在严重相互作用数量较多的药物为地高辛（24 个）、阿司匹林（22 个）、利尿剂（12 种药物，14 ~ 17 个）等。因此，当患者同时患有多种慢性病且需多重用药时，医务人员应更加重视药物相互作用的潜在风险。该研究同时指出，常见慢性病现有临床指南特别需要在与常见的共患病推荐药物间的相互作用方面形成具体的推荐意见。例如，在高血压和慢性心力衰竭的合理用药指南中，虽然讨论了与常见共患病间的药物相互作用，但对治疗方案是否需要调整及如何调整没有具体推荐。

关于血脂调节药物的相关药物相互作用简述如下。

1. 他汀类

他汀类的问世在人类动脉粥样硬化性心血管疾病防治史上具有里程碑式的意义。国外一些研究表明，接受他汀类药物治疗的患者中，有 5% ~ 29% 会发生他汀类相关

性肌病。其机制可能与线粒体功能障碍、维生素 D 缺乏、CYP 基因多态性、肉碱棕榈酰转移酶－2 缺乏及钙信号受损等因素有关。老年共病、多重用药引起的药物相互作用会增加他汀类相关性肌病发生的风险。临床上可以从其危险因素及发病机制两个方面进行干预，降低风险，增加临床获益。

他汀类相关性肝损伤的致病机制虽然尚未完全阐明，但主要机制之一是此类药物本身的毒性。肝脏是他汀类药物作用的主要靶器官，阿托伐他汀、辛伐他汀、洛伐他汀为亲脂性药物，在肝脏经 CYP3A4 代谢，肝损伤呈剂量依赖性，与 CYP3A4 酶抑制剂合用时肝损伤概率增加。普伐他汀和瑞舒伐他汀为亲水性药物，主要经 CYP2C9 和 CYP2C19 代谢，肝损伤发生率与剂量相关性不明显。

口服他汀类药物进行血脂调节时应监测血糖、肌酐、肝功能等指标，监测 ADR 如肌痛、肝损伤等。他汀类与其他药物联合使用时，要特别注意经 CYP3A4 酶途径代谢的药物可能与之发生不良的药物相互作用。以下为他汀类药物与部分心血管疾病治疗药物间的相互作用（表 11-9）。

表 11-9　他汀类药物与部分心血管疾病治疗药物间的相互作用

药物名称	联合药物	临床危害	相互作用机制	建议
阿托伐他汀	吉非罗齐	可致肌酸激酶升高、肌病	吉非罗齐使阿托伐他汀、2-羟基阿托伐他汀酸和 4 羟基阿托伐他汀酸的 AUC 分别增加 35%、51% 和 82%，使阿托伐他汀的 t1/2 轻度延长；吉非罗齐抑制 UGT 而减慢阿托伐他汀的葡萄糖醛酸化代谢	避免合用
	圣约翰草提取物	影响疗效	圣约翰草提取物是典型的 CYP3A4 和 P-gp 即诱导剂，推测圣约翰草提取物通过诱导 CYP3A4 而加快阿托伐他汀代谢，能降低阿托伐他汀的降胆固醇效应	谨慎合用
	葡萄柚汁		与对照饮用水相比，合用葡萄柚汁使阿托伐他汀酸的 AUC_{0-24h} 增加 83%，提示葡萄柚汁和阿托伐他汀存在相互作用。由于葡萄柚汁中的活性成分质量不可控，临床上应告知患者避免合用葡萄柚汁	谨慎合用

药物名称	联合药物	临床危害	相互作用机制	建议
辛伐他汀	吉非罗齐	增加肌肉毒性、横纹肌溶解症风险	吉非罗齐显著抑制辛伐他汀酸与葡萄糖醛酸的结合，减慢后者的排泄，增强疗效，增加肌肉毒性。吉非罗齐使辛伐他汀和辛伐他汀酸的 $AUC_{0 \sim infinity}$ 分别增加 35% 和 185%，辛伐他汀酸的 C_{max} 升高 112%	避免合用
	胺碘酮	增加肌病、横纹肌溶解症风险	合用胺碘酮使辛伐他汀的 $AUC_{0 \sim 24h}$ 增加 73%，C_{max} 升高 100%，$t_{1/2}$ 延长 48%。胺碘酮是 CYP3A4、CYP2C9 和 CYP2D6 的抑制剂，抑制辛伐他汀经 CYP3A4 代谢，增加肌肉毒性	谨慎合用
	氨氯地平	增加肌病、横纹肌溶解症风险	氨氯地平抑制辛伐他汀代谢，合用氨氯地平使辛伐他汀的 C_{max} 升高 58%，AUC 增加 51.5%	谨慎合用
	维拉帕米	增加肌病、横纹肌溶解症风险	维拉帕米显著抑制 P-gp 和 CYP3A4，增加辛伐他汀的 AUC，减慢其代谢，维拉帕米使辛伐他汀的 AUC 增加约 4 倍，C_{max} 升高 3 倍	谨慎合用
	地尔硫䓬	增加肌病、横纹肌溶解症风险	地尔硫䓬抑制 CYP3A4 而显著减慢辛伐他汀的代谢，使辛伐他汀的 C_{max} 升高 5 倍，AUC 增加 3.6 倍，辛伐他汀酸的 C_{max} 升高 3.7 倍	谨慎合用
辛伐他汀	决奈达隆	增加肌病、横纹肌溶解症风险	决奈达隆抑制 P-gp，既而显著增加辛伐他汀的 AUC	谨慎合用；决奈达隆说明书推荐，合用时辛伐他汀日剂量 ≤ 10mg
	香豆素类抗凝剂	增强抗凝剂的抗凝效果		监测凝血酶原时间
	葡萄柚汁	增加肌肉、肝脏毒性风险	葡萄柚汁显著抑制 P-gp 和 CYP3A4，提高辛伐他汀的 AUC，合用葡萄柚汁使辛伐他汀和辛伐他汀酸的 $AUC_{0 \sim 24h}$ 分别增加 3.6 倍和 3.3 倍，C_{max} 分别升高 3.9 倍和 4.3 倍	避免合用
瑞舒伐他汀	华法林	研究发现合用可增强华法林的抗凝作用		谨慎合用并密切监测国际标准化比值

2. 贝特类

以下为贝特类药物与部分心血管疾病治疗药物间的相互作用（表11-10）。

表11-10　贝特类药物与部分心血管疾病治疗药物间的相互作用

药物名称	联合药物	临床危害	相互作用机制	建议
吉非罗齐	他汀类（如阿托伐他汀、辛伐他汀、洛伐他汀、普伐他汀）	有发生横纹肌溶解症的报道	特类与他汀类合用，可有效治疗混合型血脂异常，但两类药物都可导致肌病，联合用药可能导致不良反应叠加	贝特类与他汀类合用应慎重合用
	口服抗凝药	可增强抗凝药作用	机制尚不明确	监测凝血酶原时间，调整抗凝药剂量
非诺贝特	香豆素类抗凝药	可增强抗凝药作用，使凝血酶原时间延长		调整抗凝药剂量
	考来烯胺	影响药物吸收		避免同时服药，服用考来烯胺1h前或4～6h后再服用非诺贝特
	其他高蛋白结合率药物（如呋塞米、苯妥英钠等）	使游离型药物浓度增加，药效增强		调整药物剂量

三、心血管药物基因组学与个体化药物治疗

精准医学只有应用于临床实践才能落地，药物基因组学正是目前条件最成熟、最理想的为临床决策提供支持的精准医学实践领域。其中心血管药物基因组学作为药物基因组学的主流研究领域已经步入临床应用，涵盖了抗血小板药、抗凝药、降脂药、降压药、抗心律失常药等。2015年公布的《药物代谢酶和药物作用靶点基因检测技术指南（试行）》涉及13种心血管药物的基因组学基因位点。同时，与心血管药物反应性和疗效相关的新基因位点层出不穷，为优化心血管疾病个体化药物治疗提供了新证据。

目前，心血管药物基因组学的临床药理指南证据主要来源于临床药物基因组学实施联盟（CPIC）指南、PharmGKB网站、美国食品药品监督管理局（FDA）药物基因组

生物标志物列表。

1. CPIC 指南

始建于 2009 年的 CPIC 是由志愿者和部分专职人员组成的国际联盟，旨在推动药物基因组学在疾病中的应用。其所有指南均在临床药理学权威期刊 Clinical Pharmacology and Therapeutics 发表，公布在其官网，并定期更新。CPIC 指南均被 PubMed 作为临床指南收录，同时被美国临床基因组资源中心（ClinGen）和药物遗传学和药物基因组学知识库（PharmGKB）参考。同时，受到美国卫生系统药师协会（ASHP）和美国临床药理学与治疗学学会（ASCPT）认可。

CPIC 基于 FDA、欧洲药品管理局（EMA）、PharmGKB 等提供的药物基因组学信息，使用独特的等级评价判断遗传变异与临床表型之间的关联强度。CPIC 根据证据强度将基因、药物按照从强到弱，分为 A、B、C、D 四个等级。其中 A 级证据可以直接根据遗传信息决定临床用药；B 级证据给临床医生提供有力参考，在有其他药物可供选择时应该换药；C 级和 D 级证据则仅供临床医生参考，并不对药物的选择进行任何建议。截至 2023 年 12 月，CPIC 共发布了 293 个药物的基因检测指导标签，包括推荐检测等级（A/B 类）和证据薄弱等级（C/D 类），并公布了 249 种/类临床药物详细的基因检测指南，能有效提高用药的安全性或有效性，避免不合理用药，从而达到更好的治疗效果。具体内容详见表 11-11。

表 11-11　CPIC 指南推荐临床用药基因检测一览表（A/B/C 类）

序号	基因	药物	推荐检测等级
1	ABCG2	瑞舒伐他汀	A
2	CACNA1S、RYR1	地氟醚、安氟醚、氟烷、异氟醚、甲氧基氟烷、七氟醚、琥珀酰胆碱	A
3	CFTR	依伐卡托	A
4	CYP2B6	依法韦仑	A
5	CYP2C19	西酞普兰、氯吡格雷、艾司西酞普兰、兰索拉唑、奥美拉唑、泮托拉唑、伏立康唑、舍曲林	A
6	CYP2C9	塞来昔布、氟比洛芬、氟伐他汀、布洛芬、氯诺昔康、美洛昔康、苯妥英钠、吡罗昔康、替诺昔康、西尼莫德	A
7	CYP2C19、CYP2D6	阿米替林	A

续表

序号	基因	药物	推荐检测等级
8	CYP2D6	阿莫西汀、可待因、去甲替林、昂丹司琼、帕罗西汀、他莫昔芬、曲马多、托烷司琼、替洛利生、伏硫西汀	A
9	CYP3A5	他克莫司	A
10	DPYD	卡培他滨、氟尿嘧啶	A
11	G6PD	氨苯砜、亚甲基蓝、呋喃妥因、木球蛋白酶、伯氨喹、他非诺喹、甲苯胺蓝、拉布立海	A
12	CYP4F2、VKORC1、CYP2C9	华法林	A
13	HLA-A、HLA-B	卡马西平	A
14	HLA-B	阿巴卡韦、别嘌醇、奥卡西平、苯妥英钠	A
15	IFNL3、IFNL4	干扰素 α-2α、干扰素 α-2β	A
16	MT-RNR1	阿米卡星、庆大霉素、卡那霉素、帕罗霉素、普拉唑霉素、链霉素、妥布霉素	A
17	SLCO1B1	阿托伐他汀、氟伐他汀、洛伐他汀、匹他伐他汀、普伐他汀、瑞舒伐他汀、辛伐他汀	A
18	NUDT15、TPMT	硫唑嘌呤、巯基嘌呤、硫鸟嘌呤	A
19	CYP2C9、HLA-B	磷苯妥英	A
20	UGT1A1	阿扎那韦、伊立替康	A
22	NAT2	肼屈嗪	A/B
23	POLG	双丙戊酸钠、丙戊酸	A/B
24	GBA	维拉荧光素酶 α	A/B
25	CYP2D6	依利格鲁司他、奥塞利定、匹莫齐特、川芎嗪	A/B
26	CYP4F2	醋硝香豆素、苯丙酮	B
27	HPRT1	麦考酚酸	B
28	NAGS	谷氨酸	B
29	NAGS、OTC、ABL2、ASL、ASS1、CPS1	丙戊酸	B
30	SCN1A	卡马西平、苯妥英钠	B
31	UGT1A1	贝林司他	B

续表

序号	基因	药物	推荐检测等级
33	*CYP2B6*	美沙酮、舍曲林	B
34	*CYP2C19*	氯米帕明、右兰索拉唑、多塞平、丙米嗪、三丙咪嗪、布立西坦	B
35	*CYP2D6*	阿立哌唑、氯丙咪嗪、地昔帕明、多塞平、氟伏沙明、氢可酮、丙米嗪、利培酮、三丙咪嗪、文拉法辛	B
36	*HLA-B*	帕唑帕尼	B/C
37	*HLA-DRB1*	拉帕替尼	B/C
38	*MTHFR*	L-甲基叶酸	B/C
39	*NAT2*	二氨吡啶、二氨吡啶磷酸盐、普鲁卡因胺、磺胺甲噁唑/甲氧苄啶、柳氮磺胺吡啶	B/C
40	*SLC28A3*	柔红霉素、阿霉素	B/C
41	*SLC6A4*	西酞普兰、艾司西酞普兰	B/C
42	*SLCO1B1*	恶拉戈利	B/C
43	*UGT1A1*	度鲁特韦、尼罗替尼、帕唑帕尼、雷特格韦	B/C
44	*GRK5*	阿替洛尔、卡维地洛、美托洛尔	B/C
45	*HLA-A*	别嘌醇	B/C
46	*G6PD*	利多卡因	B/C
47	*ADRB1*	阿替洛尔、布新洛尔、卡维地洛、美托洛尔	B/C
48	*BCHE*	美维库铵、琥珀酰胆碱	B/C
49	*CYP2B6*	安非他酮、奈韦拉平	B/C
50	*CYP2C19*	卡立普多、氯巴占、地西泮	B/C
51	*CYP2C9*	阿曲波帕、屈大麻酚、厄达替尼、雷西奈德	B/C
52	*CYP2D6*	阿莫沙平、月桂酸阿立哌唑、依匹哌唑、卡维地洛、西维美林、氯氮平、右美沙芬、多奈哌齐、氟卡尼、吉非替尼、氟哌啶醇、伊潘立酮、拉贝洛尔、洛非西定、美克洛嗪、甲氧氯普胺、美托洛尔、米拉贝隆、米氮平、奈比洛尔、奋乃静、普罗帕酮、普萘洛尔、普罗替林、坦索罗辛、甲硫咪嗪、噻吗洛尔、缬氨苄嗪、珠氯噻醇、洛非西定、氘代丁苯那嗪	B/C

注：其中 **A** 类 CPIC 提供了临床药物基因检测指南。

2. 美国 FDA 药物基因组生物标志物列表

它是 FDA 批准药物中含有药物基因组信息的内容列表，列表中包括基因表达差异、染色体异常等，但不包括非人源的遗传生物标志物。这些标签用来描述药物敏感性的个体差异、药物不良反应的风险、基因型指导下的剂量调整、药物作用机制等。截至 2023 年 10 月，美国 FDA 已批准在 382 种 / 类药物的药品标签中增加药物基因组信息，其中大部分药物遗传学标签基于药动学基础，与心血管疾病相关的药物信息如表 11-12 所示。

表 11-12　FDA 药物基因组生物标志物列表中的主要心血管疾病相关药物

药物名称	基因	药物名称	基因
单硝酸异山梨酯	CYB5R	卡维地洛	CYP2D6
硝酸异山梨酯	CYB5R	奈必洛尔	CYP2D6
肼屈嗪	NAT	美托洛尔	CYP2D6
氯吡格雷	CYP2C19	普萘洛尔	CYP2D6
替格瑞洛	CYP2C19	普罗帕酮	CYP2D6
华法林	CYP2C9	奎尼丁	CYP2D6
华法林	VKORC1	普拉格雷	CYP2C19
华法林	PROS1	普拉格雷	CYP2C9
华法林	PROC	普拉格雷	CYP3A5
利伐沙班	F5	普拉格雷	CYP2B6
瑞舒伐他汀	SLCO1B1		

药物基因组学作为诸多组学技术的一种，极大增强了对特定疾病的药物反应表型的预测能力，同其他多组学技术一起成为实现精准医疗或个体化医疗的技术保障，其联合临床指标有助于进一步提升医生预测药物效应的能力。

随着人类基因组计划的完成和后基因组时代的到来，真正意义上的个体化用药变成现实。利用先进的分子生物学技术对不同个体的心血管药物相关基因进行检测解读，临床医师可以根据患者的基因型资料实施给药方案，以提高药物的疗效和降低药物的毒副作用，同时减轻患者的痛苦和经济负担，这种基因导向的个体化用药，代表着药物基因组学与临床个体化药物治疗的完美结合。这对于全球日渐增多的心血管疾病老年患者的个体化、精准治疗具有十分重要的现实意义。

参考文献

［1］ 于普林.老年医学.2 版.［M］.北京：人民卫生出版社，2019.

［2］ 刘晓红，康琳.协和老年医学［M］.北京：人民卫生出版社，2016.

［3］ 李海洋，陈玉其.老年医学概论［M］.北京：北京大学医学出版社，2021.

［4］ 刘晓红，李佳慧，梁真.老年医学临床实践［M］.北京：中国协和医科大学出版社，
2018.

［5］ 刘晓红，陈彪.老年医学［M］.北京：人民卫生出版社，2020.

［6］ 王建业.老年医学 ［M］.北京：人民卫生出版社，2021.

［7］ 王晶桐.老年医学进展［M］.北京：北京大学医学出版社，2017.

［8］ 李小鹰，王建业，于普林.老年医学年鉴［M］.北京：中华医学电子音像出
版社，2017.

［9］ 中国老年医学学会.老年医学与科技创新 ［M］.北京：中国协和医科大学出
版社，2021.

［10］ 刘晓红.老年医学诊疗常规［M］.北京：中国医药科技出版社，2017.

［11］ 曾和松，汪道文.心血管内科疾病诊疗指南.3 版.［M］.北京：科学出版社，
2019.

［12］ ANTMAN E M，SABATINE M S.心血管病治疗学.高润霖，杨跃进，主译.
4 版.［M］.北京：科学出版社，2019.

［13］ 吴斌.心血管病及并发症鉴别诊断与治疗［M］.郑州：河南科学技术出版社，
2019.

［14］ 张小丽.心血管疾病诊治理论与实践［M］.长春：吉林科学技术出版社，2019.

［15］ 韩雅玲.哈里森心血管病学 ［M］.北京：科学出版社，2019.

［16］ 赵水平.心血管疾病规范化诊疗精要［M］.长沙：湖南科学技术出版社，2018.

［17］ 姚成增.心血管内科常见病诊疗手册［M］.北京：人民卫生出版社，2018.

［18］ MASNOON N，SHAKIB S，KALISCH-ELLETT L，et al. What is polypharmacy？A
systematic review of definitions ［J］.BMC Geriatrics，2017，17（1）：230.

［19］万军，刘丽萍．老年人多重用药与风险防范［M］．北京：科学出版社，2022.

［20］朱愿超，赵明，胡欣，等．药师主导老年多重用药患者管理的思考和实践［J/OL］．中国药物警戒，2023，20（7）：817-821［2023－02－22］．https：//doi.org/10.19803/j.1672－8629.20220518.

［21］上海市医院协会临床药事管理专业委员会，上海市药学会医院药学专业委员会．《中国药物相关问题分类系统（V1.0）》使用标准［J］．中华预防医学杂志，2022，56（8）：1042－1049.

［22］李慧馨，蔡俊，张雨昇，等．欧洲药学监护联盟分类系统在住院患者药物相关问题中的应用研究进展［J］．临床药物治疗杂志，2021，19（04）：72－75.

［23］李慧馨，蔡俊，张雨昇，等．PCNE分类系统在老年高血压患者药物相关问题中的应用［J］．中南药学，2021，19（03）：528－533.

［24］张莎，王婧，祝德秋．社区老年慢病患者药物相关问题评估及影响因素分析［J］．中南药学，2020，18（06）：1046－1051.

［25］高翔，黄婷，陈杰，等．老年高血压住院患者潜在不适当用药调查［J］．中国老年学杂志，2019，39（05）：1223－1226.

［26］张倩，李沭，李朋梅，等．美国老年医学会老年人潜在不适当用药Beers标准2023版解读［J］．中国全科医学，2023，26（35）：4372-4381.

［27］王赛，刘琛，张兰，等．中国老年人潜在不适当用药判断标准（2017年版）［J］．药物不良反应杂志，2018，20（01）：2－8.

［28］DUMBRECK S，FLYNN A，NAIRN M，et al. Drug－disease and drug－drug interactions：systematic examinationof recommendations in 12 UK national clinical guidelines［J］.BMJ，2015，350（7999）：13.

［29］张宏，张亚同，王钰，等.9种慢性病的临床指南中的潜在药物相互作用研究［J］．中国药房，2019，30（03）：289－293.

［30］尹彤，周洲，张伟．临床心血管药物基因组学［M］．北京：科学出版社.2022.

［31］O'MAHONY D，CHERUBINI A，RENOM GUITERAS A，et al. STOPP/START criteria for potentially inapppropriate prescribing in older people：version 3［J］. European Geriatric Medicine，2023，14：625-632.

［32］中国老年保健医学研究会老年内分泌与代谢病分会，中国毒理学会临床毒理专业委员会．老年人多重用药安全管理专家共识［J］．中国糖尿病杂志，2018，26（09）.705-717.

［33］国家重点研发项目（2018YFC2002400）课题组．高龄老年共病患者多重用药安

全性管理专家共识 [J]. 中华保健医学杂志，2021，23（05）：548-554.

［34］ 国家药品监督管理局，国家药品不良反应监测年度报告（2021 年）[EB/OL].
https://www.nmpa.gov.cn/xxgk/yjish/ypblfytb/20220329161925106.html，2022-03-
30.

［35］ The Clinical Pharmacogenetics Implementation Consortium. CPIC guidelines[EB/OL].
[2023-12-23]. https://cpicpgx.org/guidelines/.

［36］ FDA. Table of Pharmacogenomic Biomarkers in Drug Labeling[EB/OL]. [2023-12-
23]. https://www.fda.gov/drugs/science-and-research-drugs/table-pharmacogenomic-
biomarkers drug-labeling.